Grundlagen und Praxis
der Regionalanästhesie

Grundlagen und Praxis der Regionalanästhesie

Herausgegeben von
J. A. W. Wildsmith und E. N. Armitage

Übersetzt von
Malte Kumm und Sabine Kumm

124 größtenteils farbige Abbildungen

Ferdinand Enke Verlag Stuttgart 1991

Titel der Originalausgabe:
Principles and Practice of Regional Anaesthesia
©1987, 1990 Longman Group Limited

Übersetzt von:
Dr. med. Malte Kumm und Sabine Kumm
Blautalstr. 33a, 7906 Blaustein

CIP-Titelaufnahme der Deutschen Bibliothek:

Grundlagen und Praxis der Regionalanästhesie /hrgs. von J.
A.W. Wildsmith und E.N. Armitage. Übers. von Malte Kumm
und Sabine Kumm. – Stuttgart : Enke, 1991
   Einheitssacht.: Principles and practice of regional anaesthesia <dt.>
   ISBN 3-432-98871-0
NE: Wildsmith, J.A.W. [Hrsg.]; EST

Wichtiger Hinweis:
*Wie jede Wissenschaft ist die Medizin ständigen Entwicklungen unterworfen. Forschung und klinische Erfahrung erweitern unsere Erkenntnisse, insbesondere was Behandlung und medikamentöse Therapie anbelangt. Soweit in diesem Werk eine Dosierung oder eine Applikation erwähnt wird, darf der Leser zwar darauf vertrauen, daß Autoren, Herausgeber und Verlag große Sorgfalt darauf verwandt haben, daß diese Angabe dem **Wissensstand bei Fertigstellung des Werkes** entspricht.*

*Für Angaben über Dosierungsanweisungen und Applikationsformen kann vom Verlag jedoch keine Gewähr übernommen werden. **Jeder Benutzer ist angehalten,** durch sorgfältige Prüfung der Beipackzettel der verwendeten Präparate und gegebenenfalls durch Konsultation eines Spezialisten, festzustellen, ob die dort gegebene Empfehlung für Dosierungen oder die Beachtung von Kontraindikationen gegenüber der Angabe in diesem Buch abweicht. Eine solche Prüfung ist besonders wichtig bei selten verwendeten Präparaten oder solchen, die neu auf den Markt gebracht worden sind. **Jede Dosierung oder Applikation erfolgt auf eigene Gefahr des Benutzers.** Autoren und Verlag appellieren an jeden Benutzer, ihm etwa auffallende Ungenauigkeiten dem Verlag mitzuteilen.*

Geschützte Warennamen (Warenzeichen) werden *nicht* besonders kenntlich gemacht. Aus dem Fehlen eines solchen Hinweises kann also nicht geschlossen werden, daß es sich um einen freien Warennamen handelt.

© 1991 Ferdinand Enke Verlag, P.O. Box 10 12 54, D-7000 Stuttgart 10 – Printed in Germany
Satz: G. Heinrich-Jung, D-7120 Bietigheim-Bissingen, gesetzt in 9/10 Punkt Times auf Linotronic 300
Druck: C. Maurer, D-7340 Geislingen/Steige   5 4 3 2 1

Vorwort

Im Verlauf der letzten zehn Jahre ist das Interesse für die Regionalanästhesie ebenso wie ihr Einsatz auf bemerkenswerte Weise gewachsen. Dabei hat sich herausgestellt, daß viele Ausbildungsprogramme für die Anästhesie in diesem speziellen Bereich Mängel aufweisen, so daß ein eindeutiger Bedarf an guten, instruktiven Lehrbüchern über die Regionalanästhesie besteht. Wenn auch die Kenntnis der Anatomie jeder Nervenblockade unentbehrlich ist, darf man nicht vergessen, daß die Injektion des Lokalanästhetikums nur den Anfang, nicht das Ende der Anästhesie darstellt. Man muß zum sicheren Umgang mit dem Patienten Wissen und ein gutes Urteilsvermögen mitbringen.

Obwohl die Vorteile der Regionalanästhesie oft anerkannt werden, wird sie doch aus einer Vielzahl von Gründen zu selten eingesetzt. Dies beruht zum Beispiel auf der erforderlichen Zeit bis zur Ausbildung eines effektiven Blocks oder auf der Möglichkeit eines Versagens. Die Mitarbeiter an diesem Buch, die ausnahmslos praktizierende Anästhesisten sind, setzen die Lokalanästhesie routinemäßig ein. Sie würden dies nicht tun, wenn sie von langen Verzögerungen oder häufigen Mißerfolgen begleitet wäre. Die lokale Blockade wird oft mit einer Allgemeinanästhesie kombiniert. Diese Kombination hat die Basis für den Terminus „Balancierte Anästhesie" gebildet, als er in den 20er Jahren von *Lundy* geprägt wurde. Inzwischen bedeutet dieser Ausdruck etwas ganz anderes, aber wenn man *Lundys* ursprünglicher Intention folgt, können den Patienten beträchtliche Vorteile daraus erwachsen.

Die Autoren haben ihre Standpunkte in einem ausgezeichnet lesbaren Stil dargelegt, und dieser Band enthält ebenso viele gut begründete Ansichten wie wissenschaftliche Übersichten. Man muß *Tony Wildsmith* und *Edward Armitage* herzlich zu den Ergebnissen ihrer beträchtlichen Bemühungen gratulieren, die, wie ich glaube, sowohl die Bücherregale derer zieren werden, die die Regionalanästhesie bereits praktizieren, als auch derer, die sie noch erlernen wollen.

D.B.Scott

Vorwort des Übersetzers

Die Regionalanästhesie spielt in vielen Kliniken noch eine untergeordnete Rolle. Diese Tatsache äußert sich ebenfalls in der begrenzten Zahl der angebotenen Lehrbücher. Schon seit längerer Zeit war ich auf der Suche nach einem Band, der sowohl die theoretischen Grundlagen der Regionalanästhesie als auch die unmittelbare praktische Durchführung ausführlich genug beschreibt. Dabei sollte dieses Buch aber nicht so umfangreich sein, daß seine Verwendung auf das Studium am Schreibtisch beschränkt bleiben würde. Zufällig entdeckte ich das Buch „Principles and Practice of Regional Anaesthesia" von *J.A.W. Wildsmith* und *E.N. Armitage,* das in idealer Weise meinen Vorstellungen entsprach. Die Übersetzung dieses hervorragenden Buches ließ sich parallel zur täglichen Arbeit in der Klinik schon dank der praxisbezogenen Konzeption problemlos bewältigen, wobei ich ihm manche Ergänzung meines Repertoires der Regionalanästhesie verdanke. Mit Sicherheit stärkt es die Stellung der Regionalanästhesie, vor allem in den Bereichen, in denen sie gegenüber der Allgemeinanästhesie eindeutige Vorteile zu bieten hat.

Ulm, im Frühjahr 1991 *Malte Kumm*

Inhalt

Mitarbeiterverzeichnis

E.N. Armitage, MBBS DObstRCOG FFARCS
Consultant Anaesthetist, Brighton General Hospital and Royal Alexandra Hospital for Sick Children, Brighton

G.R. Arthur, MSc PhD
Assistant Professor of Anaesthesia, Harvard Medical School, Boston; Associate Pharmacologist, Anesthesia Research Laboratory, Brigham Women's Hospital, 75 Francis Street, Boston, MA 02115, USA

D.T. Brown, MB ChB FFARCS
Consultant Anaesthetist, Royal Infirmary, Edinburgh

L.E.S. Carrie, MB ChB FFARCS
Consultant Anaesthetist, John Radcliffe Maternity Hospital, and Nuffield Department of Anaesthetics, John Radcliffe Hospital, Oxford; Clinical Lecturer, University of Oxford

W.A. Chambers, MD FFARCS
Consultant Anaesthetist, City Hospital, Edinburgh; Honorary Senior Lecturer in Anaesthetics, University of Edinburgh

J.E. Charlton, FFARCS
Consultant in Anaesthetics and Pain Relief, Royal Victoria Infirmary, Newcastle-upon-Tyne

D.A. Desgrand, MB BS FFARCS
Consultant Anaesthetist, Queen Alexandra Hospital, Portsmouth

T.J. Hughes, FFARCS
Consultant Anaesthetist, Doncaster Royal Infirmary, Doncaster

D.G. Littlewood, BSC MB ChB FFARCS
Consultant and Honorary Senior Lecturer, Royal Infirmary, Edinburgh

J.H. McClure, BSc MB ChB FFARCS
Consultant Anaesthetist, Elsie Inglis Memorial Maternity Hospital, Edinburgh, and Royal Infirmary, Edinburgh; Honorary Senior Lecturer, University of Edinburgh

W.A. Macrae, MB ChB FFARCS
Consultant Anaesthetist, Ninewells Hospital, Dundee

L.V.H. Martin, MB ChB FFARCS DA DObstRCOG
Consultant Anaesthetist, Royal Infirmary, Edinburgh; Honorary Senior Lecturer, University of Edinburgh

R.S. Neill, MB FFARCSI
Consultant Anaesthetist, Royal Infirmary, Glasgow

A.P. Rubin, MB BChir FFARCS
Consultant Anaesthetist, Charing Cross Hospital, London

G.T. Tucker, BPharm PhD
Reader in Clinical Pharmacology, University of Sheffield

J.A.W. Wildsmith, MD FFARCS
Consultant Anaesthetist, Royal Infirmary, Edinburgh

Einleitung

Über 100 Jahre nach der Entdeckung der lokalanästhetischen Wirkung von Kokain wird die Regionalanästhesie in unterschiedlichstem Ausmaß praktiziert und gelehrt. Wir hoffen, daß dieses Buch dem Leser sowohl zu einer Vorstellung von der Anwendung und der potentiellen Stellung der Regionalanästhesie in der Praxis in Großbritannien verhilft, als auch, daß es Richtlinien für ihre Verwendung anbieten kann. Das Wort *Anästhesie* wurde mit Überlegung gewählt, weil die meisten Patienten die Operation nicht bewußt erleben wollen. Die Bezeichnung *Analgesie* bleibt für Maßnahmen der Schmerzkontrolle in der postoperativen Phase reserviert. Die Adjektive *lokal* und *regional* wurden austauschbar verwendet.

Wenn man die Regionalanästhesie erfolgreich einsetzen möchte, braucht man eine gründliche Kenntnis der Anatomie und Übung in der entsprechenden Punktionstechnik, aber es gehört noch sehr viel mehr dazu. Der Anästhesist muß entscheiden können, für welche Patienten sie von Nutzen ist und für welche nicht. Damit ihm dies gelingt, muß er sowohl die Auswirkungen der jeweiligen Methode begriffen haben, als auch wissen, inwiefern sie sich von denen der Allgemeinanästhesie unterscheidet. Er muß ferner aus den verschiedenen zur Verfügung stehenden Techniken und Medikamenten diejenigen auswählen, die am besten für einen bestimmten Patienten und das entsprechende chirurgische Verfahren geeignet sind. Schließlich muß er Verständnis für die Bedürfnisse des Patienten während und nach der Operation aufbringen und ihnen entgegenkommen.

Das Ziel dieses Buches ist es, dem mit der Regionalanästhesie nicht vertrauten Anästhesisten eine Hilfe zu bieten. Das Buch besteht aus zwei Teilen. Der erste umreißt die allgemeinen Grundlagen für eine sichere und effektive praktische Durchführung, der zweite beschreibt Anatomie und Technik des jeweiligen Verfahrens. Auf einige Aspekte wird in beiden Teilen eingegangen. Der Grund dafür liegt hauptsächlich darin, daß jedes Kapitel für sich abgeschlossen sein soll. Es wurde jedoch versucht, allzu viele Wiederholungen zu vermeiden.

Wir haben uns auf die Methoden beschränkt, die unsere Autoren in der Praxis in Großbritannien für nützlich erachten, und nicht versucht, jede überhaupt bekannte Methode zu beschreiben. Es gibt nur wenige Anästhesisten, die es sich zutrauen können, die ganze Bandbreite der Regionalanästhesie auf einem so hohen Niveau zu beherrschen, daß sie andere anleiten können. Wir sind deswegen unseren Autoren dafür dankbar, daß sie Material über Themen beigesteuert haben, in denen sie spezielle Erfahrung besitzen. Mit der Absicht, ein einheitliches Erscheinungsbild und stilistischen Zusammenhang herzustellen, wurden alle Illustrationenn durch denselben Graphiker oder Fotografen angefertigt, und jedes Skript wurde für die Herausgabe gewissen Abänderungen unterworfen.

Kein Text ist in der Lage, sämtliche Informationen für ein so praxisorientiertes Thema zu bieten – dafür sind klinische Ausbildung und Erfahrung unerläßlich. Ebensowenig kann die Anatomie ausschließlich aus einem Buch erlernt werden, weil es keinen Ersatz für den Besuch in einem Sektions- oder Obduktionssaal darstellt. Den gleichen Wert besitzt die Demonstration freigelegter Organe während der Operation durch den chirurgischen Kollegen, der einer diesbezüglichen Bitte in den meisten Fällen sicher gerne nachkommt. Wir glauben, daß die Regionalanästhesie unseren Patienten viel zu bieten hat, aber sie verlangt mindestens ebensoviel Aufmerksamkeit fürs Detail wie die Allgemeinanästhesie. Die Regionalanästhesie soll nicht dazu dienen, Abstriche in der Patientenversorgung zu machen – sie ist im Gegenteil eine sehr zufriedenstellende Methode, die Patientenversorgung zu verbessern.

J.A.W. Wildsmith
E.N. Armitage

1 Die Geschichte und Entwicklung der Lokalanästhesie

J.A.W. Wildsmith

Die ersten Schritte

„Die Möglichkeit einer lokalen Anästhesie – wie sie auch immer erreicht wird – ist sicher ein lohnenswertes Forschungs- und Studienobjekt. Überall scheinen Chirurgen mehr und mehr die Mühelosigkeit, Zuverlässigkeit und Sicherheit anzuerkennen, mit der vor der Operation gezielt ein Zustand allgemeiner Anästhesie geschaffen werden kann, ebenso wie die moralische und ärztliche Notwendigkeit, ihre Patienten vor allen unvermeidlichen Schmerzen zu bewahren. Wenn wir aber auf irgendeine Weise eine lokale Anästhesie erzeugen könnten, ohne die vorübergehende Bewußtlosigkeit, die man bei einer allgemeinen Anästhesie findet, würden viele das für eine noch wirksamere Verbesserung in diesem Bereich ärztlicher Tätigkeit halten. Könnte die Hand eines Mannes zum Beispiel so betäubt werden, daß er die Durchführung der Amputation seiner eigenen Finger zwar sehen, aber nicht fühlen würde, dann würde die Ausübung der Anästhesie in der Chirurgie vermutlich noch größere Fortschritte machen und eine schnellere Entwicklung nehmen, als sie es bisher schon tat.

Diese eindrucksvolle Würdigung der Vorteile lokaler Anästhesie wurde 1848 publiziert, Jahrzehnte, bevor die Lokalanästhesie eine praktikable Möglichkeit wurde. Die Abhandlung, aus der sie zitiert wird, stammt von *James Young Simpson* (Abb. 1.1), und er beschreibt darin auch seine (mißlungenen) Experimente mit der topischen Applikation verschiedener Flüssigkeiten und Dämpfe (*Simpson* 1848).

Weil sie weniger als zwei Jahre veröffentlicht wurde, nachdem *Oliver Wendell Holmes William Morton* den Begriff „Anästhesie" vorgeschlagen hatte, stellt sie vermutlich den ersten Gebrauch des Terminus „Lokalanästhesie" dar. *Simpson* war sich dabei im klaren, daß seine Versuche, eine periphere Anästhesie zu erzeugen, bei weitem nicht die ersten waren, denn er bezieht sich auf einige sehr alte Methoden (die er als „apokryph" betrachtete) und auf *Moores* Technik der Nervenkompression (Abb. 1.2). Mit letzterer war gegen Ende des 18. Jahrhunderts ein gewisser Erfolg erzielt worden, und man hat sogar noch frühere Zeugnisse ihrer Anwendung gefunden.

Ein anderer bedeutender Mediziner der viktorianischen Zeit, der sich für die Möglichkeiten der Lokalanästhesie interessierte und der ihre potentiellen Vorteile gegenüber der allgemeinen Anästhesie zu schätzen wußte, war *Benjamin Ward Richardson* (Abb. 1.3).

Er experimentierte mit Elektrizität, bevor er seine Aufmerksamkeit der Kälteanwendung zuwandte.

Wie auch bei der Nervenkompression, gibt es Berichte über die betäubende Wirkung von Kälte, die bis ins Altertum zurückreichen. Die bekanntesten stammen von Napoleons Chirurgen, Baron *Larrey. Richardson*s Interesse an dieser

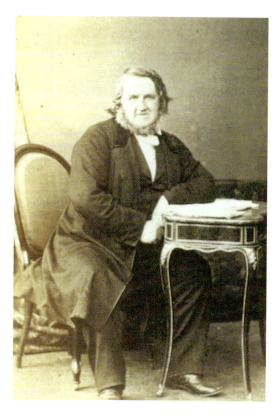

Abb. 1.1 *James Young Simpson* (Photo: Royal Medical Society)

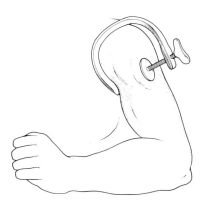

Abb. 1.2 Die Methode der Nervenkompression nach *James Moore*

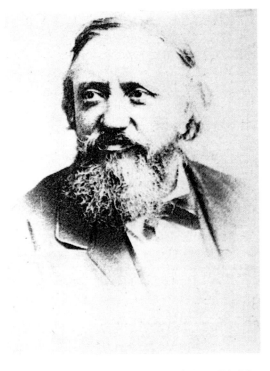

Abb. 1.3 *Benjamin Ward Richardson* (Photo: Disciples of Aesculapius)

Methode (*Richardson* 1858) erreichte in der Einführung des Äther-Sprays (Abb. 1.4) seinen Höhepunkt, dessen Wirkprinzip auf der Evaporation beruhte und das die einzige anwendbare Methode der Lokalanästhesie darstellte, bis die lokale Wirkung von Kokain voll anerkannt worden war. Äthylchlorid ersetzte nach 1880 Äther als Kühlmittel.

Die Entwicklung der Injektionsspritze und einer entsprechenden Kanüle war eine wichtige Voraussetzung für alle Anwendungsmöglichkeiten von Kokain, die über eine topische Applikation hinausgingen. Ihre Entwicklung zog sich über viele Jahre hin, und ihre Einführung kann nicht einer Einzelperson zugeschrieben werden. Aber *Alexander Wood* (Abb. 1.5), ein Zeitgenosse von *Simpson*, war der erste, der 1853 beide für die subkutane Applikation kombinierte (Abb. 1.6).

Wood interessierte sich für die Behandlung von Neuralgien, und er nahm an, daß Morphin wirksamer sein könnte, wenn man es in die Nähe des Nerven injiziert, der das betroffene Gebiet versorgt. Sein Morphin wirkte natürlich zentral, aber nichtdestoweniger war Wood der erste, der an die Möglichkeit einer Nervenblockade durch Injektion eines Medikaments dachte. Er wurde der „Schwiegervater" der Lokalanästhesie genannt – alles, was ihm fehlte, war ein wirksames Lokalanästhetikum.

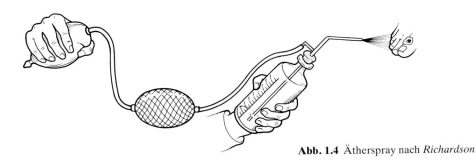

Abb. 1.4 Ätherspray nach *Richardson*

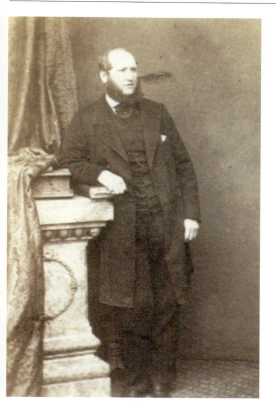

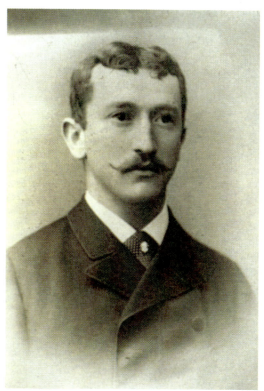

Abb. 1.5 *Alexander Wood* (Photo: Royal Medical Society)

Abb. 1.7 *Carl Koller* (Photo: *Hortense Koller-Becker*)

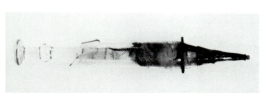

Abb. 1.6 Die von *Alexander Wood* entwickelte Spritze (Photo: Royal College of Surgeons of Edinburgh)

Die Einführung von Kokain

Die Folge von Ereignissen, die in die klinische Einführung von Kokain mündete – des Alkaloids, das aus den Blättern von „Erythroxylon coca" gewonnen wird – begann kurz nach *Woods* Experimenten mit den lokalen Morphin-Injektionen. Vereinzelte Berichte über die systemischen Wirkungen beim Kauen der Blätter hatten Europa seit der Zeit der spanischen Eroberung Südamerikas immer wieder erreicht, aber erst

1857 lieferte *Montegazza* die erste detaillierte Beschreibung dieser Effekte. Schon vorher hatte *Gaedtke* einige rötliche Kristalle extrahiert, aber erst *Niemann* gewann 1860 reine weiße Kristalle, die er Kokain nannte. *Niemann* bemerkte, daß diese Kristalle eine Taubheit der Zunge hervorriefen, eine Beobachtung, die später von verschiedenen anderen Forschern bestätigt wurde. *Alexander Hughes Bennett* demonstrierte als erster im Tierversuch, daß die Injektion von Kokain zu einem sensorischen Block führt, aber die Bedeutung seiner Beobachtung wurde, wie auch schon die Arbeit anderer, nicht anerkannt (*Wildsmith* 1983).

In dieser Zeit entwickelte sich Kokain zu einem Allheilmittel und wurde sogar zur Behandlung der Morphiumsucht eingesetzt. Ein Bericht über die Anwendung bei dieser Indikation erregte die Aufmerksamkeit von *Sigmund Freud*, der die Literatur noch einmal überprüfte und ein Forschungsprogramm in Gang setzte, für das er die Unterstützung seines Freundes *Carl Koller* gewann (Abb. 1.7). *Koller* war, wie auch *Freud*, ein junger Absolvent der Wiener Medizinischen Schule, der einen Großteil seiner Zeit in *Strickers* Forschungs-Laboratorien verbrachte. Er wollte Ophtalmologe werden und hatte, nachdem er von seinem Lehrer *Ferdinand Arlt* von den Nachteilen der Allgemeinanästhesie bei Augenoperationen gehört hatte, versuchsweise eine Vielzahl von Wirkstoffen auf die Bindehaut appliziert – ohne Erfolg (*Wildsmith* 1984). *Koller* wußte von den Berichten über die lokalanästhetischen Eigenschaften des Kokains, aber sogar er schätzte ihre Bedeutung zunächst nicht richtig ein. Es war nur der zufällige Kommentar eines Kollegen, der ihn begreifen ließ, daß er bereits im Besitz des Lokalanästhetikums war, nach dem er gesucht hatte (*Becker* 1963). Experimente, zunächst an Tieren, dann an sich selbst und an Kollegen, führten zur klinischen Prüfung während des Sommers 1884. Am 15. September 1884 wurde eine vorläufige Mitteilung vor der Heidelberger Versammlung der Deutschen Ophtalmologischen Gesellschaft verlesen (von einem früheren Kollegen – *Joseph Brettaur* – weil *Koller* die Reise nicht bezahlen konnte), und von dort verbreitete sich die Neuigkeit mit erstaunlicher Geschwindigkeit.

Unmittelbar folgende Entwicklungen

Die ausführliche Darlegung seiner Arbeit (*Koller* 1884) gab *Koller* kurze Zeit später heraus, und noch vor Ende des Jahres berichteten auch viele andere von ihren Erfahrungen. Obwohl es Hinweise darauf gibt (*Faulconer & Keys* 1965), daß vermutlich *William Burke* die absolute Priorität für den ersten Nerven-Block beanspruchen kann, den er vor Ende November 1884 durchführte, wird dieses Verdienst in der Regel *William Halsted* und *Richard Hall* aus New York zugesprochen. Bereits vor Ende 1885 hatten sie tatsächlich jeden peripheren somatischen Nerven blockiert, den Plexus brachialis eingeschlossen, und so die Wirksamkeit dieser Methoden demonstriert (*Boulton* 1984).

Es ist anzunehmen, daß die zentrale Nerven-Blockade fast ebenso schnell eingeführt wurde. Wir werden nie mit Sicherheit wissen, ob der New Yorker Neurologe *Leonard Corning* 1885 einen epiduralen oder einen subarachnoidalen Block durchführte, aber es gibt keinen Zweifel daran, daß er in diesem frühen Stadium gezielt Kokain zwischen die Dornfortsätze sowohl eines Hundes als auch eines Patienten injizierte und eine Blockade der unteren Körperhälfte erreichte. Obwohl er vorschlug, daß man diese Technik

in der Chirurgie nutzen könnte, fand fast bis zum Ende des Jahrhunderts keine weitere Fortentwicklung der Methode statt. 1891 hatte *Quincke* in Kiel gezeigt, daß die lumbale Punktion ein praktikables Verfahren darstellte, und am gleichen Ort führte *August Bier* 1898 die ersten Spinalanästhesien für chirurgische Eingriffe durch. *Bier* indessen gab diese Technik wieder auf, bevor er viel Erfahrung damit sammeln konnte, und es war schließlich der unabhängig von ihm in Paris arbeitende *Tuffier*, auf den die Verbreitung dieser Methode in Europa zurückgeführt werden kann. In den Vereinigten Staaten gelten *Tait*, *Caglieri* und *Matas* als die frühen Pioniere.

Pharmakologische Fortschritte

Der wesentliche Faktor bei *Biers* Entscheidung, die Spinalanästhesie aufzugeben, war die Toxizität von Kokain. Es war außerdem schwierig zu sterilisieren, hatte eine kurze Wirkungsdauer und forderte einen schrecklichen Preis von Pionieren wie *Halsted* und *Hall*, die als Folge ihrer Selbstversuche süchtig wurden. Daher blieb der Gebrauch von Kokain zunächst hauptsächlich auf topische Applikationen beschränkt. Später entwickelten *Schleich* in Deutschland und *Reclus* in Frankreich sichere Dosierungsrichtlinien für die Infiltrationsanästhesie und machten sie populär. *Braun* verlängerte die Wirkungsdauer und verringerte die Toxizität, zunächst durch den Gebrauch eines Tourniquets und später durch den Zusatz von Adrenalin zur Lösung.

Die weitere Verbreitung lokaler Methoden mußte so bis zur Einführung sichererer Substanzen warten. *Niemann* hatte bei seiner Pionierarbeit Benzoesäure aus Kokain hydrolysiert, und die Suche nach weiteren Benzoesäure-Estern brachte neue Lokalanästhetika hervor. Amylocain (Stovain) wurde 1903 eingeführt und für die Spinalanästhesie bevorzugt, bis sich zeigte, daß es schlecht gewebeverträglich war. Der wirklich bedeutsame Fortschritt jedoch war schließlich die Entwicklung von Procain durch *Einhorn* 1904. Seine geringe Toxizität, fehlendes Abhängigkeitspotential und seine relative Stabilität sicherten seine Beliebtheit für die bereits angewandten Verfahren und ebneten den Weg für die Entwicklung neuer Techniken, die höhere Dosierungen erforderten.

Procain ist noch weit vom Ideal eines Lokalanästhetikums entfernt, denn es hydrolysiert bei Erhitzung in Lösung, hat keine besonders lange

Wirkungsdauer und kann allergische Reaktionen auslösen. Viele andere Wirkstoffe wurden erprobt, aber in den fünfzig Jahren, die der Einführung von Kokain durch Koller folgten, kamen lediglich Amethocain und Cinchocain hinzu. Beide sind potent und gleichzeitig toxisch, waren aber gut für die Spinalanästhesie geeignet, für die sie zu Standard-Substanzen wurden.

Die Dreißiger Jahre erlebten den nächsten großen Fortschritt. In Stockholm erforschte *Erdtmann* die Struktur des Alkaloids Gramin – er arbeitete auf dem Gebiet der organischen Chemie und glaubte an die Bedeutung der Sinnesorgane in der Analytik –, und prüfte den Geschmack einer der Substanzen, die als Vorläufer von Gramin entstanden waren. Er erkannte die Bedeutung der unmittelbar einsetzenden Taubheit sofort und begann die Suche nach einem klinisch verwendbaren Derivat. Sie wurde durch *Nils Lofgren* fortgesetzt, der 1943 Lidocain synthetisierte. Aber vielleicht genauso wichtig wie die Synthese von Lidocain waren *Lofgrens* systematische Untersuchungen einer ganzen Gruppe von Substanzen (*Lofgren* 1948), die die Grundlage aller folgenden Studien über Lokalanästhetika bildeten. Mepivacain, Prilocain, Bupivacain und Etidocain konnten dank dieser Forschungen als Derivate von Lidocain entwickelt werden.

Obwohl die Einführung dieser Wirkstoffe die Bandbreite der Lokalanästhetika beträchtlich erweitert hat, sind sie jedoch im wesentlichen nur „Variationen über ein Thema". Seit der Entwicklung von Lidocain fand die wichtigste Arbeit auf dem Gebiet der Membranphysiologie statt. Viele Forscher haben dazu ihren Beitrag geleistet, wobei der bemerkenswerteste von *Hodgkin* und *Huxley* stammt. Der Gebrauch von Geräten wie zum Beispiel der „voltage clamp" hat wesentliche Fortschritte für unser Wissen über den Mechanismus der Nervenleitungen und ihrer medikamentösen Blockade auf molekularer Ebene gebracht. Das hat noch nicht zur Entwicklung neuer Substanzen geführt, aber eine Anzahl alternativer Ansätze wird zur Zeit untersucht.

Gleichzeitig laufende Studien über die Pharmakokinetik der Lokalanästhetika haben einen mehr praktischen Beitrag zu unserem Wissen geleistet, indem sie die für die verschiedenen Techniken geeignetsten Substanzen und Dosierungen herausarbeiteten. Auf diese Weise haben sie eine wichtige Rolle in dem Bemühen gespielt, die Lokalanästhesie auf festen wissenschaftlichen Boden zu stellen.

Entwicklungen der Anästhesietechnik

Wie bereits erwähnt, wurden die meisten Lokalanästhesie-Techniken bis 1900 beschrieben, wenn sie auch noch nicht weit verbreitet waren. 1906 führte *Sellheim* den Paravertebral- und den Interkostalblock ein, und zwei Jahre später erfand *Bier* – die geringe Toxizität von Procain nutzend – seine Technik der intravenösen Regionalanästhesie. Eine andere wichtige Entwicklung zu ungefähr gleicher Zeit war *Barkers* Beschreibung der Art und Weise, wie die Krümmung der Wirbelsäule und die Schwerkraft die Verteilung intrathekal injizierter Lösungen beeinflussen.

Der peridurale Block ist hauptsächlich eine Entwicklung des 20. Jahrhunderts. Der sakrale Zugang, unabhängig voneinander durch *Sicard* und *Cathelin* im Jahre 1901 beschrieben, wurde von *Stoeckel* 1909 zur Analgesie bei vaginaler Entbindung benutzt. *Pages* in Spanien gilt als der erste, der den lumbalen Zugang (1921) beschrieb; er starb aber kurz darauf, und diese Technik wurde erst ein Jahrzehnt später durch *Dogliotti* in Italien „wiederentdeckt" und populär gemacht. Er verwendete die Technik des „Loss of Resistance". Unter Wehentätigkeit wurde der lumbale Zugang erstmals 1938 durch *Graffagnino* und *Seyler* gewählt. *Massey Dawkins* führte 1942 die erste Periduralanästhesie in Großbritannien durch.

Die meisten anderen Fortschritte in der Folgezeit kann man als Verfeinerungen oder Wiederentdeckungen bereits vorher beschriebener Verfahren bezeichnen. Damit soll die Bedeutung der letztgenannten Autoren nicht geleugnet werden, denn auch sie haben eine große Rolle bei der Verbesserung und Verbreitung der Lokalanästhesie gespielt. Die Einführung kontinuierlicher Methoden der Lokalanästhesie ist hier als wichtige Weiterentwicklung erwähnenswert. Die kontinuierliche Spinalanästhesie wurde 1940 durch *Lemmon* in den Vereinigten Staaten erstmals vorgestellt. Er beließ die Spinalnadel in situ (sie ragte durch ein Loch im OP-Tisch heraus) und verband sie mit einem Gummischlauch, durch den wiederholte Injektionen von Procain gegeben wurden. 1945 beschrieb *Tuohy* seine Nadel für die Einführung eines Katheters in den Subarachnoidalraum. Sie wurde 1949 durch *Curbelo* angepaßt, um kontinuierliche lumbale Peridural-Blöcke durchführen zu können, obwohl der erste Block dieser Art *Hingson* und *Edwards* zugeschrieben wird, die 1942 den kaudalen Zugang wählten.

Die Popularität und der Einsatz der Lokalanästhesie

Seit *Kollers* Originalarbeit unterlag die Popularität der Lokalanästhesie, wie auch viele andere medizinische Entwicklungen, einem ständigen Auf und Ab. Die Bekanntgabe seiner Arbeit rief eine große Welle des Enthusiasmus hervor, der jedoch gedämpft wurde, als man die Problematik des Kokains erkannte. Das erste Wiederaufkeimen des Interesses kam mit der Einführung sicherer Substanzen zu Beginn des Jahrhunderts, das zweite in den Jahren zwischen den beiden Weltkriegen als Resultat der Bemühungen von *Labat, Lundy, Maxson, Odom* und *Pitkin* in den Vereinigten Staaten. In Großbritannien war seit jeher ein qualifizierter Arzt für die Durchführung der Allgemeinanästhesie zuständig (wenn es auch nicht immer ein Spezialist war, der sich nur mit Anästhesie beschäftigte). Weil die Durchführung der Allgemeinanästhesie voll und ganz seiner Verantwortung unterlag, war der Standard normalerweise hoch. Im Gegensatz dazu wurden lokale und regionale Techniken, wenn sie überhaupt angewandt wurden, vom Chirurgen durchgeführt, dessen Interesse und Aufmerksamkeit zwischen Anästhesie und Operation geteilt waren. Die Lokalanästhesie sah man unter solchen Umständen nicht als besonders vorteilhaft an. Als jedoch 1935 die Prüfung für das Diplom in Anästhesie eingeführt wurde, war auch die Lokalanästhesie im Lehrplan mitenthalten. Diese Tatsache, zusammen mit der Etablierung der Anästhesie als unabhängiges Spezialfach im National Health Service 1948, trug viel dazu bei, lokale Techniken zu fördern.

Unglücklicherweise gab es in Großbritannien zwischen 1950 und 1955 einen deutlichen Rückgang der Lokal-, speziell der Spinalanästhesien. Die vielen Vorzüge der Allgemeinanästhesie, wie sie damals praktiziert wurde, waren zum Teil dafür verantwortlich, denn sie unterstützten die Ansicht, daß lokale Verfahren unnötig seien. Doch noch entscheidender war die Angst vor schweren neurologischen Schäden. Dem Bericht mit dem Titel: „The grave spinal cord paralyses caused by spinal anesthesia" („Die schweren Rückenmarks-Paralysen durch Spinalanästhesie"), 1950 in New York von dem in Großbritannien ausgebildeten Neurologen *Foster Kennedy* (*Kennedy* et al. 1950) verfaßt, folgte der Fall Wooley und Roe (*Cope* 1954), und der Einsatz der Lokalanästhesie starb fast aus. Daß dies nicht vollständig geschah, war Anästhesisten wie *Macintosh, Gillies, Massey Dawkins* und *Lee* zu verdanken, die kompetent genug waren, sich für die lokalen Verfahren einzusetzen, sie anzuwenden und weiterzugeben. Später sind viele Berichte erschienen (*Lee* und *Atkinson* 1978), die eine große Zahl von Fällen ohne neurologische Folgeschäden beschrieben, und die Popularität der Lokalanästhesie nahm wieder zu.

Dies ist noch auf andere positive Einflüsse zurückzuführen. Die Vorteile von Lidocain und seinen Derivaten – wirkungsvoll, kalkulierbar, hitzebeständig und weitgehend frei von allergischen Nebenwirkungen – sollten dabei nicht unterschätzt werden. Bupivacain kommt dabei besondere Bedeutung zu, weil seine lange Wirkungsdauer wiederholte Injektionen mit relativ geringem Risiko kumulativer Toxizität erlaubt. Dies ist einer der Hauptgründe für den vermehrten Gebrauch kontinuierlicher peridural Verfahren während der Geburt. Lokale Techniken sind für die geburtshilfliche Patientin sehr gut geeignet, weil sie effektiv sind und minimale Auswirkungen auf das Kind haben. Anästhesisten, die die genannten Vorteile einmal erkannt hatten, fühlten sich dazu ermutigt, diese Methoden zu lehren und auch in anderen Bereichen ärztlicher Tätigkeit anzuwenden. Weil sich unter Anästhesisten allmählich das Bewußtsein durchgesetzt hat, daß die Allgemeinanästhesie nicht für jedes anästhesiologische Problem die ideale Antwort bereithält, wandten sie sich vermehrt lokalen Methoden zu. Sogar bei sehr großen Operationen sind lokalanästhetische Techniken durch die Blockade afferenter Stimuli und die Verringerung von Schmerz und Streß für den Patienten von Nutzen. Diese Idee ist alles andere als neu. Schon 1902 vertrat *Harvey Cushing* die Kombination von lokaler und allgemeiner Anästhesie, um den „Schock" abzuschwächen; *Crile* entwickelte dies zu einem umfassenden Konzept weiter. Der Ausdruck „Balancierte Anästhesie" ist heute sehr verbreitet und er beinhaltet die Kombination von drei Verfahren: mit Inhalationsanästhetika hervorgerufenen Schlaf, tiefreichende Analgesie durch Opioide und Muskelrelaxation durch neuromuskulären Block. Tatsächlich meinte *Lundy,* als er den Terminus 1926 das erste Mal gebrauchte, daß der zweite und dritte Teil der Triade durch die Lokalanästhesie übernommen werden würde.

Es gab noch andere Fortschritte, die der Sache der Lokalanästhesie direkt oder indirekt geholfen haben, auch wenn sie schwieriger zu quantifizieren sind. Zum Beispiel haben Entwicklungen auf dem Gebiet der medizinischen Kunststoffe zu sicheren und zuverlässigen Injektionsspritzen,

Kathetern und Filtern geführt, und der Anästhesist kann aus einer weiten Palette von sedativ wirksamen und anxiolytischen Medikamenten auswählen, die, vorsichtig eingesetzt, die Akzeptanz einer Nervenblockade beim Patienten in hohem Maße verbessern können. Von großer Wichtigkeit war das Verständnis der Wirkung und der Handhabung der Sympathikusblockade. Ephedrin war ab 1924 verfügbar und wurde das erste Mal 1927 zur Behandlung der Hypotension während der Spinalanästhesie eingesetzt, aber fertig erhältliche intravenöse Infusionen und Material für ihre Verabreichung wurden erst später entwickelt.

Zum Schluß scheint es angebracht, die Organisationen zu erwähnen, die lokalanästhetische Techniken zu fördern versuchen. Die „American Society of Regional Anesthesia" wurde 1975 gegründet und ist nun fest etabliert. Ihr jüngeres europäisches Gegenstück, die „European Society of Regional Anesthesia", wächst schnell an. Das wesentliche Ziel der beiden Gesellschaften besteht darin, die Entwicklung zu vollenden, in deren Verlauf die Lokalanästhesie ein grundlegender Bestandteil des Instrumentariums eines jeden anästhesiologischen Facharztes werden wird.

Weiterführende Literatur

Atkinson, R.S., Rushman, G.B., Lee, J.A. (1982): A synopsis of anaesthesia (8th edn) Wright-PSG, Bristol

Ellis, E.S. (1946): Ancient anodynes: primitive anaesthesia and allied conditions. Heinemann, London

Keys, T.E. (1963): The history of surgical anesthesia (2nd edn). Dover Publications, New York

Liljestrand, G. (1971): The historical development of local anesthesia. International encyclopedia of pharmacology and therapeutics. Pergamon Press, Oxford, 1: 1–38

Literatur

Becker, H.K. (1963): Carl Koller and cocaine. The Psychoanalytic Quarterly 32: 309–373

Boulton, T.B. (1984): Classical file. Survey of Anesthesiology 28: 150–152

Cope, R.W. (1954): The Wooley and Roe case. Anaesthesia 9: 249–270

Faulconer, A., Keys, T.E. (1965): Foundations of anesthesiology. Volume II. Charles C. Thomas, Springfield, 769–845

Kennedy, F.G., Effron, A.S., Perry, G. (1950): The grave spinal cord paralyses caused by spinal anesthesia. Surgery, Gynecology and Obstetrics 91: 385–398

Koller, C. (1884): On the use of cocaine for producing anaesthesia of the eye. Lancett ii: 990–992

Lee, J.A., Atkinson, R.S. (1978): Sir Robert Macintosh's lumbar puncture and spinal analgesia: intradural and extradural (4th edn). Churchill Livingstone, Edinburgh, pp. 179–181

Lofgren, N. (1948): Studies on local anesthetics: xylocaine, a new synthetic drug. Morin Press, Worcester, reprinted

Richardson, B.W. (1858): On local anaesthesia and electricity. Medical Times and Gazette i: 262–263

Simpson, J.Y. (1848): Local anaesthesia, notes on its production by chloroform etc in the lower animals, and in man. Lancet ii: 39–42

Wildsmith, J.A.W. (1983): Three Edinburgh men. Regional Anesthesia 8: 1–5

Wildsmith, J.A.W. (1984): Carl Koller (1857–1944) and the introduction of cocaine into anesthetic paractice. Regional Anesthesia 9: 161–164

Wood, A. (1855): New method of treating neuralgia by the direct application of opiates to the painful points. Edinburgh Medical Journal 82: 265–281

2 Die wesentlichen Eigenschaften der Regionalanästhesie

D. T. Brown

Lokal- und Regionalanästhesie eröffnen Patienten, Chirurgen und Anästhesisten viele Möglichkeiten. Die unkomplizierte Anwendung topischer und infiltrativer Anästhesie sowie kleinerer Nervenblockaden sichert – jetzt und in Zukunft – ihre Beliebtheit in der Unfallchirurgie, der Zahnmedizin und bei kleineren Operationen. Eine Allgemeinanästhesie ist in diesen Fällen normalerweise unnötig, und die Zahl der Anästhesisten reicht ohnehin nicht aus, um sie bei allen diesen Patienten durchführen zu können. Bei der Regionalanästhesie bleiben das Bewußtsein und die Schutzreflexe des Patienten erhalten, und sie wird bei personellem Mangel auch häufig für größere Operationen eingesetzt. Praktiker können ohne zusätzliche Assistenz einen lokalen Block setzen, seine Wirkung kontrollieren und dann relativ sicher operieren. Sie arbeiten oft in Situationen, in denen nicht genügend Geld zur Verfügung steht, um einen Vorrat von teuren Medikamenten anzuschaffen und die für eine Allgemeinanästhesie notwendige moderne apparative Ausstattung zu unterhalten. Die geringen Kosten der Regionalanästhesie können unter solchen Umständen ein erheblicher Vorteil sein.

Die Allgemeinanästhesie wird eher dort bevorzugt, wo Personal und entsprechende Einrichtungen zur sicheren Durchführung vorhanden sind. Selbst an Kliniken mit einer qualitativ hochwertigen Allgemeinanästhesie wird zunehmend deutlich, daß für den Einsatz der Lokalanästhesie auch noch andere Gründe eine Rolle spielen können. Viele der Nebenwirkungen und Komplikationen einer Narkose können abgeschwächt oder ganz und gar vermieden werden. Die Voraussetzungen für eine bestimmte Operation lassen sich einfach und ohne Polypragmasie erfüllen. Es gibt zunehmend Hinweise dafür, daß der „Streß", dem der Patient während und unmittelbar nach der Operation ausgesetzt ist, durch eine Lokalanästhesie erheblich verringert wird. Als Folge konnten Morbidität und vielleicht sogar Mortalität in der Anästhesie und der Chirurgie durch den Einsatz lokaler Blöcke sogar bei größeren Operationen verringert werden.

Es soll jedoch nicht geleugnet werden, daß einer erweiterten Indikation für eine Lokalanästhesie durch den Anästhesisten möglicherweise Hindernisse entgegenstehen. Ein sehr praxisnaher Einwand besteht darin, daß das Operationsprogramm deutlich verlängert wird. Das mag für den gelegentlichen und ungeübten Einsatz der Lokalanästhesie zutreffen, weil bei der Ausführung einer Leitungsanästhesie mehr Zeit vergehen kann, als zur Einleitung einer Vollnarkose nötig wäre. Und das trifft besonders dann zu, wenn das OP-Personal nicht mit dem routinemäßigen Ablauf dieser Verfahren vertraut ist. Diese Verzögerungen können im Interesse eines einzelnen Patienten noch gerechtfertigt sein, werden jedoch dann unannehmbar, wenn das Programm wiederholt unterbrochen werden muß. Doch wenn Leitungsanästhesien regelmäßig durchgeführt werden, nehmen Erfahrung, Geschwindigkeit und Erfolgsquote zu. In Wirklichkeit könnte so am Ende der Operation sogar Zeit eingespart werden, denn man muß nur noch einen wachen, schmerzfreien Patienten in sein Bett umlagern. Wenn zwei aufeinanderfolgende Patienten für eine Leitungsanästhesie vorgesehen sind, läßt sich unter Umständen Zeit sparen, wenn man den zweiten Block bereits in der Endphase der ersten Operation durchführt.

Die Hauptkomplikationen der Regionalanästhesie stehen im Zusammenhang mit systemischen Wirkungen, entweder durch das injizierte Lokalanästhetikum, das unter Umständen einen Vasokonstriktor enthält, oder als Folge des eigentlichen Blocks. Toxische Wirkungen sind gewöhnlich auf eine intravaskuläre Injektion oder, seltener, auf eine Überdosierung zurückzuführen. Beide Fehler sind vermeidbar. Sorgfältiges Vorgehen und die richtige Wahl von Lokalanästhetikum, Konzentration und Volumen sollten im Grunde ausreichen, um sie als Komplikationsursachen zu eliminieren. Arterielle Hypotension als Folge der Sympathikusblockade ist der am häufigsten auftretende „systemische" Effekt von zentralen Blöcken. Die Wahl einer geeigneten Technik sollte die ungewollte Verteilung des Lokalanästhetikums bis in die oberen thorakalen Dermatome auf ein Minimum reduzieren können. Wenn dies doch geschieht oder in einem speziellen Fall sogar erforderlich ist, existieren klare Richtlinien für die notwendigen Maßnahmen. (Kap. 5).

Hypotension kann als gutes Beispiel für ein Charakteristikum der Regionalanästhesie gelten, das normalerweise unerwünscht ist, aber gelegentlich von Vorteil sein kann. Umgekehrt mag die Erhaltung des Bewußtseins - sonst als Vorteil angesehen – für einen ängstlichen Patienten selbst für den kleinsten Eingriff unannehmbar sein. So hat jede Eigenschaft der Regionalanästhesie ihre guten und schlechten Aspekte. Bei der Auswahl eines anästhesiologischen Verfahrens für einen bestimmten Patienten und eine bestimmte Operation sollte der Anästhesist in der Lage sein, die Vor- und Nachteile aller Methoden – lokaler und allgemeiner – richtig gegeneinander abzuwägen und sich dann für die am besten geeignete zu entscheiden.

Für viele Patienten und Situationen ist die Lokalanästhesie das einzig mögliche Verfahren. In der hochspezialisierten Chirurgie dürfte sie dagegen, wenn überhaupt, wenig Raum einnehmen, obwohl es immer weniger Beispiele gibt, für die das wirklich zutrifft. Zwischen diesen Extremen gibt es viele Patienten, für die eine korrekt gewählte und durchgeführte Lokalanästhesie gut geeignet ist, speziell wenn man sie mit einer Sedierung oder einer leichten Allgemeinanästhesie kombiniert. Ziel dieses Kapitels ist es, durch die Diskussion ihrer Haupteigenschaften Anregungen zu geben, warum, wo, wie und wann die Lokalanästhesie von Vorteil sein kann.

Einfache Durchführung

Die Eignung der Lokalanästhesie auch für den nicht-spezialisierten Anästhesisten im Zusammenhang mit kleineren Eingriffen wurde bereits erwähnt. Doch auch für den Spezialisten kann die Regionalanästhesie im Umgang mit größeren Operationen das Vorgehen erleichtern. Schon eine einzige intrathekale Injektion eines Lokalanästhetikums schafft ausgezeichnete Bedingungen für viele verschiedene Operationen – vollständige Anästhesie, Muskel-Relaxation und eine Verringerung des Blutverlustes. Das Leben des Patienten hängt nicht vom korrekten Funk-

tionieren und der konstanten Überwachung einer komplexen Narkoseausrüstung ab. Die Kosten lassen sich niedriger halten, weil diese technische Ausstattung unnötig ist und die eingesetzten Medikamente relativ billig sind. Einfache Durchführung bedeutet auch, daß sich der Praktiker mit guten anatomischen Kenntnissen mit diesen Methoden leicht vertraut machen kann.

Die leichte Anwendung, besonders der infiltrativen und topischen Lokalanästhesie, bringt auch Probleme mit sich. Eine nicht genügende Ausbildung kann dazu führen, daß man mögliche Komplikationen nicht berücksichtigt oder nicht in der Lage ist, sie zu behandeln. Eine systemische Toxizität durch Überdosierung, ein Herzkreislaufstillstand durch eine schlecht ausgeführte hohe Spinal- oder Periduralanästhesie und ein Pneumothorax nach supraklavikulärer Plexusanästhesie stellen potentiell tödliche Komplikationen dar. Man sollte sich darüber im klaren sein, daß die Kombination einer Sympathikusblockade mit selbst einem kleineren Blutverlust oder einer geringeren Dehydratation zu einer größeren Hypotension führt, als dies unter den gleichen Umständen bei einer Allgemeinanästhesie der Fall wäre. Daraus folgt, daß Kenntnisse in der Pharmakologie, das Wissen um die Komplikationen der angewandten Techniken und die Ausbildung in geeigneten Methoden der Wiederbelebung essentiell notwendig sind.

Die Erhaltung des Bewußtseins

Von Natur aus wird eine unkomplizierte Regionalanästhesie das Bewußtsein erhalten, ein an sich schon wünschenswertes Ziel für die wenigen Patienten, die vor dem Verlust des Bewußteins zurückschrecken. Doch für die Mehrheit der Patienten sind erst die sekundären Auswirkungen der Bewußtlosigkeit von Bedeutung. Zum Beispiel kann die geburtshilfliche Patientin unter regionaler Analgesie ihre Umgebung und die Geburt ihres Kindes bewußt wahrnehmen, hat selbst die Kontrolle über ihre Atemwege und ist zur Kooperation mit dem betreuenden Personal in der Lage. Die fetale Depression ist gering. Alle diese Tatsachen summieren sich zu einem wesentlichen Argument für den Einsatz lokaler Techniken. Man führt für die Regionalanästhesie auch ins Feld, daß durch sie Ursachen für Morbidität und Mortalität vermieden werden, die in Verbindung mit Intubationsproblemen bei der geburtshilflichen Allgemeinanästhesie auftreten. Es wurde dagegen gehalten (*Rosen* 1981), daß dies nicht notwendigerweise die Anzahl der anästhesiebedingten Todesfälle herabsetzt, denn die Anwendung der Spinal- und Periduralanästhesie durch den Ungeübten kann mindestens ebenso gefährlich sein. Das mag stimmen, aber zielt an der Tatsache vorbei, daß bei einem Anästhesisten mit gleicher Ausbildung in Allgemein- und Regionalanästhesie letztere als sicherer gelten kann. Eine nicht durchführbare tracheale Intubation und die Aspiration von Mageninhalt sind wesentlich schwieriger zu handhaben als eine Hypotension sympathischen Ursprungs, ganz gleich, wieviel Erfahrung der Anästhesist mitbringt.

Die Kontrolle der Atemwege und die Kooperationsfähigkeit des Patienten sind auch im Bereich der Zahnheilkunde von großem Wert, denn dort ist die Verlegung der Atemwege ein immer präsentes Risiko. Kleinere unfallchirurgische Traumata werden oft unter Allgemeinanästhesie behandelt, obwohl die verzögerte Magenentleerung bei solchen Patienten bekannt ist. Viele dieser Verletzungen liegen peripher und sind ausgezeichnet für lokale Techniken geeignet.

Unter bestimmten Umständen wird die Allgemeinanästhesie wohl immer bevorzugt werden, auch wenn das Risiko der pulmonalen Aspiration hoch ist, zum Beispiel in der Notfallchirurgie gastrointestinaler Obstruktionen. Der Allgemeinzustand dieser Patienten ist in der Regel schlecht, zum einen als Folge der Obstruktion, besonders der Dehydratation, zum andern durch bestehende Begleiterkrankungen. Bei Anwendung einer Spinal- oder Periduralanästhesie ist eine Ausdehnung der Blockade bis in thorakale Bereiche erforderlich, und es kann eine schwere Hypotension auftreten, die in diesem Fall oft therapieresistent ist.

Auch in anderen Situationen ist ein kooperativer Patient von Vorteil. Operationen der Varizen auf der Rückseite der Beine oder die Entfernung eines Pilonidalsinus erfordern die Bauchlage des Patienten. Unter Lokalanästhesie kann der Patient bei der Lagerung mithelfen und mitteilen, ob seine Position bequem und die Atmung unbehindert ist. Eine Spinalanästhesie ist dafür sehr gut geeignet, obwohl es wichtig ist, eine Lösung zu verwenden, die sich nicht bis zu den thorakalen Dermatomen ausbreitet, denn die Handhabung eines „hohen Blockes" bei einem Patienten in Bauchlage ist schwierig. Schließlich ist der wache oder leicht sedierte Patient schon in einem frühen Stadium in der Lage, auf subjektive Anzeichen für Komplikationen hinzuweisen. Der Diabetiker beispielsweise kann die beginnenden Symptome einer Hypoglykämie selbst erkennen und angeben. Während transurethraler Operationen ist eine Verschlechterung des Zustandes des Patienten Anlaß zu dem Verdacht auf ein Einschwemmungssyndrom.

Die meisten psychisch bedingten Probleme der Regionalanästhesie entstehen aus der Angst der Patienten, die Durchführung des Blocks und die Operation bewußt mitzuerleben. Die Mehrheit der Patienten ist darauf eingestellt, während der Operation zu schlafen, und man kann zumindest darüber streiten, ob sich hinter der Erwartung vieler Patienten, wach zu bleiben, nicht doch der Wunsch verbirgt, zu schlafen. Denn es ist eine unangenehme Erfahrung, sich unter alleiniger Regionalanästhesie einem größeren Eingriff zu unterziehen.

Gelegentlich verliert ein ängstlicher Patient das Bewußtsein. Das kann sich auch in Rückenlage ereignen und irrtümlich mit anderen Ursachen einer Hypotension verwechselt werden. Ein Patient bei Bewußtsein bedeutet auch eine zusätzliche Belastung für das OP-Team. Die meisten OP-Tische sind unbequem und der wache Patient wird oft unruhig. Erklärung und Beruhigung können zwar hilfreich wirken, aber je nervöser der Patient ist und je länger die Operation dauert, um so mehr wächst auch der Bedarf für irgendeine Form der Sedierung. Eine orale Prämedikation ist selten kontraindiziert, und außerdem kann über eine Sedierung auf intravenösem Wege oder durch Inhalation eine Amnesie erzeugt werden, die gleichzeitig die Vorteile des Wachzustands erhält.

Analgesie

Der herausragendste Vorteil sogar einer „single shot"-Lokalanästhesie ist die ausgezeichnete Analgesie (ohne zentrale Depression). Für den Patienten bedeutet dies eine vollständige Schmerzfreiheit bis in die postoperative Phase hinein, gefolgt von einer mehr graduellen als plötzlichen Wahrnehmung des Schmerzes. Dies verringert die Notwendigkeit für eine nachfolgende Analgesie durch Opioide, verbunden mit einer sich daraus ergebenden Reduktion ihrer Nebenwirkungen. Zum Beispiel führt ein kaudaler Block bei Hämorrhidektomie nicht nur zu einem größerem Wohlbefinden des Patienten, sondern auch zu einer früheren Wiederaufnahme der Darmfunktion (*Berstock* 1979).

Katheter-Techniken können eingesetzt werden, um die Analgesie so lange zu verlängern, wie es notwendig ist. Eine kontinuierliche Periduralanästhesie macht die postoperative Phase deutlich weniger unangenehm und verringert zusätzlich den Grad der pulmonalen Dysfunktion nach Oberbaucheingriffen (*Spence & Smith* 1971). Die Magenentleerung wird bei postoperativer Analgesie durch einen Periduralblock weniger beeinträchtigt als durch Verabreichung von Opioiden (*Nimmo* et al. 1978). Folglich kann die orale Nahrungsaufnahme und Medikation früher begonnen werden, als dies nach Opioidanalgesie möglich ist.

Es gibt aber auch Nachteile. Einige Patienten finden es unangenehm, für längere Zeit kein Gefühl in den Beinen zu besitzen. Es kann besonders dann zu Harnretention kommen, wenn zur Stabilisation des Blutdrucks eine größere intravenöse Flüssigkeitzufuhr nötig wurde. Ein hoher Standard medizinischer und pflegerischer Zuwendung kann die Komplikationen verringern, und im Bereich der Geburtshilfe ist das Personal-Patienten-Verhältnis groß genug, um dies zu sichern. Auf einer allgemeinen Station dagegen kann der routinemäßige Einsatz kontinuierlicher Periduralanalgesien aus diesem Grund undurchführbar sein.

Ergänzt man bestimmte Narkosen durch eine Lokalanästhesie, ermöglicht die zusätzliche Analgesie eine Vereinfachung und bietet außerdem mehr Komfort für den Patienten. Dies zeigt sich am besten in der Tageschirurgie bei kleineren, aber äußerst schmerzhaften Operationen wie zum Beispiel einer Nagelentfernung oder einer Analdilatation. Opioide sind bei ambulanten Patienten wegen ihrer sedativen und emetischen Effekte kontraindiziert, eine lokale Methode dagegen bietet eine ausreichende postoperative Analgesie sogar dann, wenn sie allein für den eigentlichen Eingriff nicht ausreicht. Tiefe Narkosestadien können vermieden werden, folglich ist die Aufwachzeit kürzer und der Patient hat die Möglichkeit, früher nach Hause zurückzukehren.

Nebenwirkungen

Zusätzlich zu ihrer Wirkung auf den postoperativen Schmerz kann die Regionalanästhesie auch die Inzidenz von anderen, weniger schweren Nebenwirkungen der Anästhesie und Chirurgie verringern, obwohl die Befreiung von Wundschmerzen dazu führen kann, daß der Patient sich anderer Ursachen für sein Unbehagen bewußt wird, wie zum Beispiel venöser Verweilkanülen oder einer Magensonde. Es sind nur wenige kontrollierte Studien über das relative Auftreten dieser Nebenwirkungen durchgeführt worden. Tabelle 2.1 zeigt Daten aus zwei im wesentlichen vergleichbaren Patientengruppen, die entweder unter Spinal- oder Allgemeinanästhesie operiert wurden. Mit Ausnahme von Kopfschmerzen traten nach Spinalanästhesien alle Symptome weniger häufig auf, obwohl der Anteil der Patienten, der sie als „schwer" einstufte, in beiden Gruppen gleich groß war. Patienten, die nach einer vorangegangenen Allgemeinanästhesie unter starker Übelkeit und Erbrechen gelitten haben, sind besonders dankbar für regionale Methoden.

Eine andere veröffentlichte Arbeit (*Lanz* et al. 1982) deutet darauf hin, daß die Unterschiede in diesem Bereich nicht ganz so klar zugunsten der Regionalanästhesie ausfallen, aber in dieser Studie waren die Patienten selbst für die Wahl ihrer Anästhesie verantwortlich.

Tabelle 2.1 Gesamtinzidenz (%) postoperativer Komplikationen geringerer Bedeutung nach Spinal- und Allgemeinanästhesie (*Dempster 1984*). Ebenfalls angegeben ist die Häufigkeit, mit der die Patienten diese Komplikationen als schwer einstuften

Nebenwirkung	Spinalanästhesie		Allgemeinanästhesie	
	gesamt	schwer	gesamt	schwer
Übelkeit	9	0	40	6
Erbrechen	15	2	43	6
Kopfschmerzen	34	6	23	6
Halsschmerzen	2	0	30	0
Muskelschmerzen	4	0	9	0
Rückenschmerzen	28	2	32	6
Harnverhalt	6	0	30	0

Sympathikus-Blockade

Kardiovaskuläre Effekte. Im Grunde genommen führen alle Regionalanästhesien sowohl zu einem sympathischen als auch zu einem somatischen Nervenblock. Die tatsächliche Wirkung hängt nicht nur von seiner Lage und seinem Niveau ab, sondern auch von der Dosis des Lokalanästhetikums bzw. des Vasokonstriktors (falls verwendet), von Begleiterkrankungen und dem Ausgangszustand des Kreislaufs. Die Verteilung sympathischer und parasympathischer Aktivität auf den verschiedenen Niveaus spielt eine besondere Rolle, deswegen ist ein fundiertes Wissen über die autonome Kontrolle des Kreislaufs erforderlich (*Mason* 1965). Die einzelnen Effekte der Sympathikus-Blockade sind erst kürzlich zusammengefaßt worden (*Bowler* et al. 1986).

In Rückenlage haben bei gesunden Freiwilligen Blöcke selbst bis zu den oberen Thoraxsegmenten bemerkenswert geringe Auswirkungen auf den arteriellen Blutdruck. Das Herzzeitvolumen und die Extremitäten- bzw. Organdurchblutung bleiben erhalten oder werden sogar gesteigert. Studien bei Patienten mit normalem Blutvolumen und ohne Schmerzen bestätigen dies in der Regel, mit der Ausnahme, daß eine Hypotension wahrscheinlicher wird, wenn der Block über Th5 hinausgeht, wenn also die sympathische Innervation des Herzens unterbrochen wird. Trotz Hypotension ist die periphere Durchblutung dann normalerweise erhöht.

Wenn ein Block bei einem Patienten durchgeführt wird, der Schmerzen hat, sinken Herzzeitvolumen und arterieller Blutdruck ab. Sie erreichen aber nur ,normale' Werte, weil Schmerz üblicherweise zu einem gewissen Anstieg sympathischer Aktivitäten führt. Ein Sympathikusblock könnte bei einem sitzenden oder hypovolämischen Patienten zu einem kardiovaskulären Kollaps führen, weil der Kreislauf bis dahin durch die sympathische Überaktivität aufrechterhalten wurde. Patienten mit schweren Herzerkrankungen sind wahrscheinlich weniger gut in der Lage, eine periphere Vasodilatation zu kompensieren, weil das Herzzeitvolumen meist relativ fixiert ist. Beim ängstlichen Patienten besteht die Gefahr, daß eine Sympathikusblockade eine Hypotension von unerwartetem Ausmaß verursacht, denn die begleitende parasympathische Überaktivität findet dann keinen Ausgleich, und der Patient verliert das Bewußtsein.

Die Auswirkungen einer Periduralanästhesie können von denen einer Spinalanästhesie gleicher Ausdehnung durchaus verschieden sein. Bei ersterer erreicht man relativ hohe systemische Konzentrationen von Lokalanästhetika, und eine Kreislaufdepression ist dadurch möglich, aber es gilt allgemein, daß die Periduralanästhesie mit geringerer Wahrscheinlichkeit zur Hypotension führt. Wenn mit dem Lokalanästhetikum ohnehin ein Vasokonstriktor appliziert wird, kann die bei der Periduralanästhesie verabreichte Dosis zur Stimulation des Kreislaufs ausreichen. Weiterhin breitet sich eine Periduralanästhesie normalerweise langsamer aus als eine Spinalanästhesie, so daß der zeitliche Spielraum für eine Autokompensation größer ist. Ein Vergleich der kardiovaskulären Auswirkungen von Peridural- und Spinalanästhesien wurde von *Ward* und Kollegen angestellt (1965).

Die Sympathikusblockade wird üblicherweise als Nachteil der Regionalanästhesie bezeichnet, aber es gibt zunehmend Hinweise, daß sie durchaus Vorteile bietet. Eine mäßig ausgeprägte Hypotension verbessert die Verhältnisse im Operationsfeld und kann, selbst beim Herzpatienten, die Funktion des Herzens durch eine begleitende Reduktion von Preload, Afterload und Herzfrequenz verbessern (*Merin* 1981). Der Sympathikusblock steigert die Durchblutung in der unteren Körperhälfte (und indirekt in arteriellen Gefäßprothesen), und dies mag zum Teil auch für den Rückgang der Thromboembolien nach Regionalanästhesien verantwortlich sein (*Thorburn* et al. 1980). Dieser antithrombotische Effekt hängt unter Umständen auch mit einer direkten pharmakologischen Wirkung des Lokalanästhetikums auf die Blutgerinnung und Fibrinolyse zusammen (*Modig* et al. 1983a,b)

Gastrointestinale Wirkungen. Ein Sympathikusblock führt zu einer Sphinkterrelaxation und einer Motilitätszunahme durch eine ungehinderte parasympathische Aktivität. Inkontinenz wäre die theoretische Folge, doch sie entsteht nicht öfter als auch während einer Allgemeinanästhesie. Bei Vorliegen einer Obstruktion scheint eine Darmruptur wahrscheinlicher, das ist ein weiterer Grund, warum Spinal- und Periduralanästhesien in diesen Fällen vermieden werden sollten. Die Regionalanästhesie hat jedoch in der elektiven Darmchirurgie sehr klar umrissene Vorteile (siehe *Aitkenhead* 1984 als Übersicht). Der Sympathikusblock kann die Durchblutung des Kolons verbessern, und der Einsatz regionaler Techniken zur Muskelrelaxation umgeht die Notwendigkeit, Neostigmin zu verabreichen, das wiederum die Inzidenz von Anastomoseninsuffizienzen erhöht. Wenn der Block bis in die postoperative Phase hinein verlängert wird, werden abdominelle Distensionen und Leckagen im Anastomosenbereich als Folge eines opioidinduzierten Ileus auf ein Minimum herabgesetzt.

Respiratorische Wirkungen. Ein hoher Spinal- oder Periduralblock unterbricht auch die sympathische Innervation der Lungen und Atemwege. Beim Asthmatiker äußert sich dies unter Umständen in schweren Bronchospasmen , die durch die ungehinderte Aktivität des Parasympathikus verursacht werden. Deswegen muß der Anästhesist sich darüber im klaren sein, daß diese Komplikation möglichst vermieden bzw. sofort behandelt werden muß, wenn sie dennoch auftritt. Hier sollte daran erinnert werden, daß schwere Bronchospasmen auch im Rahmen einer Allgemeinanästhesie entstehen können. Die Regionalanästhesie kann dies aber auch verhindern, indem die Notwendigkeit zur Intubation wegfällt und afferente Stimuli abgeblockt werden (beides potentielle Auslöser eines reflexbedingten Bronchospasmus).

Muskelrelaxation

Bei einer Lokalanästhesie entsteht sowohl ein motorischer als auch ein sensorischer Block. Die daraus resultierende Muskelrelaxation hat den Vorteil, daß sie während chirurgischer Eingriffe auf das Operationsfeld beschränkt ist (im Gegensatz zur Verwendung von Muskelrelaxantien), so daß der Patient weiterhin spontan atmen kann. Die neuronale Steuerung der Atemmuskulatur kann bei Spinal- und Epiduralanästhesien beeinträchtigt sein, aber dies hat nur geringe Konsequenzen, wenn nicht ein sehr hoher Block durchgeführt wird. Das für die Abdominalchirurgie normalerweise erforderliche Anästhesieniveau führt nur zu einer geringen Abnahme des exspiratorischen Reservevolumens und der exspiratorischen Kraft (siehe *Bowler* et al. 1986 als Übersicht).

Besondere Bedeutung kann eine Muskelrelaxation bei Patienten mit respiratorischen Erkrankungen erlangen. Im allgemeinen jedoch wird durch die analgetische Wirkung des Blocks und die damit verbundene Reduktion des Verbrauchs an Opioiden die Verringerung der Muskelkraft mehr als kompensiert. Und selbst diese läßt sich fast immer durch eine sorgfältige Wahl der Konzentration des Lokalanästhetikums begrenzen.

Es ist möglich, daß die motorische Schwäche in den Beinen nach einer Spinalanästhesie länger anhält, weil sich die höchste Konzentration des Lokalanästhetikums im Liquor cerebrospinalis

im Bereich der lumbalen und sakralen Nervenwurzeln findet. Dieser Effekt kann ohne Vorbereitung den Patienten unnötige Angst machen.

Die Streß-Reaktion

Physiologische Messungen haben ergeben, daß die metabolischen und hormonellen Veränderungen in Zusammenhang mit Operationen unter Allgemeinanästhesie durch den Einsatz regionaler Techniken verringert werden können, und daß diese „Streß"-Reduktion das Wohlbefinden des Patienten in der postoperativen Phase steigert. Die Anzeichen sprechen jedoch dafür, daß das chirurgische Trauma selbst für die meisten beobachteten Veränderungen verantwortlich ist, und daß die Allgemeinanästhesie für sich keine nachteiligen Folgen hat.

Diese Veränderungen beinhalten einen erhöhten Katabolismus, eine negative Stickstoff-Bilanz und Salz- bzw. Wasserretention. Die Blutspiegel von Cortisol, Glukose, Katecholaminen und dem antidiuretischen Hormon steigen bald nach Beginn der Operation an (*Gordon* et al. 1973), und diese erhöhten Werte bleiben bis weit in die postoperative Phase hinein erhalten. Zugrunde liegen vom Operationsgebiet ausgehende Stimuli, die in das ZNS weitergeleitet werden; die Reaktion wird teilweise durch efferente Impulse zum Pankreas und zum Nebennierenmark bewirkt. Eine entsprechend tiefe Allgemeinanästhesie kann diese Antwort abschwächen (*Roizen* et al. 1981), aber eine vollkommene Blockade läßt sich bei vielen Operationen wesentlich leichter durch eine Lokalanästhesie erreichen.

Die Abschwächung der Streßantwort wurde am überzeugendsten während und nach Unterbaucheingriffen demonstriert. Die Wirkung ist sogar noch ausgeprägter, wenn der regionale Block die meisten thorakalen ebenso wie die lumbalen und sakralen Segmente umfaßt (*Engquist* et al. 1977). In der Oberbauchchirurgie dagegen reicht jedoch eine Periduralanästhesie selbst in Kombination mit einer Vagusblockade unter Umständen nicht aus, um einen gewissen Anstieg der Plasmaspiegel der Streßhormone zu verhindern (*Traynor* et al. 1982).

Teil der Reaktion auf größere Operationen kann auch eine Schwächung der Lymphozytentransformation als Zeichen einer Immunsuppression sein, die durch eine Regionalanästhesie vermindert werden kann (*Cullen* und *van Belle* 1975). Es gibt noch wenig Klarheit darüber, ob der Patient von einer Inhibition der hormonellen und metabolischen Veränderungen profitiert. Sogar wenn dies der Fall ist (und es gibt viele, die das bezweifeln), muß daran erinnert werden, daß für größere Operationen sehr ausgedehnte Blockaden erforderlich sind. Diese müssen bis weit in die postoperative Phase hinein fortgesetzt werden, weil sonst die gleichen hormonellen Veränderungen auftreten würden, die man auch ohne Block findet.

Auswirkungen auf Morbidität und Mortalität

Viele der zuvor dargestellten Eigenschaften der Regionalanästhesie sind für den Patienten von Vorteil. Es zeigt sich zunehmend, daß der Einsatz dieser Techniken die postoperative Gesamtmorbidität verringert. Die Arbeit von *McLaren* und Kollegen (1978) ließ darauf schließen, daß so bei bestimmten Hochrisiko-Patienten sogar ein Rückgang der Frühmortalität erreicht werden kann, obwohl andere beobachtet haben, daß diese günstige Entwicklung nur bis zu ein bis zwei Monaten nach der Operation anhält (*McKenzie* et al. 1984).

Es gibt Berichte über eine verminderte Inzidenz von postoperativen Hypoxämien (*McKenzie* et al. 1980), Anastomoseninsuffizienzen (*Aitkenhead* et al. 1978), Bronchopneumonien (*McLaren* 1982) und Thromboembolien (*Thorburn* et al. 1980) nach Regionalanästhesien. Die zuletzt genannte Komplikation tritt nach Implantation einer Totalendoprothese des Hüftgelenks besonders häufig auf, kann aber signifikant verringert werden, wenn die Operation unter Periduralanästhesie durchgeführt wird (*Modig* 1982). Dies ist ein gutes Beispiel dafür, wie ein kumulativ günstiger Effekt erreicht werden kann, wenn verschiedene Eigenschaften der Periduralanästhesie zusammenwirken: Größere Mobilität durch bessere Analgesie, erhöhte Durchblutung der unteren Extremitäten durch eine Sympathikusblockade, direkte pharmakologische Wirkungen der Lokalanästhetika, seltener notwendig werdende Bluttransfusionen und die Aufhebung einiger Komponenten der Streßantwort.

Vorteile für den Anästhesisten

Einer der bedeutendsten Vorzüge der lokalen und regionalen Techniken für das gesamte Fachgebiet liegt in der Möglichkeit für den Anästhesisten, seine Tätigkeit über den Operationssaal hinaus auszuweiten. Zwei gute Beispiele dafür

sind das Angebot eines „Peridural-Service" für den Kreißsaal, sowie die personelle Besetzung von Schmerzkliniken; außerdem sollte der Einsatz dieser Methoden auch bei akuten Schmerzzuständen weiter ausgebaut werden.

Dem Anästhesisten, zu dessen Repertoire die Regionalanästhesie gehört, steht ein erheblich größeres Instrumentarium zur Bewältigung der vielfältigen klinischen Probleme zur Verfügung. So verursacht die Regionalanästhesie zum Beispiel keine Anreicherung der Luft im Operationssaal mit Narkosegasen und hat auch nach mehrmaligem Einsatz keine schädlichen Auswirkungen auf die Leber. Der Anästhesist findet bei erfolgreicher Anwendung dieser Methoden nicht nur durch die von ihm geforderte Geschicklichkeit, sondern auch durch die offensichtlichen Vorteile für seine Patienten mehr Befriedigung in seiner Arbeit. Es gibt keinen herzerwärmenderen Anblick als das glückliche Winken eines Patienten, der den OP verläßt, hellwach, aber frei von Schmerzen.

Weiterführende Literatur

Caron, H., Covino, B.G. (eds) (1982): Influence of anaesthetic procedures on surgical sequelae. Regional Anesthesia 7 (supplement)

Hall, G.M. (1985): The anaesthetic modification of the endocrine and metabolic response to surgery. Annals of the Royal College of Surgeons England 67: 25–29

Kehlet, H. (1984): The effect of regional anaesthesia on the stress response to surgery and postoperative morbidity. In: *Scott, D.B., McClure, J.H., Wildsmith, J.A.W.* (eds) Regional anaesthesia: 1884–1984. I.C.M., Sodertalje, pp. 159–162

Literatur

Aitkenhead, A.R. (1984): Anaesthesia and bowel surgery. British Journal of Anaesthesia 56: 95–101

Aitkenhead, A.R., Wishart, H.Y., Peebles-Brown, D.A. (1978): High spinal nerve block for large bowel anastomosis: a retrospective study. British Journal of Anaesthesia 50: 177–18

Berstock, D.A. (1979): Haemorrhoidectomy without tears. Annals of the Royal College of Surgeons of England 61: 51–54

Bowler, G.M.R., Wildsmith, J.A.W., Scott, D.B. (1986): Epidural administration of anesthetics. In: *Cousins, M., Phillips, G.D.* (eds) Clinics in Critical Care Medicine: Acute Pain management 8: 187–235

Cullen, B.F., van Belle, G. (1975): Lymphocyte transformation and changes in leukocyte count: effects of anesthesia and operation. Anesthesiology 43: 563–569

Dempster, S. (1984): The sequelae of spinal analgesia as opposed to general anaesthesia. Undergraduate prize essay: Association of Anaesthetists of Great Britain and Ireland

Engquist, A., Brandt, M.R., Fernandes, A., Kehlet, H. (1977): The blocking effect of epidural anaesthesia on the adrenocortical responses to surgery. Acta Anaesthesiologica Scandinavia 21: 330–335

Gordon, N.H., Scott, D.B., Percy-Robb, I.W. (1973): Modification of plasma corticosteroid concentrations during and after surgery by epidural blockade. British Medical Journal i: 581–583

Lanz, E., Theiss, D., Emmerich, E.A., Emmerich, M. (1982): Regional versus general anesthesia: attitudes and experiences of patients. Regional Anesthesia 7: S163–S171

McLaren, A.D. (1982): Mortality studies: a review. Regional Anesthesia 7: S172–S174

McLaren, A.D., Stockwell, M.C., Reid, V.T. (1978): Anaesthetic technique for surgical correction of fractured neck of femur: a comparative study of spinal and general anaesthesia in the elderly. Anaesthesia 33: 10–14

McKenzie, P.J., Wishart, H.Y., Dewar, K.M.S., Gray, I., Smith, G. (1980): Comparison of the effects of spinal anaesthesia and general anaesthesia on postoperative oxygenation and perioperative mortality. British Journal of Anaesthesia 52: 49–53

McKenzie, P.J., Wishart, H.Y., Smith, G. (1984): Long-term outcome after repair of fractured neck of femur: comparison of subarachnoid and general anaesthesia. British Journal of Anaesthesia 56: 581–585

Mason, D.T. (1965): The autonomic nervous system and regulation of cardiovascular performance. Anesthesiology 29: 670–680

Merin, R.G. (1981): Local and regional anesthetic techniques for the patient with ischemic heart disease. Cleveland Clinic Quarterly 48: 72–74

Modig, J. (1982): Thromboembolism and blood loss: continuous epidural block versus general anesthesia with controlled ventilation. Regional Anesthesia 7: S84–85

Modig, J., Borg, T., Bagge, L., Saldeen, T. (1983a): Role of extradural and of general anaesthesia in fibrinolysis and coagulation after total hip replacement. British Journal of Anaesthesia 55: 625–629

Modig, J., Borg, T., Karlstrom, G., Maripuu, E., Sahlstedt, B. (1983b): Thromboembolism after total hip replacement: role of epidural and general anesthesia. Anesthesia and Analgesia 62: 174–180

Nimmo, W.S., Littlewood, D.G., Scott, D.B., Prescott, L.F. (1978): Gastric emptying following hysterectomy with extradural analgesia. British Journal of Anaesthesia 50: 559–561

Roizen, M.F., Horrigan, R.W., Frazer, B.M. (1981): Anesthetic doses blocking adrenergic (stress) and cardiovascular responses to incision – MAC BAR. Anesthesiology 54: 390–398

Rosen, M. (1981): Editorial comment. Anaesthesia 36: 36–37

Spence, A.A., Smith, G. (1971): Postoperative analgesia and lung function: a comparison of morphine with extradural block. British Journal of Anaesthesia 43: 144–148

Thorburn, J., Louden, J.R., Vallance, R. (1980): Spinal and general anaesthesia in total hip replacement: frequency of deep vein thrombosis. British Journal of Anaesthesia 52: 1117–1121

Traynor, C., Paterson, J.L., Ward, I.D., Morgan, M., Hall, G.M. (1982): Effects of extradural analgesia and vagal blockade on the metabolic and endocrine response to upper abdominal surgery. British Journal of Anaesthesia 54: 319–323

Ward, R.J., Bonica, J.J., Freund, F.G., Akamatsu, T.J., Danziger, F., Engelson, S. (1965): Epidural and subarachnoid anesthesia: cardiovascular and respiratory effects. Journal of the American Medical Association 191: 275–278

3 Schmerzbahnen

J.H. McClure

Schmerz ist die bewußte Wahrnehmung eines noxebedingten Reizes. Dieser Reiz wird über die peripheren Nerven in das ZNS geleitet, wo als Antwort Reaktionen zum Schutz des Organismus erfolgen. Reize durch Noxen können aber auch Reflexe auslösen, die nicht bewußt wahrgenommen werden – sowohl die bewußte als auch die reflexhafte Antwort kann auf ihrem Übertragungsweg an verschiedenen Relaisstationen modifiziert werden, wobei Erfahrung, Stimmung und der allgemeine Wachheitszustand eine wesentliche Rolle spielen. Durch Noxen hervorgerufene Stimuli werden nicht über einfache Bahnen weitergeleitet. Verschiedene Routen durch das ZNS stehen zur Verfügung, und das Signal kann an den Verbindungen (Synapsen) zwischen zwei individuellen Nervenzellen (Neuronen) verstärkt oder inhibiert werden.

Schmerzbahnen

Periphere Nerven (Abb. 3.1) bestehen aus motorischen, sensorischen und autonomen Nervenfasern (Axone), die in Bündeln (Fasciculi) zusammengefaßt sind.

Die Größe dieser Fasern differiert sehr stark und steht teilweise im Zusammenhang mit ihren unterschiedlichen Funktionen. Ganz allgemein kann man sagen, daß dickere Fasern Impulse auch schneller weiterleiten als dünnere. Ursache ist eine Myelinhülle um die dickeren Fasern, die gleichzeitig isoliert und die Leitgeschwindigkeit erhöht. Nach Stimulation eines peripheren Nerven erhält man bei Ableitung mit extrazellulären Elektroden ein zusammengesetztes Aktionspotential (Abb. 3.2) mit verschiedenen Peaks, die mit der zeitlich differenten Ankunft der Signale über die einzelnen Fasertypen korrespondieren. Eine detaillierte Analyse dieses Gesamt-Aktionspotentials gibt die Möglichkeit, periphere Nerven nach ihren unterschiedlichen Leitungsgeschwindigkeiten zu klassifizieren und dadurch mit den Modalitäten der Nervenfunktion in Beziehung zu setzen (Tab. 3.1).

Man nimmt an, daß A-Delta- und C-Fasern bei Säugetieren an der Weiterleitung von Schmerzimpulsen durch periphere Nerven beteiligt sind. Diese Impulse entstehen in Rezeptoren an den Nervenenden, die die durch Noxen hervorgerufenen Stimuli in eine veränderte Membranerregbarkeit umsetzen.

Bei Schmerz kann diese Änderung der Erregbarkeit durch Prostaglandine und andere durch verletztes Gewebe freigesetzte Substanzen ver-

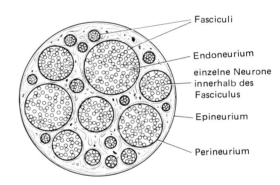

Abb. 3.1 Querschnitt durch einen peripheren Nerven

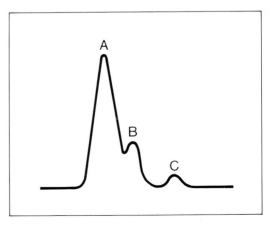

Abb. 3.2 Zusammengesetztes Aktionspotential eines peripheren Nerven

Tabelle 3.1 Klassifikation der Nervenfasertypen bei Säugetieren (*Ganong* 1981)

Fasertyp		Durchmesser (μm)	Leitgeschwindigkeit (m/sec)	Funktion
A	α	12–20	70–120	Propiozeption, somatische Motorik
	β	5–12	30–70	Berührung, Druck
	γ	3–6	15–30	Muskelspindel-Motorik
	δ	2–5	12–30	*Schmerz,* Temperatur, Berührung
B		< 3	3–15	Präganglionär sympathisch
C		0.3–1.3	0.5–2.3	*Schmerz,* Reflexe, postganglionär sympathisch

mittelt werden. Wenn der Stimulus eine adäquate Stärke erreicht, kommt es zur Depolarisation der Membran und Entstehung eines Aktionspotentials. Die Frequenz der generierten Aktionspotentiale hängt von der Intensität des Originalstimulus ab.

Die Axone der peripheren Nerven sind Verlängerungen des Zellkörpers sensorischer Neuronen der 1. Ordnung.

Der Zellkörper selbst liegt im Ganglion der dorsalen Wurzel des Segmentnervens (Abb. 3.3) und verfügt auch über ein zentral projizierendes Axon, das über eine Synapse mit dem Neuron 2. Ordnung im Hinterhorn des Rückenmarks in Verbindung steht. Diese Synapsen liegen in den Rexed-Laminae I, II, IV und V (Abb. 3.4), die auch als Zona marginalis, Substantia gelatinosa und Nucleus proprius bekannt sind.

Die Neuronen 2. Ordnung kreuzen im Rückenmark und steigen im anterolateralen Tractus spinothalamicus auf. Diese Neuronen verlaufen zum Nucleus posteroventralis des Thalamus und stehen über eine Synapse mit den Neuronen 3. Ordnung in Verbindung, die in den Gyrus postzentralis der Großhirn-Hemisphäre ausstrahlen (Abb. 3.3). Diese im wesentlichen vereinfachte Darstellung der Hauptbahnen dient als Rahmen für ein detaillierteres Wissen. Aus der Neurophysiologie gibt es relevante Hinweise darauf, daß darüber hinaus noch andere Bahnen existieren. Man vermutet zum Beispiel, daß spinoretikuläre Fasern aus den Rexed-Laminae VII und VIII Schmerz auch in die Region des Hypothalamus leiten (*Lipton* et al. 1978).

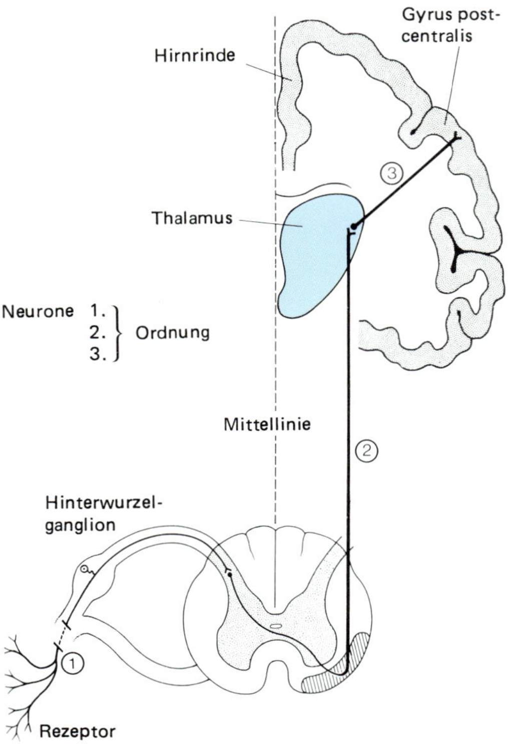

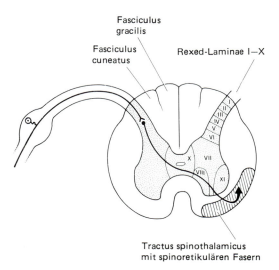

Abb. 3.3 Die Anordnung der Schmerzneurone

Abb. 3.4 Querschnitt durch das Rückenmark

Schmerztheorien

Schmerz kann in zwei verschiedene Typen unterteilt werden: *Schneller oder „Pinprick"-Schmerz:* Er wird in der Haut über freie Nervenendigungen aufgenommen und rasch über A delta-Fasern fortgeleitet. Er ist opiatresistent.

Verzögerter oder langsamer Schmerz: Er überdauert charakteristischerweise den auslösenden Stimulus und hat seinen Ursprung in tieferen Schichten oder viszeralem Gewebe. Er kann sekundär nach akuter Verletzung oder Entzündung auftreten, wird über myelinfreie C-Fasern weitergeleitet und kann durch Opiate und entzündungshemmende Analgetika gedämpft werden.

Lokalanästhetika unterbrechen die Fortleitung bei beiden Fasertypen und damit auch bei beiden Schmerzarten.

Drei Theorien wurden zur peripheren Identifikation schmerzhafter Stimuli entwickelt.

Die *„Spezifitätstheorie"* geht davon aus, daß alle Sensationen – Schmerz eingeschlossen – rezeptorspezifisch wahrgenommen werden und daß Schmerzrezeptoren auch nur auf derartige Stimuli ansprechen.

Die *„Intensitätstheorie"* meint, daß die Stimulation jedes sensorischen Rezeptors bei ausreichender Reizstärke Schmerz erzeugt.

Die *„Muster-Theorie"* schlägt vor, daß sensorische Impulse über die Anzahl der stimulierten Rezeptoren und ihre Entladungsfrequenz verschlüsselt werden.

Es ist möglich, daß alle drei am komplexen Puzzle der Schmerzwahrnehmung beteiligt sind. Sicher dagegen ist, daß die Information, die durch die zwei Fasertypen fortgeleitet wird, wesentlichen Modifikationen auf vielen Ebenen des ZNS unterliegt.

Die *„Gate Control-Theorie"* wurde durch *Melzack* und *Wall* (1965) zur Erklärung der zentralen Modulation der Schmerzimpulse entwickelt. Einerseits ist es zu einem bestimmten Zeitpunkt möglich, daß ein massiver Einstrom von schmerzhaften Stimuli blockiert werden kann, andererseits können zu einem anderen Zeitpunkt selbst harmlose Stimuli als Schmerz interpretiert werden. Diese Modulation findet in den Hinterhörnern des Rückenmarks und anderen synaptischen Umschaltstellen des ZNS statt. Die Kontrolle wird durch inhibitorische chemische Neurotransmitter vermittelt: den Enkephalinen, endogenen Opioiden, die durch kurze intermediäre oder Kontroll-Neurone freigesetzt werden (Abb. 3.5).

Das aus diesen Neuronen stammende Enkephalin inhibiert die Freisetzung der Substanz P, die als Transmitter vom präsynaptischen Ende der Schmerzneurone 1. Ordnung gebildet wird. Diese Substanz P übermittelt die Schmerzbotschaft an die Neurone 2. Ordnung. Exogene Opiate üben auf ihre Freisetzung ebenfalls einen inhibitorischen Effekt aus. Die Kontrollneurone können durch die Aktivität anderer sensorischer Fasern zur Enkephalinfreisetzung angeregt wer-

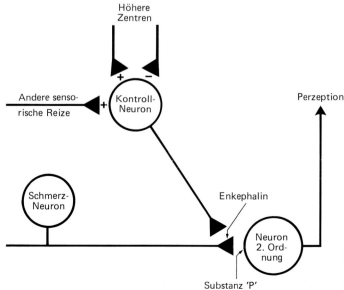

Abb. 3.5 Gate Control Theorie. Die Freisetzung von Enkephalin durch das Kontroll-Neuron inhibiert die Freisetzung der Substanz P

den, während kleine Schmerzfasern diese blokkieren. Impulse über deszendierende Bahnen aus
höheren Zentren modulieren gleichfalls die Enkephalinfreisetzung.

Opiatrezeptoren wurden an verschiedenen
Stellen im ZNS identifiziert. Konzentriert findet
man sie in der Substantia gelatinosa und der Zona
marginalis des Hinterhorns im Rückenmark,
dem Hypothalamus, dem limbischen System,
dem periaquäduktalen Grau des IV. Ventrikels
und der Formatio reticularis des Hirnstammes
(*Pert* und *Snyder* 1973; *Pert* und *Yaksh* 1974;
Snyder 1977). Nachdem es an diesen Stellen Rezeptoren gibt, nimmt man an, daß dort auch En-
kephaline freigesetzt werden und daß diese
Regionen auch an der Modulation der Schmerz-
übertragung beteiligt sind.

Verteilung der peripheren Nerven

Die Verteilung der peripheren Nerven erklärt
sich aus der embryologischen Entwicklung des
Menschen. Jedes embryologische Segment wird
von einem Nervenpaar versorgt, von dem jedes
einzelne eine ventrale (motorische) und eine dorsale (sensorische) Wurzel besitzt (Abb. 3.3). Das
Hautgebiet, das von den Ästen eines Nervenpaa-
res versorgt wird, nennt man Dermatom (Abb.
3.6, siehe auch Abb. 11.1 eines „typischen" Segmentnerven). Die Entwicklung der Extremitä-
ten-Knospen mit ihrer nachfolgenden Rotation
bewirkt eine Verdrehung, und zusätzlich kommt
es auch zu einer beträchtlichen Überlagerung
zweier benachbarter Nerven. Man kann die segmentale Verteilung von der Peripherie über das

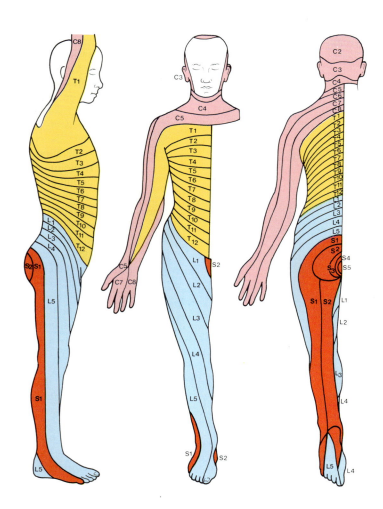

Abb. 3.6 Kutane Dermatome

Rückenmark und den Hypothalamus bis zum sensorischen Homunculus auf dem Gyrus postcentralis auf der Großhirnrinde verfolgen.

Eine ausreichende Blockade von Hautsensationen garantiert noch keine volle Anästhesie der darunterliegenden Strukturen. Bei den Extremitäten läßt sich dies durch die unterschiedliche Verteilung der Segmentnerven zwischen tiefen und oberflächlichen Schichten erklären. Am Körperstamm dagegen liegt die Ursache in der Versorgung des viszeralen Gewebes nicht durch direkte Segmentnerven, sondern durch autonome Nerven, die sich über verschiedene Ganglien und Plexus aufteilen.

Schmerz, der aus thorakalem und abdominalem Gewebe stammt, wird über afferente sympathische Nervenfasern durch den Grenzstrang zu den Segmentnerven T1 bis L2 fortgeleitet, genauso aber auch über parasympathische vagale Fasern. Andere parasympathische Fasern übertragen den tiefen Schmerz von Strukturen im Bekken (parasympathische Ausläufer von S2-3) und im Kopf- bzw. Halsbereich (III. VII. und IX. Hirnnerv. Projizierte Schmerzen, beispielsweise Schulterschmerz nach Irritation des Zwerchfells, weisen auf den gemeinsamen embryologischen Ursprung der Nervenversorgung beider beteiligter Strukturen hin. Klinische Probleme im Zusammenhang mit dieser unterschiedlichen Innervation werden in den entsprechenden Kapiteln behandelt.

Der Blockadeort

Die Schmerzleitung kann an vielen Punkten in ihrem Verlauf unterbrochen werden. Morphin und andere Opioide haben nur zum Teil eine Wirkung auf die synaptische Übertragung des Schmerzes. Lokalanästhetika dagegen können als Vorteil für sich verbuchen, daß sie einen kompletten, aber reversiblen Block aller Typen von Neuronen der 1. Ordnung produzieren. Eine Lokalanästhesie ist an vielen Punkten entlang einer Schmerzbahn möglich. Bei Auswahl des Blockadeortes sollte man jedoch auch die tiefe und oberflächliche Innervation des Operationsfeldes berücksichtigen.

Die Standardmethoden (Abb. 3.7) der Applikation in der Lokalanästhesie sind:

Infiltration: Das Ausmaß der Infiltration hängt von der erforderlichen Ausdehnung der Anästhesie ab. Meist benötigt man große Volumina einer verdünnten Lokalanästhetika-Lösung.

Blockade peripherer Nerven: Viele kleinere periphere Nerven sind leicht zugänglich und einfach zu betäuben, wenn man gute Kenntnisse von den Beziehungen der Nervenstämme untereinander und über ihre Ausbreitung besitzt.

Proximale Nervenblockade: Gute Zugänglichkeit ist die wichtigste Voraussetzung für einen proximalen Nervenblock. Der Brachialplexus kann an verschiedenen Punkten durch seine Beziehung zu anderen gut identifizierbaren anatomischen Strukturen, durch Auslösung von Parästhesien oder durch elektrische Stimulation leicht lokalisiert werden. Der lumbosakrale Plexus dagegen ist nicht so leicht aufzufinden, und der Nervus ischiadicus liegt tief im Glutäalbereich bzw. Oberschenkel. Eine Paravertebralblockade erfordert die Injektion von Lokalanästhetika nahe an der Wirbelsäule an der Stelle, wo die Segmentnerven die Foramina intervertebralia verlassen. Diese Technik wurde jedoch vom Periduralblock abgelöst, bei dem mehrere Nerven mit einer einzigen Injektion betäubt werden.

Periduraler Block: Die einfache Identifikation des Periduralraumes und die ungehinderte Ausbreitung des Lokalanästhetikums machen diese Technik zu einem äußerst nützlichen Verfahren.

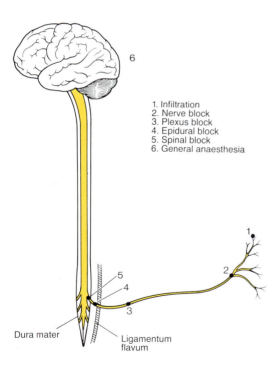

1. Infiltration
2. Nerve block
3. Plexus block
4. Epidural block
5. Spinal block
6. General anaesthesia

Dura mater

Ligamentum flavum

Abb. 3.7 Mögliche Orte für die Applikation von Lokalanästhetika. 1 = Infiltration; 2 = Nervenblockade; 3 = Plexusblockade; 4 = Periduraler Block; 5 = Spinaler Block; 6 = Allgemeinanästhesie

Eine kontinuierliche Blockade läßt sich unter Einsatz von Kathetern durchführen.

Spinaler (subarachnoidaler) Block: Diese Technik ist einfacher als der peridurale Block, weil mit der Aspiration von Liquor cerebrospinalis eindeutig das Ziel erreicht wurde. Sie wird in der Regel im Lumbalbereich durchgeführt, um eine Verletzung des Rückenmarks durch die Punktionsnadel zu verhindern.

Allgemeinanästhesie: Lokalanästhetika können zu einer Stabilisation aller erregbaren Membranen führen, und früher wurden zur Durchführung einer Allgemeinanästhesie auch Procaininfusionen eingesetzt. Diese Technik wird nur noch selten angewandt.

Die Auswahl der Methode

Wenn man sich für irgendeine Form der Lokalanästhesie entschieden hat, muß man als erstes natürlich prüfen, ob die gewählte Methode eine Anästhesie in ausreichender Ausdehnung und Qualität für die vermutete Dauer der Operation ermöglicht. Als zweites sollte unter den geeigneten Techniken diejenige ausgesucht werden, die für den einzelnen Patienten das geringste Komplikationsrisiko in sich birgt. Als allgemeine Regel gilt, daß man das am weitesten distal durchzuführende Verfahren wählt. Die Risiken wie systemische Toxizität, Hypotension, Verletzungen durch die Punktion und andere müssen gleichfalls beachtet werden. Weiterhin muß der Anästhesist alle Begleiterkrankungen des Patienten, die zur Verfügung stehenden Möglichkeiten (besonders das Vorhandensein bestimmter Medikamente und einer entsprechenden Ausrüstung sowie die Qualität der Nachbetreuung) und schließlich natürlich auch sein eigenes Können und seine Erfahrung berücksichtigen.

Die spinale Applikation von Opioiden

Seit der Entdeckung der Opiatrezeptoren im Rückenmark wurden viele verschiedene Opioide sowohl in den Peridural- als auch in den Spinalraum injiziert, um damit eine tiefgreifende Analgesie zu erzielen. Die anfängliche Begeisterung für diese Technik und ihre Möglichkeiten wurde durch Berichte über ihre Nebenwirkungen – am schwersten wiegt die unberechenbare Atemdepression – wieder gedämpft (*Scott & McClure* 1979; *Davies* et al. 1980). Die Atemdepression tritt dann ein, wenn hohe Opioid-Konzentrationen über den Liquor in das Atemzentrum diffundieren.

Die extensive Forschung auf diesem Gebiet, meist in unkontrollierter Form, erschwert die Interpretation der Ergebnisse und die Beurteilung der Effizienz dieser Methode. Es hat sich jedoch herausgestellt, daß die peridurale Applikation von Morphin gegenüber der intramuskulären Gabe keine Vorteile bietet (*McClure* et al. 1980, *Chambers* et al. 1981); außerdem erreichen die systemischen Blutspiegel bei beiden Techniken die gleiche Höhe (*Chauvin* et al. 1982). Exogene Opioide variieren stark in ihrer Lipophilie; Morphin zum Beispiel verweilt mit seiner relativ geringen Fettlöslichkeit noch lange Zeit nach der Injektion im Liquor und kann so nach kranial diffundieren. Theoretisch wäre es besser, eine gut fettlösliche Substanz wie Fentanyl zu wählen, die sich nach periduraler oder spinaler Injektion fest an das Rückenmark bindet und nicht mehr in signifikanter Menge im Liquor verbleibt (*Bailey & Smith* 1980; *Justins* et al. 1982). Partielle Opiatantagonisten wie Buprenorphin haben eher einen Platz in dieser „Lokalanalgesie", weil so die Atemdepression weniger wahrscheinlich wird.

Auf diesem Gebiet besteht ein erheblicher Bedarf kontrollierter klinischer Forschung, und man muß aus dem bisherigen Wissen folgern, daß ein sorgfältiges und prolongiertes Monitoring der Atemfunktion nach spinaler Opioid-Applikation unerläßlich ist. Diese Technik sollte möglichst nicht auf einer mit viel Betrieb verbundenen postoperativen Wachstation durchgeführt werden (*Morgan* 1982). Es ist mittlerweile bekannt, daß verschiedene endogene Opiate und viele Opiatrezeptoren existieren (*Pleuvry* 1983). Die mögliche Entwicklung einer Substanz mit rein analgetischen Eigenschaften ohne psychotrope, gastrointestinale oder respiratorische Nebenwirkungen bietet für die Zukunft eine erstrebenswerte Alternative.

Literatur

Bailey, P.W., Smith, B.E. (1980): Continuous epidural infusion of fentanyl for postoperative analgesia. Anaesthesia 35: 1002–1006

Chambers, W.A., Sinclair, C.J., Scott, D.B. (1981): Extradural morphine for pain after surgery. British Journal of Anaesthesia 53: 921–925

Chauvin, M., Samii, K., Schermann, J.M., Sandonk, P., Bourdon, R., Viars, P. (1982): Plasma pharmacokinetics of morphine after I.M., extradural and intrathecal administration. British Journal of Anaesthesia 54: 843–847

Davies, G.K., Tolhurst-Cleaver, C.L., James, T.L. (1980): Respiratory depression after intrathecal opiates. Anaesthesia 35: 1080–1083

Ganong, W.F. (1981): Review of medical physiology (10th edn.) Lange Medical Publications, Los Altos, pp. 40–41

Justins, D.M., Francis, D., Houlton, P.G., Reynolds, F. (1982) A controlled trial of extradural fentanyl in labour. British Journal of Anaesthesia 54: 409–414

Lipton, S., Miles, J.B., Williams, N., Barke-Jones, N. (1978): Pituitary injection of alcohol for widespread cancer pain. Pain 5: 73–82

McClure, J.H., Chambers, W.A., Moore, E., Scott, D.B. (1980): Epidural morphine for postoperative pain. Lancet i: 975–976

Melzack, R., Wall, P.D. (1965): Pain mechanism, a new theory. Science 1150: 971–979

Morgan, M. (1982): Editorial: Epidural and intrathecal opiates for postoperative pain relief. Anaesthesia 37: 527–528

Pert, C.B., Snyder, S.H. (1973): Opiate receptor: demonstration in nervous tissue. Science 179: 1011–1014

Pert, C.B., Yaksh, T.L. (1974): Sites of morphine-induced analgesia in the primate brain: relation to pain pathways. Brain Research 80: 135–140

Pleuvry, B.J. (1983): An update on opioid receptors. British Journal of Anaesthesia 55: 143S–146S

Scott, D.B., McClure, J.H. (1979): Selective epidural analgesia. Lancet i: 1410

Snyder, S.H. (1977): Opiate receptors in the brain. New England Journal of Medicine 296: 266–270

4 Die Pharmakologie der Lokalanästhetika

G. R. Arthur, J. A. W. Wildsmith und G. T. Tucker

Ein Lokalanästhetikum blockiert reversibel die Leitung peripherer Nervenimpulse. Viele Substanzgruppen haben eine zusätzliche lokalanästhetische Wirkung (z. B. Beta-Blocker und Antihistaminika), doch alle Wirkstoffe, die als Lokalanästhetika bekannt sind und Verwendung finden, lassen sich auf Kokain zurückführen (s. Kap. 1). Die grundlegende Struktur all dieser Substanzen besteht aus einem Benzolring, der über eine intermediäre Kette mit einer Amid- oder Esterbindung mit einem Amin verknüpft ist (Abb. 4.1).

Lokalanästhetika wirken durch eine Blockade der Membrandepolarisation, die man außer bei den peripheren Nerven in Form eines unspezifischen Mechanismus auch bei anderen erregbaren Gewebetypen (wie Gehirn und Herz) findet. Lokalanästhetika werden in der Regel in der Nähe ihres Wirkortes injiziert, so daß nur der periphere Nerv Konzentrationen ausgesetzt ist, die hoch genug sind, um einen signifikanten Effekt zu erzielen. Wenn jedoch entsprechende Wirkstoffmengen über den Kreislauf zu anderen Organen gelangen, kann deren Funktion genauso beeinträchtigt werden.

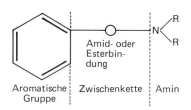

Abb. 4.1 Allgemeine Strukturformel der Lokalanästhetika

Wirkmechanismus

Neurale Übertragung (Abb. 4.2)

Während der Ruhephase beträgt die relative Potentialdifferenz zwischen dem Inneren des Axons eines peripheren Nerven und seiner Umgebung ungefähr −70 mV. Nach einer Stimulation kommt es zu einem raschen Anstieg des Membranpotentials auf etwa +20 mV, das dann sofort wieder auf das Ruheausgangsniveau abfällt. Diese gesamte Depolarisations/Repolarisations-Sequenz dauert 1–2 ms und produziert das bereits bekannte Aktionspotential, das man bei der Passage eines Nervenimpulses findet.

Die Existenz des Ruhepotentials beruht auf der Tatsache, daß außerhalb der Zelle mehr Anionen als Kationen vorhanden sind. In bezug auf die Konzentrationen ist dieser Unterschied klein. Er bildet das Ergebnis aller Kräfte, die an der Verteilung der Ionen über die Membran beteiligt sind. Die deutliche Differenz zwischen der intra- und extrazellulären Konzentration einzelner Ionen läßt sich auf das Zusammenwirken des Donnan-Effektes, der Natrium/Kalium-Pumpe und der semipermeablen Eigenschaft der Membran zurückführen. Natrium und Kalium stellen in diesem Zusammenhang die wichtigsten Ionen dar. Die hohe extrazelluläre Natriumkonzentration bleibt aufrechterhalten, weil die Membran in Ruhe für Natrium nicht permeabel ist. Durchlässig ist sie dagegen für Kaliumionen, die so lange aus der Zelle herausdiffundieren, bis das negative elektrochemische Potential intrazellulär den Konzentrationsgradienten ausgleicht.

Die Depolarisation der Nervenfaser ist das Ergebnis eines plötzlichen Anstiegs der Membranpermeabilität für Natrium, das dann entlang des Konzentrationsgefälles und des elektrochemischen Gradienten diffundiert. Dieser Natriumioneneinstrom wird durch eine Konfigurationsänderung großer Proteinmoleküle in der Zellmembran ermöglicht. Die Stimulation des Nerven bewirkt eine Öffnung von „Kanälen" innerhalb dieser Proteine, durch die das Natrium ins Axoplasma einfließt. Der Einstrom des positiv geladenen Natrium hebt das Membranpotential auf ungefähr +20 mV an; an diesem Punkt ist der Ausgleich des elektrochemischen und konzentrationsbedingten Gradienten für Natrium erreicht und die Kanäle schließen sich. Anschließend fließt, ebenfalls dem Gradienten folgend, Kalium durch die Membran aus dem Axon heraus, bis

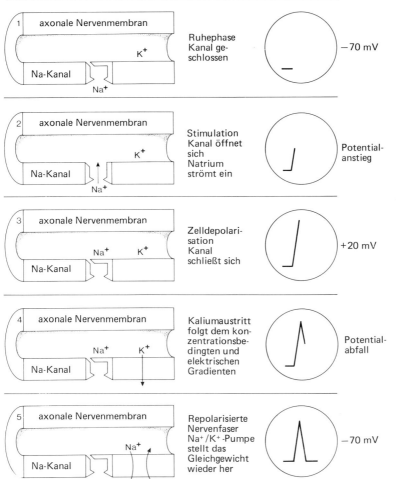

Abb. 4.2 Abfolge der Ereignisse am Na⁺-Kanal während der Impulsübertragung

das Ruhepotential wiederhergestellt ist. Nur ein kleiner Anteil der Ionengesamtmenge ist an diesem Austausch beteiligt, und in der Ruhephase wird durch die Natrium/Kalium-Pumpe die ursprüngliche Verteilung rasch wiederhergestellt.

An den sensorischen Nervenendigungen bewirkt ein physiologischer Stimulus (der in manchen Fällen auch chemisch übertragen werden kann) die initiale Öffnung des Natriumkanals. Der Impuls wird über das Axon fortgeleitet, indem zwischen dem depolarisierten Segment des Nerven (das eine positive Ladung trägt) und dem nachfolgenden (das negativ geladen ist) ein lokaler Strom fließt. Die Spannungsänderung, die mit

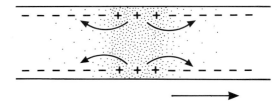

Abb. 4.3 Lokaler Stromfluß, ausgehend von dem depolarisierten Abschnitt des Nerven. Eine Ausbreitung des Impulses findet nur in eine Richtung (orthodrom) statt, weil die Natriumkanäle nach Öffnung und nachfolgendem Schluß für eine begrenzte Zeitperiode inaktiviert (refraktär) sind

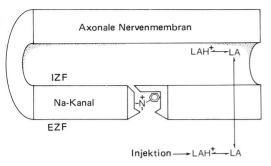

Abb. 4.4 Wirkung der Lokalanästhetika auf den Natriumkanal

diesem Strom verbunden ist, öffnet die Natriumkanäle im nächsten Abschnitt, so daß das Aktionspotential über den Nerven fortgeleitet wird.

Die Wirkung der Lokalanästhetika (Abb. 4.4)

Lokalanästhetika werden in der Regel als saure Lösungen des mit Hydrochlorid gebildeten Salzes (pH < 5) injiziert. In dieser Form liegt die Aminogruppe in ionisierter Form vor; die Substanz wird dadurch wasserlöslich und für eine Injektion geeignet. Nach der Injektion steigt der pH durch Gewebepufferung, und ein gewisser Anteil dissoziiert zur freien Base, wobei dessen Höhe vom pK_a des einzelnen Lokalanästhetikums abhängt. Die freie Base ist fettlöslich und kann sowohl die Nervenhüllen als auch die Lipid-Zellmembran penetrieren, um das Innere des Axons zu erreichen, wo sie partiell reionisiert wird. Der reionisierte Teil wiederum besetzt die Natriumkanäle einfach als eine Art „Stopfen", so daß Natriumionen nicht mehr in die Zelle einströmen können. Dadurch werden Aktionspotentiale weder erzeugt noch fortgeleitet – ein Leitungsblock ist entstanden. Der pK_a-Wert des Lokalanästhetikums hat wenig Einfluß auf die Geschwindigkeit der Blockadeentstehung, weil nur die ionisierte Form aktiv werden kann und diese Ionisation intrazellulär stattfinden muß; andererseits *kann* er jedoch Einfluß auf die Diffusion durch die Nervenhüllen haben. Neben der Diffusion in die Nerven des Injektionsortes wird das Lokalanästhetikum auch durch Kapillaren aufgenommen und über den Kreislauf entfernt. So fällt nach einiger Zeit die Konzentration außerhalb unter die innerhalb des Nerven, und es kommt zu einer Rückdiffusion, die die Wiederherstellung der normalen Funktion erlaubt.

Systemische Toxizität

Lokalanästhetika wirken, ebenso wie bei den peripheren Nerven, auch stabilisierend auf die Membran von Herz- und Hirnzellen. Die Plasmakonzentrationen liegen in der Regel unterhalb der toxischen Schwelle, weil diese Substanzen direkt an ihrem Wirkort injiziert werden. Die schwersten Reaktionen entstehen durch akzidentelle intravaskuläre Injektionen, können aber genauso durch Repetitionsdosen unter prolongierter Schmerztherapie oder einfach durch eine Überdosierung auftreten.

Klinische Symptomatik

Die ersten Anzeichen einer systemisch toxischen Reaktion sind rein subjektiver Natur. Die Patienten geben eine linguale oder periorale Taubheit (als direkter Effekt in einem gut durchbluteten Gebiet), einen leichten Schwindel oder Tinnitus an und zeigen akute Angstsymptome. Objektive Zeichen sind eine verwaschene Sprache, Muskelzuckungen und Schläfrigkeit. Im schwersten Fall kommt es zum Bewußtseinsverlust, zu Konvulsionen und einer fast immer auftretenden Apnoe. Ohne eine sofortige Reanimation entwickelt sich rasch eine Hypoxie und Azidose, die nicht nur auf der Apnoe, sondern auch auf dem hohen Sauerstoffverbrauch der Muskulatur während des Krampfanfalls beruhen. Die Entstehung eines kardiovaskulären Kollaps wird durch die Kombination von Hypoxie, Azidose (führt zu einer weiteren Steigerung des intrazellulären Anteils an ionisiertem und aktivem Lokalanästhetikum) und der direkten myokarddepressiven und peripher vasodilatatorischen Wirkung des Lokalanästhetikums beschleunigt. Es ist möglich, daß nach einer akzidentellen, rasch intravenös gegebenen großen Lokalanästhetikadosis Konvulsionen oder ein kardiorespiratorischer Kollaps ohne andere Zeichen systemischer Toxizität auftreten.

Beeinflußung der Toxizität

Der Umfang toxischer Reaktionen steht im Zusammenhang mit der Substanzmenge in dem das Gehirn durchströmenden Blut. Diese hängt von der applizierten Dosis, der Absorptionsrate, dem Ort der Injektion, der Verteilung in andere Gewebe sowie der Metabolismusrate bzw. der Ausscheidung ab (Abb. 4.5).

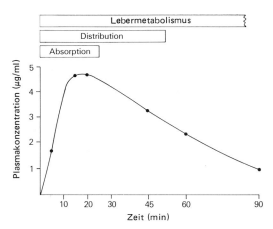

Abb. 4.5 Faktoren, die die Plasmakonzentration eines Lokalanästhetikums nach seiner Injektion beeinflussen

Dosis

Es ist allgemein üblich, „sichere" Dosierungsempfehlungen für Lokalanästhetika auf das Körpergewicht des Patienten zu beziehen. Diese Empfehlungen haben keine schlüssige Basis. So ließ sich nach epiduraler Applikation einer fixierten Lidocaindosis bei Patienten mit ganz unterschiedlichem Körpergewicht keine Korrelation zum maximalen Plasmaspiegel finden (*Scott & Cousins* 1980). Der Anästhesist sollte über die Faktoren Bescheid wissen, die die systemische Konzentration von Lokalanästhetika beeinflussen, und diese auf den *jeweiligen Block, den individuellen Patienten und die verwendete Substanz* beziehen können. Natürlich spielen Größenex-

treme eine wichtige Rolle, und deswegen muß darauf hingewiesen werden, daß für kleine Kinder nur wenig Informationen über die Dosierung vorliegen.

Das Volumen und die Konzentration einer Lösung für ein bestimmtes Verfahren haben wenig direkte Auswirkungen auf die resultierenden systemischen Konzentrationen. Wichtig ist hingegen die Menge der injizierten Substanz; so produzieren z. B. 20 ml einer 2%igen Lidocainlösung die gleichen systemischen Effekte wie 40 ml der 1%igen Lösung.

Absorption

Die Absorption vom Injektionsort hängt vom Blutfluß ab – je höher er ist, desto schneller wird der Anstieg und desto größer der Peak der systemischen Konzentration sein. Die höchste Absorptionsrate findet sich nach Interkostalblockaden, gefolgt von Periduralanästhesien, Brachialplexus und Blöcken an der unteren Extremität. Am langsamsten verläuft die Absorption nach subkutaner Infiltration; höhere Konzentrationen dagegen lassen sich nach topischer Applikation im oberen Respirations- und Gastrointestinaltrakt nachweisen. Der Zusatz eines Vasokonstriktors zur injizierten Lösung verringert die Absorption. In den meisten Fällen ermöglicht dies eine 50–100%ige Dosiserhöhung, aber manchmal ist der Einsatz eines Vasokonstriktors nicht möglich.

Die Intravenöse Regionalanästhesie (Bierscher Block) ist ein Spezialfall. Eine vorzeitige

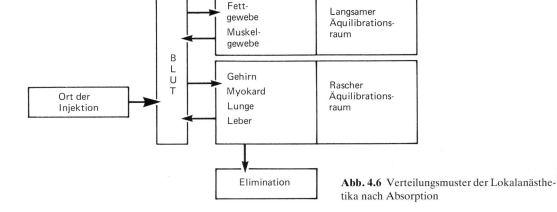

Abb. 4.6 Verteilungsmuster der Lokalanästhetika nach Absorption

Lockerung des Tourniquets führt zu einem schnellen Anfluten einer großen Dosis eines Lokalanästhetikums in den Kreislauf. Nach 20 Minuten Tourniquet-Dauer ist jedoch bereits der größte Teil des Lokalanästhetikums in das Gewebe der Extremität diffundiert. Wenn zu diesem Zeitpunkt der Druck abgelassen wird, führt dies zu einem langsameren Anstieg systemischer Konzentrationen als unter der Blockade des Plexus brachialis.

Der Gesamtzustand des Kreislaufs hat ebenfalls Einfluß auf die Höhe der systemischen Konzentration. So führt zum Beispiel die einminütige intravenöse Injektion von 400 mg einer Substanz bei einem Patienten mit einem Herzminutenvolumen von 4 l/min (theoretisch) zu einer maximalen Konzentration von 100 ng/ml. Jede Veränderung des Herzzeitvolumens oder der Injektionsgeschwindigkeit bewirkt einen proportionalen Anstieg oder Abfall der Spitzenkonzentration.

Verteilung (Abb. 4.6)

Die Verteilung über den gesamten Organismus „puffert" den Anstieg der systemischen Konzentration ab. Bevor das Lokalanästhetika enthaltende Blut den Körperkreislauf erreicht, muß es zunächst den rechten Ventrikel passieren – dort hat es keine Auswirkungen – und durch die Lungen fließen. Diese sind in der Lage, teilweise auch größere Mengen von Lokalanästhetika zu sequestrieren und möglicherweise auch zu metabolisieren. Der sequestrierte Anteil nimmt mit steigender Dosis ab, so daß die Pufferkapazität der Lungen bei einer schnelleren intravenösen Injektion nicht mehr in der Lage ist, eine toxische Reaktion zu verhindern. Nach der Lungenpassage werden die Lokalanästhetika bevorzugt Organe mit einer hohen Durchblutung und Affinität erreichen, wie zum Beispiel Gehirn, Herz, Leber und Milz. Die Äquilibration findet im Fettgewebe und der Muskulatur mit ihrer geringeren Blutversorgung langsam statt, aber die hohe Lipophilie dieser Substanzen bewirkt, daß dort zeitweise größere Mengen abgelagert werden, bevor sie wieder an den Kreislauf abgegeben und abschließend metabolisiert werden.

Metabolismus

Im allgemeinen werden die Lokalanästhetika vom Estertyp schnell durch die Plasma-Cholinesterase metabolisiert, so daß es sehr schwierig

ist, ihre Konzentrationen im Blut nach einem regionalen Block zu messen. Zwischenfälle wegen systemischer Toxizität treten dank dieses schnellen Metabolismus sehr selten auf. Theoretisch könnte eine abnormale Cholinesterase wie bei Suxamethonium zu einem erhöhten Risiko toxischer Reaktionen führen, aber es hat sich gezeigt, daß die Enzymaktivität dramatisch reduziert sein muß, um die Hydrolyse der Substanzen mit Esterbindungen signifikant einzuschränken.

Die *Amid-Lokalanästhetika* werden in der Leber abgebaut, und für Prilocain gilt auch ein extrahepatischer Metabolismus als wahrscheinlich. Ein hepatozellulärer Schaden muß schon einen großen Umfang aufweisen, bevor die Abbau-

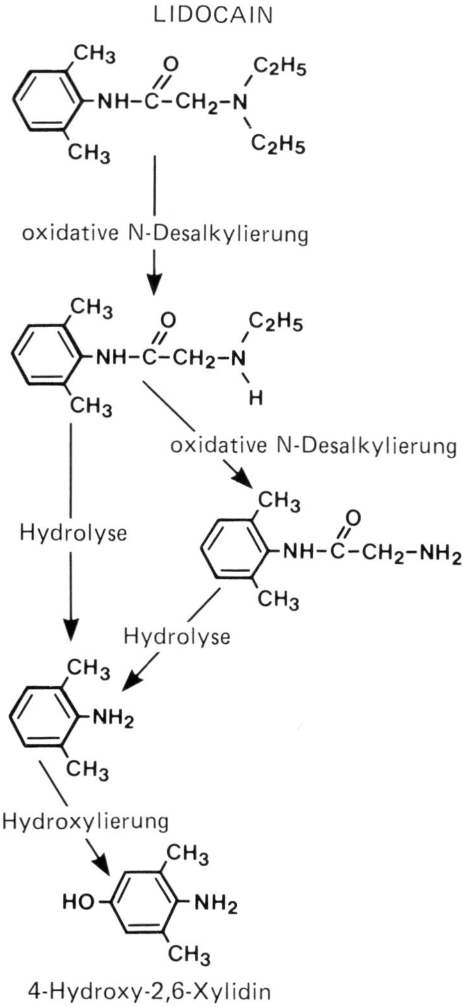

Abb. 4.7 Metabolische Abbauwege von Lidocain

rate davon betroffen wird, weil die Amide ein relativ hohes hepatisches Extraktionsverhältnis haben, hängt ihr Metabolismus eher vom hepatischen Blutfluß ab. Praktische Relevanz besitzt dies beim Einsatz von Lidocain als Antiarrhythmikum beim kardiogenen Schock, bei dem der Blutfluß durch die Leber reduziert ist.

Die metabolischen Abbauwege für alle Amide ähneln denen von Lidocain (Abb. 4. 7). Zunächst wird Lidocain dealkyliert und dann vor oder nach einer zweiten Dealkylierung hydrolysiert. Eine Hydroxylierung der Ringstruktur ist auch möglich. Die Metabolite sind weniger toxisch als die Muttersubstanz, aber eine Einschränkung der renalen Elimination dieser Produkte im Nierenversagen kann zur Toxizität von Lidocain beitragen. Vernachlässigbare Mengen sowohl des Ester- als auch des Amidtyps werden unverändert ausgeschieden.

Proteinbindung

Wie andere Substanzen auch, werden Lokalanästhetika bis zu einem gewissen Grad an Plasmaproteine gebunden. Es wird oft angenommen, daß speziell die Substanzen weniger toxisch sind, deren Anteil in der Eiweißbindung am größten ist, weil nur eine kleine Menge frei vorliegt und ins Gewebe diffundieren bzw. toxische Effekte hervorrufen kann. Diese Schlußfolgerung ist unlogisch, und es scheint im Gegenteil so zu sein, daß die Lokalanästhetika mit der geringsten Proteinbindung tatsächlich auch am wenigsten toxisch sind.

Die vorliegenden Daten über die Proteinbindung wurden unter Äquilibrium-Bedingungen ermittelt und stehen wahrscheinlich nur begrenzt in Beziehung zu der überaus dynamischen Situation während der Phase der raschen Absorption einer Substanz. Die Proteinbindung ist eine physikochemische Eigenschaft, die ursprünglich mit der Wirkungsdauer einer Substanz in Verbindung gebracht wurde. Selbst in der Bindung an ein Plasmaprotein ist eine Substanz noch in der Lage, entlang einem Konzentrationsgradienten ins Gewebe zu diffundieren, weil der gebundene Anteil im Gleichgewicht mit dem gelösten steht. Die Verfügbarkeit selbst des gebundenen Wirkstoffes wird durch die Tatsache unterstrichen, daß der prozentuale Anteil der hepatischen Extraktion deutlich die Größe der freien Fraktion im Blut überschreitet.

Amid-Lokalanästhetika werden an das saure alpha-1-Glykoprotein und an Albumin gebun-

Tabelle 4.1 Ungefährer prozentualer Anteil der proteingebundenen Amid-Lokalanästhetika bei zwei verschiedenen Serumkonzentrationen

	Serumkonzentration (μg/ml)	
	1	50
Bupivacain	95	60
Etidocain	95	60
Lidocain	70	35
Mepivacain	75	30
Prilocain	40	30

den. Ersteres besitzt eine hohe Affinität bei geringer Kapazität, im Gegensatz zu Albumin mit geringer Affinität und um so größerer Kapazität. Folglich wird bei einer geringen Konzentration ein hoher Anteil gebunden, sobald aber die Bindungsstellen des sauren alpha-1-Glykoprotein besetzt sind, nimmt der Prozentsatz gebundenen Wirkstoffs mit steigender Konzentration ab (Tab. 4.1). Außerdem ist noch erwähnenswert, daß Prilocain mit der größten Eiweißbindung auch die geringste Toxizität besitzt. Im Tierversuch mußte die Konzentration von Prilocain erheblich höher als die von Lidocain liegen, um eine entsprechende konvulsive Aktivität hervorzurufen (*Englesson* et al. 1965). Das könnte darauf zurückzuführen sein, daß seine geringe Plasmaeiweißbindung parallel von einer ebenfalls geringen Bindung an Nervenproteine begleitet wird und daß so seine Wirkung weniger ausgeprägt ist.

Zahlen über das Ausmaß der Proteinbindung sagen nichts über die Möglichkeit einer akuten Toxizität aus.

Plazentapassage

Lokalanästhetika im mütterlichen Blut passieren die plazentare Membran zum Foetus genauso, wie sie sich in anderen Organen verteilen. Der Gehalt an saurem alpha-1-Glykoprotein ist im fetalen Plasma geringer als im maternalen; deswegen liegen die fetalen Plasmakonzentrationen normalerweise niedriger. Im Äquilibrium jedoch findet sich in beiden Kreisläufen die gleiche Konzentration „freien" Wirkstoffes.

Die Gewebekonzentrationen scheinen bei Mutter und Foetus wohl näher beieinander zu liegen, als sich dies aus dem Vergleich maternaler und fetaler Plasmakonzentrationen folgern läßt (*Morishima* et al. 1983).

Selbst wenn die Gewebekonzentrationen der Lokalanästhetika bei Mutter und Foetus nahezu gleich sind, kommt den Auswirkungen in der überwiegenden Zahl der Fälle nur geringe Bedeutung zu, ganz besonders dann, wenn sie mit denen konventioneller Methoden der Analgesie und Anästhesie verglichen werden. Die Unreife mancher Enzymsysteme in der Neonatalperiode kann zu einem langsameren Metabolismus führen. Dies spielt nur eine untergeordnete Rolle, solange die Entbindung nicht kurz nach dem Auftreten eines hohen mütterlichen Konzentrationspeak stattfindet. Dann bleiben neonatal möglicherweise für einige Zeit erhöhte Spiegel bestehen. In einer bestimmten Situation kann sich die Toxizität jedoch eher im Kind als bei der Mutter manifestieren: bei fetaler Azidose. Die Azidose führt zu einem vergrößerten Anteil jeder intrazellulären Substanz in der aktiven ionisierten Form und damit auch zu einem verstärkten Effekt. Es ist möglich, daß eine latente Toxizität sich in dieser Situation demaskiert.

Prävention und Therapie toxischer Reaktionen

Die Vermeidung akzidenteller intravenöser Injektionen ist die einzige wirklich wichtige Präventivmaßnahme. Die sorgfältige Aspiration ist von vitaler Bedeutung und sollte immer dann wiederholt werden, wenn die Nadel bewegt wurde. Aber auch ein negatives Ergebnis gibt keine absolute Garantie für eine extravaskuläre Lage, speziell beim Einsatz von Kathetertechniken. Die initiale Injektion einer adrenalinhaltigen Lösung (1:200.000) wird empfohlen – ein Anstieg der Herzfrequenz innerhalb von 1–2 Minuten weist dann auf eine intravaskuläre Injektion hin. Die Anwendung von Adrenalin birgt jedoch einige Risiken, und außerdem bietet diese Methode keine Garantie gegen eine spätere Penetration des Katheters oder der Nadel in ein Blutgefäß.

Als Alternative bietet sich an, den Aspirationstest nach jeweils 5–10 ml Volumen zu wiederholen und langsam zu injizieren, während man den Patienten sorgfältig auf die Frühzeichen einer toxischen Reaktion hin überwacht. Besonders vorsichtig sollte man bei Blöcken im Kopf- und Halsbereich sein, weil bereits die Injektion von ziemlich kleinen Mengen in die A. carotis oder A. vertebralis zu schwerwiegenden cerebralen Reaktionen führt. Eine Überdosierung läßt sich vermeiden, wenn man das Verhalten der verschiedenen Lokalanästhetika in Verbindung mit den Eigenschaften des geplanten Injektionsortes be-

rücksichtigt. In jedem Kapitel des zweiten Teils dieses Buches werden für die verschiedenen Blockaden die geeigneten Substanzen und Dosierungen angeführt. Die Therapie toxischer Reaktionen wird in Kapitel 5 abgehandelt.

Andere Nebenwirkungen

Lokalanästhetika weisen kaum andere Nebenwirkungen auf. Die spezifischen Komplikationen der einzelnen Substanzen werden an späterer Stelle diskutiert, dennoch sollen nachfolgend drei allgemeine Aspekte erwähnt werden.

Allergische Reaktionen

Allergien auf Ester-Lokalanästhetika sind relativ verbreitet, speziell auf Procain, denn bei der Hydrolyse dieses Wirkstoffes entsteht Para-Aminobenzoesäure. Am häufigsten kommt es beim beteiligten Personal zu Hautreaktionen; es wurde aber auch schon über tödlich endende Anaphylaxien berichtet. Eine Allergie gegen Amid-Lokalanästhetika ist extrem selten und viele „Reaktionen" lassen sich letztendlich auf eine systemische Toxizität oder die Effekte eines zugesetzten Vasokonstriktors zurückführen; oder aber die Ursache ist einfach eine Angstreaktion wie zum Beispiel eine Ohnmacht. Die gelegentlich auftretenden echten allergischen Zwischenfälle können meist eher auf das Konservierungsmittel der Lösung als auf das Lokalanästhetikum zurückgeführt werden (*Brown* et al. 1981). Die Untersuchung allergischer Reaktionen wird in Kapitel 5 berücksichtigt.

Medikamenteninteraktionen

Interaktionen mit anderen Medikamenten können vorkommen, führen aber nur ausnahmsweise zu klinischen Problemen. Alle Lokalanästhetika verfügen über eine schwach neuromuskulär blockierende Wirkung. Theoretisch ist es dadurch möglich, daß die Wirkung von Muskelrelaxantien potenziert wird oder daß es zu Problemen bei myasthenischen Patienten kommt. Bisher gibt es jedoch noch keinen eindeutigen Hinweis darauf, daß diese Interaktionen tatsächlich eintreten. Eine Therapie mit Cholinesterasehemmern bei Myasthenie oder die begleitende Gabe anderer Substanzen, die durch die Plasmacholinesterase hydrolysiert werden, kann zu einem verzögerten Metabolismus der Ester-Lokalanästhetika führen. Amid-Lokalanästhetika sind potente Inhibitoren der Plasmacholinesterase (*Zsigmond* et al. 1978), und die Injektion eines Esters bei Patienten, die zuvor ein Amid erhalten haben, resultiert möglicherweise in unerwarteten toxischen Effekten. Lidocain und andere Lokalanästhetika können durch eine ganze Palette von Medikamenten aus ihrer Plasmaeiweißbindung verdrängt werden (*McNamara* et al. 1981), dies hat jedoch nur geringe klinische Bedeutung.

Benzodiazepine maskieren die Frühzeichen einer systemisch-toxischen Reaktion und lassen sich für diese Indikation auch therapeutisch einsetzen. Eine höhere Dosis im Rahmen der Prämedikation ist sogar in der Lage, Konvulsionen zu verhindern, so daß möglicherweise als erstes Zeichen einer toxischen Reaktion ein kardiorespiratorischer Kollaps auftritt. Die Dosierung eines jeden zur Therapie toxischer Zwischenfälle eingesetzten Antiepileptikums muß sehr sorgfältig gewählt werden, weil sonst die bereits bestehende kardiorespiratorische Depression verstärkt werden kann. Es droht die Gefahr eines kardialen Versagens, wenn die depressive Wirkung der Medikamente in der Therapie kardiovaskulärer Erkrankungen mit den systemischen Effekten der Lokalanästhetika zusammentrifft.

Gewebetoxizität

Die klinisch eingesetzten Lokalanästhetika rufen selten Nervenschäden hervor. Postoperative Neuropathien sind mit großer Wahrscheinlichkeit eher auf andere Faktoren wie eine fehlerhafte Patientenlagerung oder ein Trauma durch die Nadel, den Katheter oder auf das Operationsverfahren selbst zurückzuführen. Es gibt jedoch in der amerikanischen Literatur einige Berichte über neurologische Schäden nach dem Einsatz von Chloroprocain. Dafür scheint aber eher das als Antioxidativ der Lösung zugesetzte Natriumbisulfit verantwortlich zu sein (siehe *Covino* 1984 zur Übersicht). Im Periduralraum schützt wahrscheinlich die Nervenhülle vor der Einwirkung des Konservierungsmittels, bei akzidenteller intrathekaler Injektion jedoch – eine Gemeinsamkeit bei den meisten berichteten Fällen – hat das Bisulfit freien Zugang zum Nervengewebe.

Pharmakologie der einzelnen Lokalanästhetika

Die derzeit verfügbaren Lokalanästhetika unterscheiden sich nur wenig in bezug auf ihre Stabilität, Wirkstärke, Wirkdauer und Toxizität. Diese Differenzen haben ihre Ursache in Variationen der physikochemischen Eigenschaften und diese wiederum lassen sich auf die zugrundeliegenden chemischen Strukturen zurückführen.

Die Chemie der Lokalanästhetik

Wie bereits erwähnt (Abb. 4.1) besitzen Lokalanästhetika eine dreiteilige Struktur, die entweder über eine Ester- oder eine Amidbindung im Zentrum verknüpft ist. Die hauptsächlichen Unterschiede zwischen beiden Gruppen - Metabolismus und mögliche Allergieauslösung – wurden diskutiert. Die Ester neigen unter der Lagerung zu spontaner Hydrolyse und sollten nur einmal hitzesterilisiert werden. Die Amide verhalten sich in Lösung erheblich stabiler, solange sie nicht mit Glukose für die Spinalanästhesie gemischt werden. In diesem Fall sollte ebenfalls nicht mehrmals hitzesterilisiert werden.

Der aromatische Anteil des Moleküls ist lipophiler, das Amin dagegen hydrophil; die Anfügung eines Alkylrestes an eine beliebige Stelle des Grundgerüstes führt sowohl zu einer Steigerung der Fett- als auch zu einer Senkung der Wasserlöslichkeit. Die grundlegende Form der Substanzen, die klinisch ausreichend wirksam sind, ist schlecht wasserlöslich; deswegen werden sie in der Regel als eher wasserlösliches Hydrochlorid hergestellt.

Relativ kleine Variationen der chemischen Struktur führen zu tiefgreifenden Veränderungen der physikochemischen Eigenschaften und des klinischen Profils. Zum Beispiel entsteht beim Ersatz der Methyl- durch eine Butylgruppe am Piperidinring von Mepivacain Bupivacain, das stärker und länger wirkt und bei gleicher Gewichtsmenge toxischer ist. Die *Wirkstärke* hängt von der Fettlöslichkeit ab, die für das Penetrationsvermögen einer Substanz durch Lipidzellmembranen bestimmend ist. Die Natriumkanäle werden von großen Proteinmolekülen gebildet, und man vermutet, daß Substanzen mit längerer *Wirkdauer* sich hier länger binden können. Strukturveränderungen haben aber auch Einfluß auf die Metabolismusrate und die Eigenschaften der entstehenden Abbauprodukte.

Die Fettlöslichkeit einer Substanz beeinflußt nicht nur die Wirkstärke und -dauer, sondern auch die Reihenfolge, in der die verschiedenen Typen peripherer Nervenfasern blockiert werden (*Wildsmith* et al. 1985). Klinisch läßt sich häufig beobachten, daß die Schmerzempfindung vor den anderen sensorischen Funktionen und der Motorik blockiert wird. Andererseits hat die Forschung im Labor gezeigt, daß auf der axonalen Ebene die für die Übertragung der motorischen und der meisten sensorischen Impulse verantwortlichen A-Fasern empfindlicher gegenüber Lokalanästhetika sind als die C-Fasern, von denen man annimmt, daß sie die Schmerzempfindung weiterleiten (*Gissen* et al. 1980). Die Erklärung für die klinische Wirkung liegt darin, daß Diffusionsbarrieren aus Lipiden, wie die Myelinhüllen und andere Schwannsche Zellstrukturen, A-Fasern in größerem Ausmaß umhüllen als C-Fasern. Diese Diffusionshindernisse verzögern den Zugang der meisten Substanzen zum A-Faser-Axon. Die größere Empfindlichkeit der A-Fasern zeigt sich dann klinisch, wenn eine Substanz mit extrem hoher Lipidlöslichkeit verwendet wird. Eine der herausragendsten Eigenschaften von Etidocain, einem relativ neuen Lokalanästhetikum, ist seine Fähigkeit, einen motorischen Block zu produzieren, der in keinem Verhältnis zum Grad der Analgesie steht – ein Hinweis auf die besondere Fähigkeit dieser Substanz, Lipidmembranen zu durchdringen.

Eine andere Eigenschaft, die das klinische Profil einer Substanz bestimmen kann, ist ihr direkter Einfluß auf die Blutgefäße. Die meisten Lokalanästhetika führen zu einer unterschiedlich ausgeprägten Vasodilatation – mit Ausnahme von Kokain, das vasokonstriktorisch wirkt, und Prilocain, das keine vaskuläre Wirkung zu haben scheint.

Klinische Faktoren in der Beeinflußung des pharmakologischen Profils

Vor dem direkten Vergleich verschiedener Lokalanästhetika sollte darauf hingewiesen werden, daß der Wirkungseintritt, die Wirkstärke bzw. -dauer und die Toxizität von mehreren klinischen Faktoren beeinflußt werden. Die Anschlagzeit wird erniedrigt und die Wirkdauer verlängert, wenn man eine höhere Dosis verwendet. Diese Dosiserhöhung erreicht man über eine Steigerung des Volumens oder der Konzentration. Die gleiche Gesamtdosis vorausgesetzt, erzielt man mit einem großen Volumen einer verdünnten Lösung einen besseren Block als mit einer kleinen Menge einer konzentrierten Lösung.

Die Anschlagzeiten sind bei den einzelnen Blocktypen sehr unterschiedlich. Einen fast unmittelbaren Wirkungseintritt findet man nach einer Infiltration; in der Reihenfolge zunehmend länger dauert es bei einer Blockade peripherer Nerven, einer Peridural- und schließlich einer Brachialplexusanästhesie. Diese Reihenfolge korreliert mit der Variation der Diffusionsbarrieren, sowohl um als auch in den Nervenstämmen bei den verschiedenen Blockadearten. Im Liquor cerebrospinalis sind die Nervenfasern ungeschützt, aber sofort nach dem Durchtritt der Dura mater sind sie mit einer Scheide versehen. Zusätzliche Hüllen kommen beim Verlassen der Foramina intervertebralia hinzu, die dann mit der distalen Ausbreitung und der abnehmenden Größe der Nerven fortschreitend dünner werden. Die erforderliche Dosis für die verschiedenen Blöcke und die entsprechende Wirkdauer nimmt im gleichen Verhältnis wie die Anschlagzeit zu.

Individuelle Eigenschaften der Lokalanästhetika

Vergleiche zwischen den einzelnen Lokalanästhetika sollten wegen der bereits erwähnten Einflüsse nur dann angestellt werden, wenn die Daten aus Untersuchungen bei gleichartigen Blöcken erstellt wurden. Es ist zweifelhaft, ob es überhaupt signifikante Unterschiede in der Anschlagzeit gibt, wenn bei verschiedenen Substanzen *äquipotente* Konzentrationen eingesetzt werden. Andererseits gibt es jedoch reale Unterschiede in der Wirkstärke, Wirkdauer und der Toxizität. Das Verständnis der klinisch sicheren Anwendung der Lokalanästhetika stammt im wesentlichen aus pharmakokinetischen Studien (*Tucker* 1984). Die weiter vorne in diesem Kapitel dargestellte Diskussion über die Faktoren, die die systemische Toxizität beeinflussen, basiert auf diesen Angaben. Die Eigenschaften der individuellen Substanzen werden im folgenden beschrieben; einige mehr quantitative Daten sind in Tabelle 4.2 und 4.3 aufgeführt.

Die Ester

Kokain. Kokain ist in der modernen Anästhesie wegen seiner systemischen Toxizität, den zentralnervös stimulierenden und abhängigkeitsfördernden Eigenschaften sowie der Gefahr allergischer Reaktionen von geringer Bedeutung. Im

Tabelle 4.2 Eigenschaften der einzelnen Lokalanästhetika (Angaben der Literatur sind unterschiedlich)

Substanzname/Formel	Äquivalenzkonzentration*	Relative Wirkdauer*	Toxizität	pK	Verteilungskoeffizient	Eiweißbindung %	hauptsächliche Anwendung
KOKAIN	1	½	sehr hoch	8.7	?	?	– –
BENZOCAIN	keine Injektionslösung	2	niedrig	2.9	?	?	topisch
PROCAIN	2	¾	niedrig	8.9	0.6	5.8	Infiltration
CHLOROPROCAIN	1	¾	niedrig	9.1	1	?	– –
AMETHOCAIN	0.25	2	hoch	8.5	80	76	topisch
LIDOCAIN	1	1	mittel	7.7	3	64	Infiltrations- Nervenblockaden spinal peridural IVRA

Tabelle 4.2 (Fortsetzung)

Substanzname/Formel	Äquivalenzkonzentration*	Relative Wirkdauer*	Toxizität	pK	Verteilungskoeffizient	Eiweißbindung %	hauptsächliche Anwendung
MEPIVACAIN	1	1	mittel	7.6	1	77	Infiltration Nervenblockaden spinal peridural IVRA
PRILOCAIN	1	1½	niedrig	7.7	1	55	Infiltration Nervenblockaden Peridural IVRA
CINCHOCAIN	0.25	2	hoch	7.9	?	?	spinal
BUPIVACAIN	0.25	2–4	mittel	8.1	28	95	Nervenblockaden spinal peridural
ETIDOCAIN	0.5	2–4	mittel	7.7	141	94	peridural

* Lidocain = 1   ? = keine Daten verfügbar

Bereich der HNO-Heilkunde wird es nach wie vor eingesetzt, weil es gleichzeitig vasokonstriktorisch wirkt. Eine legale Beschaffung zu vernünftigen Preisen wird zunehmend schwieriger. Aus Tierversuchen nimmt man an, daß der größte Teil des Metabolismus in der Leber stattfindet, beim Menschen dagegen scheinen Plasmaesterasen eine noch größere Rolle zu spielen (*Van Dyke* et al. 1976).

Benzocain. Bei Benzocain fehlt die Aminogruppe, die die übrigen klinisch einsetzbaren Substanzen aufweisen. Deswegen kann es nicht ionisiert werden, und daraus ergeben sich zwei Folgerungen: Erstens ist die Bildung von wasser-löslichen Salzen nicht möglich, so daß es nur topisch appliziert werden kann. Zweitens muß sich der Wirkmechanismus von dem der anderen Lokalanästhetika unterscheiden. Man vermutet, daß Benzocain in die Zellmembran hineindiffundiert (aber nicht ins Zytoplasma) und entweder zu einer Ausdehnung der Membran führt, wie es für die Allgemeinanästhetika gefordert wird, oder aus der Lipidphase der Membran direkt in den Natriumkanal eintritt. Es ist möglich, daß auch die anderen Lokalanästhetika zum Teil über diese Mechanismen wirken.

Benzocain wird sehr rasch zu Paraaminobenzoesäure hydrolysiert und besitzt damit nur

Tabelle 4.3 Pharmakokinetische Daten parenteral verabreichter Lokalanästhetika beim Menschen im Hinblick auf arterielle Blutkonzentrationen (mit Ausnahme der Daten von Prilocain und Kokain, die sich auf venöse Plasmakonzentrationen beziehen)

Substanz	$t_{1/2},z(min)$	CL (l/min)	Vss(l)	$E_H(\%)$
Kokain	42–90	0,71–3,08	118*	?
Procain	< 1	?	?	?
Chloroprocain	< 0,5	?	?	?
Amethocain	?	?	?	?
Lidocain	96	0,95	91	65
Mepivacain	114	0,78	84	52
Prilocain	93	2,84	261	?
Cinchocain	?	?	?	?
Bupivacain	162	0,58	73	38
Etidocain	162	1,11	133	74

Unterschiedliche Angaben in der Literatur. $T_{1/2},z$ = Eliminations-HWZ; CL = Plasmaclearance Rate; Vss = Verteilungsvolumen; E_H = Hepatische Extraktikon; * = Vz für Kokain

eine geringe Toxizität, kann aber allergische Reaktionen hervorrufen. Bei topischer Anwendung wirkt es sehr effektiv.

Procain und Chloroprocain. Der Gebrauch von Procain wird durch eine eingeschränkte Lagerzeit, eine kurze Wirkdauer, eine erhöhte Inzidenz allergischer Reaktionen sowie die Einführung besserer Substanzen begrenzt. Wie der Name schon nahelegt, verfügt Chloroprocain über eine sehr ähnliche Struktur. Die einfache Anknüpfung eines Chloratoms an den aromatischen Ring produziert eine Substanz, die sogar noch schneller als Procain hydrolysiert wird und wahrscheinlich eine etwas stärkere Wirkung besitzt. Als Abbauprodukt entsteht 2-Chloro-4-Aminobenzoesäure, die – dem Fehlen entsprechender Berichte nach zu schließen – wohl weniger Allergien hervorruft als Paraaminobenzoesäure. Die offensichtlichen Vorteile dieser Substanz, deren Gebrauch in den Vereinigten Staaten sehr verbreitet ist, werden durch Berichte über bleibende neurologische Schäden wieder aufgehoben. Immer mehr Hinweise deuten darauf hin, daß die Ursache hierfür im Bisulfit zu suchen ist, das der Lösung zur Verhinderung einer spontanen Hydrolyse beigegeben wird (*Covino* 1984).

Amethocain. Amethocain verfügt über die stärkste und am längsten dauernde Wirkung der klinisch verwendeten Ester. Es wird durch die Plasmacholinesterase vergleichsweise langsam hydrolysiert und ist damit relativ toxisch. Der Einsatz kleiner Dosen ist sicher und in den Vereinigten Staaten wird es unter dem Namen Tetracain als Standardsubstanz für die Spinalanästhesie verwendet.

Die Amide

Lidocain. Lidocain gilt heute als Standardsubstanz, mit der alle anderen Lokalanästhetika verglichen werden. Sämtliche bereits beschriebenen allgemeinen Aspekte der Amide gelten auch für Lidocain, und es hat keine zusätzlichen ungewöhnlichen Eigenschaften. Bei allen Typen der Lokalanästhesie läßt es sich sicher anwenden und hat daneben auch einen Platz als Standardantiarrhythmikum.

Mepivacain. Im klinischen Einsatz ähnelt Mepivacain Lidocain trotz gewisser chemischer Unterschiede ziemlich. Obwohl es etwas weniger toxisch ist, bestehen keine wesentlichen Vor- oder Nachteile gegenüber Lidocain.

Prilocain. Prilocain verfügt unter den Amiden über die geringste systemische Toxizität. Das läßt sich auf einige kleine, aber bedeutende Unterschiede gegenüber Lidocain zurückführen. Es führt nicht zu einer Vasodilatation, wird in größeren Mengen in den Lungen sequestriert oder möglicherweise metabolisiert (*Akerman* et al. 1966a), die Umverteilung in andere Gewebe verläuft schneller und zur Provokation zerebraler Krampfanfälle sind höhere Dosen erforderlich. Infolgedessen liegt die sichere Dosisgrenze doppelt so hoch wie bei Lidocain. Es ist überraschend, daß Prilocain trotz äquipotenter Wirkung und vermutlich sogar etwas längerer Wirkdauer im Vergleich zu Lidocain nicht häufiger angewendet wird.

Der Grund für diesen Popularitätsmangel ist in der Tatsache zu suchen, daß sich am aromatischen Ring nur eine Methylgruppe befindet. Das bedeutet, daß der erste Abbauschritt aus einer Hydrolyse zu Ortho-Toluidin besteht, dessen hydroxylierte Produkte Hämoglobin reduzieren können (*Akerman* et al. 1966b). Die Furcht vor der Methämoglobinbildung scheint die Ursache für den eingeschränkten Gebrauch von Prilocain zu sein, obwohl mehr als 600 mg erforderlich sind, bevor aus dem theoretischen Risiko ein reales wird. Diese Dosis liegt erheblich oberhalb der Menge, die man für eine Einzelanwendung braucht, und *Prilocain ist das Lokalanästhetikum der Wahl bei erhöhtem Risiko systemischer Toxizität.*

Unter Wehen sollte Prilocain nicht eingesetzt werden, zum Teil deswegen, weil Nachinjektionen die Dosis überschreiten könnten, ab der Methämoglobinämien entstehen, hauptsächlich aber, weil fetales Hämoglobin für diese Umwandlung empfindlicher ist. Sinnvollerweise sollte die Anwendung bei anämischen Patienten vermieden werden, obwohl man darauf hinweisen muß, daß bei einer Methämoglobinämie mit klinisch apparenter Zyanose nur 1,5 g/100 ml Hämoglobin reduziert vorliegen und die intravenöse Injektion von 1 mg/1 kg KG Methylenblau zu einer schnellen Reversion führt.

Cinchocain. Cinchocain wurde 1925 entwickelt, fast zwei Jahrzehnte vor Lidocain, und war das erste Lokalanästhetikum mit einer Amidbindung. Sonst bestehen jedoch strukturelle Unterschiede. Es ist sehr toxisch, und somit bleibt seine Anwendung auf die Spinalanästhesie beschränkt.

Bupivacain. Die Einführung von Bupivacain war ein bedeutendes Ereignis, weil es sich hierbei um eine langwirkende Substanz handelt, deren akute Toxizität – relativ zur Wirkstärke – im Bereich von Lidocain liegt. Die Wirkdauer erlaubt Single-shot-Blöcke auch für längere Eingriffe, aber – was viel wichtiger ist – das Risiko der Toxizität liegt bei Kathetertechniken niedriger, da die Intervalle zwischen den einzelnen Injektionen länger sind. Die hepatische Extraktionsrate ist relativ niedrig (40% beim Menschen).

Unglücklicherweise war Bupivacain in eine Reihe von schweren toxischen Reaktionen verwickelt, deren Ausgang zum Teil tödlich war. In vielen dieser Fälle ließ die Überwachung des Patienten sehr zu wünschen übrig. Die Tatsachen deuten aber auch darauf hin, daß die Substanz gelegentlich zuerst kardiotoxisch und dann neurotoxisch wirkt. Primäres Kammerflimmern wurde sowohl bei Menschen als auch bei Tieren beschrieben (*Covino* 1984). Den meisten Reaktionen war die direkte Injektion einer großen Dosis in den Kreislauf gemeinsam. In manchen Fällen wurden exzessive Konzentrationen für die intravenöse Regionalanästhesie verwendet – ein Verfahren, für das diese Substanz nicht geeignet ist. Viele der anderen Zwischenfälle stehen im Zusammenhang mit der 0,75%igen Lösung, denn die direkte akzidentelle intravenöse Plazierung der Nadel oder des Katheters erlaubt bei dieser Konzentration eine sehr schnelle Injektion großer Dosen in den Kreislauf. Die systemischen Spitzenkonzentrationen liegen dann wahrscheinlich höher, als wenn die gleiche Dosis in mehr verdünnter Form injiziert würde. Bei korrekter Gabe könnten solche schweren Reaktionen dann offensichtlich verhindert werden.

Etidocain. Etidocain ist ein langwirkendes Derivat von Lidocain, das wahrscheinlich weniger Verbreitung finden wird als Bupivacain. Es vermag eher einen deutlichen Effekt auf motorische als auf sensorische Nerven zu erzielen; dies läßt sich möglicherweise auf seine hohe Lipidlöslichkeit zurückführen.

Additive

Lösungen mit Lokalanästhetika enthalten als Zusatz zum Wirkstoff mehrere Substanzen, die für die Stabilisierung solcher Faktoren wie pH, Tonizität und Barizität sorgen. Multi-Dosis-Flaschen enthalten im Gegensatz zu Ampullen noch einen Konservierungsstoff, der die Ursache für allergische Reaktionen sein kann. Die Hersteller empfehlen normalerweise, konservierungsmittelhaltige Lösungen nicht für Spinal- und Periduralanästhesien einzusetzen. Andere Zusätze werden mehr aus pharmakologischen als aus pharmazeutischen Gründen verwendet.

Vasokonstriktoren

Der Zusatz eines Vasokonstriktors reduziert die Toxizität, verlängert die Wirkung und verbessert wahrscheinlich die Qualität eines lokalanästhetikainduzierten Blocks. So empfehlenswert jeder dieser Aspekte auch ist, werden Vasokonstriktoren doch nicht universell angewendet. Sie sind gänzlich kontraindiziert bei Ringblockaden und intravenösen Regionalanästhesien, weil sie eine Gewebeischämie hervorrufen können. Die am meisten verbreitete Substanz, Adrenalin, hat eigene systemische Effekte und darf bei Patienten mit kardialen Erkrankungen, wenn überhaupt, nur mit besonderer Vorsicht angewendet werden.

Konzentrationen höher als 1:200.000 sollten nicht eingesetzt und die Gesamtdosis limitiert werden. Es hat sich gezeigt, daß Dosen über 200 ng/kg während eines Plexus Brachialis-Blockes kardiovaskuläre Störungen hervorrufen können (*Kennedy* et al. 1966). Interaktionen mit anderen sympathomimetisch wirkenden Medikamenten, z.B. trizyklische Antidepressiva, sind möglich; speziell dann, wenn Vasokonstriktoren zur Therapie der Hypotension systemisch angewendet werden. Felypressin hat weniger systemische Effekte, wirkt aber unter Umständen als koronarer Vasokonstriktor und ist normalerweise nur für den Gebrauch im Bereich der Zahnheilkunde erhältlich.

Schließlich stellt sich noch die Frage, ob Vasokonstriktoren nicht das Risiko eines permanenten neurologischen Schadens durch eine Nervenischämie erhöhen. Die weitverbreitete Anwendung in den Vereinigten Staaten legt nahe, daß dies für die Praxis keine wesentliche Bedeutung besitzt, aber viele Anästhesisten sind der Meinung, daß Vasokonstriktoren nur dann verwendet werden sollten, wenn sich keine alternative Methode für eine Reduktion der Toxizität oder zur Verlängerung der Wirkdauer anbietet. Wie bei Chloroprocain kann auch das Konservierungsmittel für eine Nervenschädigung verantwortlich sein. Die meisten Lösungen mit Adrenalin enthalten auch Natriummetabisulfit als Antioxidativ.

Andere Zusätze

Immer wieder werden Lokalanästhetikalösungen eingeführt, die Substanzen enthalten, von denen behauptet wird, daß sie den Block auf irgendeine Art verbessern. Einige Lokalanästhetika wurden zur Verkürzung der Anschlagzeit als *Karbonat* statt dem sonst üblichen Hydrochlorid hergestellt. Laborstudien haben immer wieder gezeigt, daß dies aufgrund einer Kombination von direkter axonaler Depression durch Kohlendioxid, verstärkter Diffusion des Lokalanästhetikums und einer die Ionisation fördernden Absenkung des intrazellulären pHs wirksam ist (*Catchlove* 1972). Klinische Studien zeigen unterschiedliche Resultate, aber die Tatsachen weisen darauf hin, daß die karbonierten Lösungen eine signifikante Verbesserung bei Blöcken mit längerer Anschlagzeit darstellen (*McClure* und *Scott* 1981).

Lokalanästhetika wurden auch schon mit *hochmolekularem Dextran* injiziert, um eine Verlängerung der Wirkung zu erreichen. Aus den klinischen Resultaten kann man wiederum keinen eindeutigen Schluß ziehen, aber möglicherweise sind Dextrane mit einem hohen Molekulargewicht tatsächlich wirksam, speziell in Kombination mit Adrenalin (*Simpson* et al. 1982).

Den Lokalanästhetika wurden schon mehrere Substanzen zugesetzt, um die Penetration durch die intakte Haut zu verbessern. Bis vor kurzer Zeit wurden damit keine großen Erfolge erzielt; die neueste Entwicklung ist jedoch eine *eutektische Mischung von Lokalanästhetika* (EMLA). Diese Mischung besteht aus einer Öl-in-Wasser-Emulsion gleicher Anteile der Base von Lidocain und Prilocain. Sie muß für eine Stunde auf die Haut aufgetragen werden, dann penetriert genügend Lokalanästhetikum und ermöglicht eine relativ schmerzfreie Venenpunktion.
Bei manchen Patienten kann man auf diese Weise sogar Hauttransplantate entnehmen.

Die Auswahl des Lokalanästhetikums

Eine der wichtigsten Entscheidungen bei einer lokalen Technik betrifft die Auswahl des Lokalanästhetikums und die Menge, die injiziert werden soll. Zunächst muß die Lösung die adäquate Konzentration besitzen. Die geeigneten Konzentrationen von Lidocain (die relativen Wirkstärken der anderen Substanzen sind in Tab. 4.2 aufgeführt), die eine ausreichende Analgesie für eine Hautinzision produzieren, sind wie folgt:

Infiltration	} 0,5%
intravenöse Regionalanästhesie	
Blockade kleinerer Nerven	1,0%
Plexus brachialis-Anästhesie	} 1,0–1,5%
Femoralis-/Ischiadicusblockade	
Periduralanästhesie	1,5–2,0%
Spinalanästhesie	2,0–5,0%

Um einen umfassenderen Block mit schnellerem Wirkungseintritt zu erzielen, können auch höhere Konzentrationen als die angegebenen eingesetzt werden. Die zu injizierende Menge hängt von der jeweiligen Technik ab. Wenn die Konzentration und das Volumen feststehen, sollte man eine geeignete Substanz nach den Kriterien der anzunehmenden Absorption am Blockadeort und der zu erwartenden Operationsdauer auswählen. Weitere Gesichtspunkte für die Auswahl des Lokalanästhetikums für bestimmte Blöcke sind in den jeweiligen Kapiteln im zweiten Teil des Buches angeführt. Es muß daran erinnert werden, daß die Verfügbarkeit bestimmter Substanzen durch wirtschaftliche Faktoren eingeschränkt sein kann. Meist ist es jedoch für eine Klinikapotheke möglich, einen Vorrat eines sonst nicht erhältlichen Lokalanästhetikums aus einem Land zu beschaffen, wo es im Handel ist.

Weiterführende Literatur

Covino, B.G., Vassallo, H.G. (1976): Local anesthetics: mechanisms of action and clinical use. Grune & Stratton, New York

Strichartz, G.R. (1984): Mechanistic approach to future local anaesthetic development. In: *Scott, D.B., McClure, J.H., Wildsmith, J.A.W.* (eds) Regional anaesthesia 1884–1984. ICM, Sodertalje, pp 54–560

Tucker, G.T. (1984): Pharmacokinetics of local anaesthetic agents – possible role in toxicity. In: *Scott, D.B., McClure, J.H., Wildsmith, J.A.W.* (eds) Regional anaesthesia 1884–1984. ICM, Sodertalje, pp 61–71

Literatur

Akerman, B., Astrom, A., Ross, S., Telc, A. (1966a): Studies on the absorption, distribution and metabolism of labelled prilocaine and lidocaine in some animal species. Acta Pharmacologica et Toxicologica 24: 3289–403

Akerman, B., Peterson, S.A., Wistrand, P. (1966b): Methemoglobin forming metabolites of prilocaine. Third International Pharmacological Congress (abstracts) Sao Paolo, Brazil: 237

Brown, D.T., Beamish, D., Wildsmith, J.A.W. (1981): Allergic reaction to an amide local anaesthetic. British Journal of Anaesthesia 53: 435–437

Catchlove, R.F.H. (1972): The influence of CO_2 and pH on local anaesthetic action. Journal of Pharmacology and Experimental Therapeutics 181: 298–309

Covino, B.G. (1984): Current controversies in local anaesthetics. In: *Scott, D.B., McClure, J.H., Wildsmith, J.A.W.* (eds) Regional anaesthesia 1884–1984. ICM, Sodertalje, pp 74–81

Englesson, S., Paymaster, N.J., Hill, T.R. (1965): Electrical seizure activity produced by Xylocaine and Citanest. Acta Anaesthesiologica Scandinavia XVI (suppl): 47–50

Gissen, A.J., Covino, B.G., Gregus, J. (1980): Differential sensitivity of mammalian nerves to local anesthetic drugs. Anesthesiology 53: 467–474

Kennedy, W.F., Bonica, J.J., Ward, R.J., Tolas, A.G., Martin, W.E., Grinstein, A. (1966): Cardiovascular effects of epinephrine when used in regional anaesthesia. Acta Anaesthesiologica Scandinavica 23: 320–333

McClure, J.H., Scott, D.B. (1981): Comparison of bupivacaine hydrochloride and carbonated bupivacaine in brachial plexus block by the interscalene technique. Britisch Journal of Anaesthesia 53: 523–526

McNamara, P.J., Slaughter, F.L., Pieper, J.A., Wyman, M.G., Lalka, D. (1981): Factors influencing serum protein binding of lidocaine in humans. Anesthesia and Analgesia 60: 395–400

Morishima, H.O., Hiraoka, H., Tsuji, A., Santos, A.C., Gai, M.Y., Pedersen, H., Finster, M., Feldman, H.S., Covino, B.G. (1983): Pharmacodynamics of lidocaine in the mature, nonasphyxiated fetal lamb. Anesthesiology A412

Scott, D.B., Cousins, M.J. (1980): Clinical pharmacology of local anesthetic drugs. In: *Cousins, M.J., Bridenbaugh, D.* (eds) Neural blockade in clinical anesthesia and management of pain. J.B. Lippincott, Philadelphia, pp 86–121

Simpson, P.J., Hughes, D.R., Long, D.H. (1982): Prolonged local analgesia for inguinal herniorrhaphy with bupivacaine and dextran. Annals of the Royal College of Surgeons of England 64: 243–246

Tucker,, G.T. (1984): Pharmacokinetics of local anaesthetic agents – possible role in toxicity. In: *Scott, D.B., McClure, J.H., Wildsmith, J.A.W.* (eds) Regional anaesthesia 1884–1984. ICM, Sodertalje, pp 61–71

Van Dyke, C., Barash, B.G., Jatlow, P., Byck, R. (1976): Cocaine: plasma concentrations after intranasal application in man. Science 191: 859–861

Wildsmith, J.A.W., Gissen, A.J., Gregus, J., Covino, B.G. (1985): The differential nerve blocking activity of amino-ester local anaesthetics. British Journal of Anaesthesia 57: 612–620

Zsigmond, E.K., Kothary, S.P., Flynn, K.B. (1978): In vitro inhibitory effect of amide-type local analgesics on normal and atypical human plasma cholinesterases. Regional Anesthesia 3/4: 7–9

5 Das peri- und intraoperative Management bei einer Regionalanästhesie

J. E. Charlton

Eine gut durchgeführte Regionalanästhesie ist mit einem Kunstwerk zu vergleichen und bereitet dem Patienten, dem Anästhesisten und auch dem Chirurgen ein Gefühl der Befriedigung und auch der Genugtuung. Die angenehmen Empfindungen, die den Erfolg begleiten, sind jedoch nichts weniger als das Ergebnis harter Arbeit. Das prä-, intra- und postoperative Management der Regionalanästhesie kann sich erheblich von dem der Allgemeinanästhesie unterscheiden. Dieses Kapitel soll daher einen Überblick über die Grundregeln im Umgang mit dem Patienten geben.

Präoperative Aspekte

Die präoperativen Vorbereitungen haben den gleichen Stellenwert wie die Durchführung des eigentlichen Blocks. Dabei müssen mehrere unterschiedliche Faktoren mit einkalkuliert werden: der allgemeine Gesundheitszustand des Patienten, Typ, Ort und Dauer des geplanten Eingriffs und schließlich die Verfügbarkeit der geeigneten Ausrüstung und Einrichtungen.

Entscheidende Faktoren für die Auswahl der Technik

Vorerkrankungen

Normalerweise stehen die komplette Anamnese und die Ergebnisse der körperlichen Untersuchung bereits zur Verfügung, aber letztlich liegt es im Verantwortungsbereich des Anästhesisten, die Vollständigkeit der erforderlichen Informationen zu überprüfen. Bei Indikation sollten weitere Konsiliar- oder Laboruntersuchungen angeordnet werden. Die Lokalanästhesie steht in dem Ruf, vor allem bei Patienten mit schweren oder umfassenden systemischen Erkrankungen sicherer als die Allgemeinanästhesie zu sein. Diese Ansicht wird, objektiv gesehen, nur durch wenige Beweise gestützt, doch scheint die Regionalanästhesie in vielen klinischen Situationen wesentliche Vorteile zu bieten. Trotzdem sollte eine Lokalanästhesie nicht einfach deshalb eingesetzt werden, weil irgendeine Kontraindikation gegen die Allgemeinanästhesie besteht.

Kardiovaskuläres System. Die Wahl einer Technik der Regionalanästhesie bei Patienten mit einer koronaren Herzerkrankung oder einem fixierten Herzzeitvolumen erfordert differenziertes Urteilsvermögen. Sowohl die verwendete Substanz als auch die gewählte Technik können schwerwiegende Auswirkungen auf einen bereits gefährdeten Kreislauf haben. Doch unter der Voraussetzung, daß eine ausreichende Sauerstoffversorgung gewährleistet ist bzw. dem Auftreten und der Behandlung einer Hypotension äußerste Aufmerksamkeit gewidmet wird, spricht nichts dagegen.

Eingriffe bei Patienten mit koronarem Herzerkrankungen finden unter einem erhöhten Risiko statt, und dieses steigt durch eine längere Phase der Hypotension weiterhin deutlich an (*Mauney* et al. 1970). Bei Patienten mit vorangegangenem myokardialem Infarkt fanden *Steen* und Kollegen (1978) einen fünffachen Anstieg der Reinfarkt-Rate, wenn der systolische Druck für 10 Minuten oder länger um 30% oder mehr abfiel. Eine Hypotension reduziert die myokardiale Durchblutung und stellt vermutlich einen Hauptfaktor für die Auslösung eines Reinfarkts dar. Jede Situation, die zu einem relativen Anstieg der Herzarbeit und des myokardialen Sauerstoffbedarfs führt, sollte vermieden werden. Hypoxämie, Tachykardie, Hyper- und Hypotension oder verschiedene Kombinationen dieser Effekte führen daher beim Herzpatienten unweigerlich zu Problemen. Im Tierversuch mit Hunden, deren koronare Durchblutung reduziert war, kamen *Klassen* et al. (1980) zu dem Ergebnis, daß eine peridurale Sympathikusblockade eine vorteilhafte Neuverteilung des koronaren Blutflusses hin zum Endokard zur Folge hat, vermutlich aufgrund von Tonusänderungen der transmuralen Widerstandsgefäße. Studien an Menschen haben ergeben, daß eine hohe Spinalanästhesie zu einem Abfall des koronaren Blutflusses führte, der parallel zum Absinken des arteriellen Mitteldrucks verlief. Trotzdem war die myokardiale Sauerstoffextraktion nicht erhöht, ein Hinweis darauf, daß eine adäquate Sauerstoffversorgung des Myokards bei der geringeren Belastung erhalten blieb (*Hackel* et al. 1956).

Weitere Hinweise auf die relative Sicherheit der Regionalanästhesie finden sich in der Studie von *Reiz* und seinen Mitarbeitern (1980), die thorakale Periduralanästhesien an vier Patienten durchführten, deren Koronararterienerkrankung bekannt war. Sie stellten einen Rückgang der koronaren Durchblutung, der koronaren und systemischen Gefäßwiderstände, der Herzfrequenz und der myokardialen Sauerstoffextraktion fest. Außerdem ergab sich eine Verminderung der Laktatverwertung durch den Herzmuskel und kein Nachweis für Arrhythmien oder S-T-Segmentveränderungen auf dem EKG. Es soll nachdrücklich darauf hingewiesen werden, daß die Rolle der durch Regionalanästhesie bewirkten Sympathikusblockade bei der Behandlung des herzkranken chirurgischen Patienten unklar ist, aber einige erstaunliche Präzedenzfälle sind trotzdem erwähnenswert: *Griffiths* und *Gillies* (1948) führten das Konzept der induzierten Hypotension ein, indem sie eine hohe oder totale Spinalanästhesie bei Patienten mit einer schweren hypertensiven kardiovaskulären Erkrankung anwandten!

Patienten mit *Herzklappenerkrankungen* und solche, die unter einer Therapie mit Betablockern stehen, sind nur begrenzt in der Lage, auf Streß zu reagieren, und können ihr Herzzeitvolumen nicht erhöhen. Der Einsatz eines Spinal- oder Periduralblocks führt zu einer so ausgedehnten Sympathikuslähmung, daß sie einen Blutdruckabfall zur Folge haben kann. Ein unerwartet hohes Anästhesieniveau kann auch die N. accelerantes blockieren, und so addiert sich zu einer ohnehin schon gefährlichen Hypotension ein fixiertes Herzzeitvolumen.

Vorausgesetzt, daß aus einem geringen Herzzeitvolumen eine reduzierte hepatische Durchblutung resultiert und damit Lokalanästhetika vermindert metabolisiert werden, könnte dies eine Steigerung der systemischen Effekte dieser Wirkstoffe bewirken.

Respiratorisches Sytem. Patienten mit schweren respiratorischen Erkrankungen gehören zu denen, die bei ihrer Operation am ehesten zu einer Regionalanästhesie bereit sind. Sie sind

sich deutlich bewußt, daß ihre Erkrankung ihrer Aktivität Grenzen setzt, und daß eine Lokalanästhesie von Nutzen für sie sein kann. Bei peripheren Operationen oder Unterbaucheingriffen werden durch einen Block die Komplikationen der Allgemeinanästhesie und der neuromuskulären Relaxation vermieden. Der Patient behält die Kontrolle über Atemwege und Atmung. Bezieht man die Oberbauch- und Thoraxchirurgie mit ein, verlieren diese Vorzüge an Bedeutung, und meist ist eine ergänzende Allgemeinanästhesie notwendig. Außerdem wird bis zu einem gewissen Grad auch ein motorischer Block vorhanden sein, der ein Absinken der Vitalkapazität, der maximalen Atemkapazität und eine Einschränkung der Fähigkeit, Sekret abzuhusten, zur Folge hat. Dies kann zu Problemen bei Patienten mit chronisch obstruierenden Atemwegserkrankungen führen, die unter einer schlechten pulmonalen Compliance leiden und bei der Exspiration auf muskuläre Unterstützung angewiesen sind. Leider gibt es keine Klarheit darüber, ob irgendeine Form der präoperativen Lungenfunktionsuntersuchung schon vorher darauf hinweisen kann, welche Patienten gefährdet sein könnten. Der Hauptvorteil von Methoden der Regionalanästhesie bei der Oberbauch- und Thoraxchirurgie liegt im Bereich der postoperativen Analgesie.

Nervensystem. Eine vorbestehende Erkrankung des Nervensystems konfrontiert den Anästhesisten mit einem sehr umstrittenen Problem. *Bromage* (1978) hat mögliche Ursachen für neurologische Schäden während der Durchführung von Regionalanästhesien , speziell in der Nähe des Rückenmarks, überprüft. Sie umfassen ein direktes Trauma, Hämatom, Infektion, Vasokonstriktion und eine versehentliche Injektion eines Neurotoxins. Wenn der neurologische Zustand eines Patienten sich nach einer Regionalanästhesie verschlechtert, ist es fast unvermeidlich, daß nach Ausschluß sämtlicher anderen in Frage kommenden Ursachen der Block dafür verantwortlich gemacht wird. Doch *Bromage* hat auf elegante Weise gezeigt, daß viele periphere Nervenläsionen im Gefolge einer Periduralanästhesie nicht direkt auf die Technik zurückgeführt werden können.

Marinacci und *Courville* (1958) führten elektromyographische Untersuchungen an 482 Patienten durch, bei denen sich nach einer Spinalanästhesie Komplikationen eingestellt hatten; nur vier davon ließen sich auf die Anästhesie zurückführen.

Trotzdem gibt es bei Patienten mit neurologischen Vorerkrankungen viele Berichte über persistierende Verschlechterungen des Zustands nach einer Regionalanästhesie (*Chaudhari* et al. 1978; *Hirlekar* 1980; *Ballin* 1981). In einem solchen Zusammenhang muß die Regionalanästhesie bei der Wirbelsäulenchirurgie mit Vorsicht betrachtet werden. Auch in bezug auf bestehende neurologische Erkrankungen gibt es Befürworter der Regionalanästhesie, die der Überzeugung sind, daß diese keinen Einfluß auf den klinischen Verlauf einer großen Bandbreite von Krankheitszuständen besitzt (*Crawford* et al. 1981). Sie führen die Multiple Sklerose, das Guillain-Barré-Syndrom, die residuale Poliomyelitis und die Muskeldystrophie als Beispiel an, liefern aber keinen Hinweis auf die eingesetzten Substanzen, die Bewertungsmethoden oder die Dauer der Nachuntersuchung. Es existiert mindestens ein Fallbericht über einen plötzlichen Kreislaufkollaps im Gefolge einer Spinalanästhesie bei einem Patienten mit Guillain-Barré-Syndrom (*Perel* et al. 1977).

Das Rückenmark entwickelt ungefähr einen Monat nach Durchtrennung wieder eine Reflexaktivität. Autonome Massenreflexe können durch eine viszerale Stimulation, wie sie zum Beispiel eine volle Blase darstellt, hervorgerufen werden. Diese Reflexantworten können eine Hypertension und Bradykardie einschließen und einen lebensbedrohlichen Umfang annehmen, wenn die Durchtrennung oberhalb von T5 liegt. Verfahren wie z. B. eine Zystoskopie rufen diese Reflexe besonders häufig hervor; in diesen Fällen kann die Spinalanästhesie mit großem Erfolg speziell mit der Intention eingesetzt werden, die Reflexbahnen zu blockieren (*Schonwald* et al. 1981). Doch es gibt auch schon mindestens einen Bericht über einen solchen Massenreflex, der sich unter einem offensichtlich adäquaten Block entwickelte (*Lambert* et al. 1982).

Es scheint vernünftig, bei Patienten mit vorstehenden neurologischen Erkrankungen nur dann eine Regionalanästhesie durchzuführen, wenn sich damit ein klarer klinischer Vorteil erzielen läßt, und wenn mögliche Konsequenzen gründlich durchdiskutiert worden sind. Neurologische Defizite sollten vor und nach dem Verfahren sorgfältig dokumentiert werden.

Gastrointestinales System. Eine vorbestehende Lebererkrankung oder eine reduzierte hepatische Durchblutung kann den Metabolismus von Lokalanästhetika einschränken und damit das Auftreten toxischer Effekte wahrscheinlicher machen. Dieses Risiko läßt sich durch eine Dosisreduktion herabsetzen.

Adipositas. Die Durchführung der Regionalanästhesie bei adipösen Patienten kann technische Probleme bereiten. *Fisher* et al. (1975) gaben zu bedenken, daß Schwierigkeiten bei der Lagerung, der Identifikation der Orientierungspunkte und der Punktionsstelle in ihrer Summierung eine Lokalanästhesie extrem schwierig machen. Andererseits sind von *Buckley* und seinen Kollegen (1983) bei der Chirurgie des oberen Abdomens die Vorteile einer leichten Allgemeinanästhesie in Kombination mit einer Regionalanästhesie bei adipösen Patienten genau dokumentiert worden. Viele ihrer Patienten litten zusätzlich an kardiovaskulären und respiratorischen Erkrankungen, und trotzdem stellten sich postoperative Komplikationen seltener ein als bei einer Vergleichsgruppe, die nur eine Allgemeinanästhesie erhalten hatte. Doch die zwei Gruppen und die eingesetzten Techniken waren weder verbunden noch randomisiert, und ihre Resultate sollten vor diesem Hintergrund beurteilt werden.

Niere. Nach *Bromage* und *Gertel* (1972) sind Patienten mit chronischer Niereninsuffizienz für die Toxizität von Lokalanästhetika anfälliger als gesunde Patienten. Die Autoren meinten, daß dies auf eine unterschiedliche Eiweißbindung der Medikamente zurückzuführen ist, die auf der mit einer Niereninsuffizienz einhergehenden Hypoproteinämie beruht. Außerdem kann eine renale Anämie einen hyperdynamen Kreislauf verursachen und so zu einer schnellen systemischen Absorption führen. Andererseits verbessert möglicherweise der durch eine Regionalanästhesie ausgelöste Sympathikusblock die Zirkulation und Perfusion zum Ort der Operation hin, wobei es keine Rolle spielt, ob es sich dabei um die Niere selbst oder um den Oberarm bei der Anlage eines arteriovenösen Shunts handelt.

Diabetes mellitus. Bei Diabetes-Patienten findet man eine höhere Inzidenz von Arteriosklerose und allen begleitenden Komplikationen. Sie sind besonders empfänglich für Episoden schmerzloser myokardialer Ischämien, deswegen sollte das kardiovaskuläre System ununterbrochen überwacht werden. Im übrigen geht der Diabetes mit einer Mikroangiopathie, mit einer peripheren Neuropathie, mit autonomer Dysfunktion und häufigen Infektionen einher. Doch diese Probleme werden durch die Fälle mehr als ausgeglichen, in denen die Regionalanästhesie die Durchführung eines Eingriffs mit nur kurzer Unterbrechung der Kohlenhydrataufnahme und des Insulinregimes des Diabetes-Patienten ermöglicht.

Infektionen. Eine Infektion an der Stelle oder in der Nähe des Injektionsortes stellt eine absolute Kontraindikation für den Einsatz aller Techniken der Lokalanästhesie dar. Nicht nur, weil sich die Infektion auf diese Weise verbreiten könnte, sondern weil der Block sehr wahrscheinlich ineffektiv (*Bieter* 1936) sein würde, denn pH-Veränderungen im infizierten Gewebe beeinträchtigen die klinische Wirkung des Lokalanästhetikums. Es ist natürlich möglich, einen Nerven in entsprechendem Abstand vom Infektionsherd zu blokkieren, aber die Wirkung tritt nicht in jedem Fall ein, wie viele Patienten beim Zahnarzt bestätigen können.

Eine systemische Infektion stellt ebenfalls eine Kontraindikation für den Einsatz spinaler und periduraler Techniken dar. Peridurale Abszesse können spontan auftreten und durch Infektionsherde an beliebigen Stellen verursacht sein, aber sie entwickeln sich mit größter Wahrscheinlichkeit aus einem Hämatom, das von einer Periduralnadel oder einem Katheter verursacht wurde. Die Meinung, daß ein kaudaler Zugang ein größeres Infektionsrisiko birgt, ist unbegründet, solange auf adäquate Asepsis geachtet wird (*Abouleish* et al. 1980).

Muskelerkrankungen. Die maligne Hyperthermie stellt wahrscheinlich das bekannteste Beispiel einer Muskelerkrankung dar, die für die Anästhesie von Bedeutung ist. Die Regionalanästhesie vermeidet zwar die Gabe von volatilen Substanzen und Muskelrelaxantien, kann aber bei einzelnen anfälligen Patienten mit erhöhter Temperatur verbunden sein (*Katz & Krich* 1976; *Wadhwa* 1977). Amid-Lokalanästhetika wie zum Beispiel Lidocain können Kalzium aus dem sarkoplasmatischen Reticulum freisetzen; darum sollten sie nicht verwendet werden. Ester sind vermutlich sicherer (*Gronert* 1980), aber auch hier wurde bereits von einer Reaktion bei einem empfindlichen Patienten berichtet (*Katz & Krich* 1976).

Die Regionalanästhesie wird bei Patienten mit Muskeldystrophie und Myasthenia gravis befürwortet, und für letztere ist sie wahrscheinlich auch die Technik der Wahl bei peripheren Eingriffen oder in der Unterbauchchirurgie.

Gerinnungsstörungen. Schon häufig wurde festgestellt, daß eine Gerinnungsstörung eine absolute Kontraindikation für die Durchführung einer Regionalanästhesie darstellt. Das trifft sicherlich dann zu, wenn die Regionalanästhesie an einer Stelle durchgeführt wird, an der eine Blutung nicht durch direkte Kompression unter Kontrolle gebracht werden kann. Folglich sollten eine Peridural- und Spinalanästhesie nicht bei Patienten mit Bluterkrankungen (wie z. B. Thrombopenie, Hämophilie, Leukämie) oder solchen

unter Langzeittherapie mit Gerinnungshemmern eingesetzt werden. Dies muß jedoch nicht unbedingt für einen Patienten zutreffen, der für die Dauer des chirurgischen Eingriffs Heparin erhält, wenn nach dem Einführen des Periduralkatheters einige Zeit vergangen ist.

Peridurale Hämatome erscheinen auch spontan bei normalen Patienten (*Cooper* 1967; *Markham* et al. 1967). Sie entstehen häufiger bei Patienten unter antikoagulativer Therapie (*Cousins* 1972; *Bamford* 1978) und noch häufiger nach einer Periduralanästhesie (*Gringrich* 1968; *Butler & Green* 1970; *Helperin & Cohen* 1971; *Janis* 1972; *Varkey & Brindle* 1974). Dabei können sich eine Rückenmarkskompression und Paraplegie entwickeln und irreversibel werden, wenn man sie nicht rechtzeitig diagnostiziert und behandelt. Die bestehende Blockade macht die Diagnose jedoch schwierig.

Eine Lösungsmöglichkeit besteht in der Einführung des Periduralkatheters vor der Antikoagulation und der Überwachung der resultierenden Gerinnungszeit (*Rao & El Etr* 1981). Der Bedarf an Heparin kann sehr verschieden sein, und eine exzessive Dosierung läßt sich durch engmaschiges Monitoring vermeiden. Der Katheter sollte eine Stunde vor Verabreichung einer Repetitionsdosis von Heparin entfernt werden. Der Heparinplasmaspiegel liegt dann niedrig, dadurch wird die Gefahr einer Blutung in den Periduralraum verringert. Durch die Einführung des Katheters vor der Antikoagulation läßt sich die Gefahr einer Hämatombildung jedoch nicht ganz vermeiden (*Gringrich* 1968). Einen Periduralkatheter nach dem Beginn einer antikoagulativen Therapie zu legen, ist kaum zu rechtfertigen, obwohl dies in 1000 Fällen offensichtlich sicher durchgeführt werden konnte (*Odoom & Sih* 1983).

Subarachnoidale Hämatome treten sehr viel seltener auf (*Lund* 1971). Trotzdem ist es ratsam, eine Spinalanästhesie bei Patienten mit Bluterkrankungen und dort, wo eine volle Antikoagulation durchgeführt wird, zu vermeiden.

Niedrig dosierte Heparinisierung. Die Gabe von subkutanem Heparin hat sich eingebürgert, seitdem eine internationale Untersuchung gezeigt hat, daß sie als Prophylaxe gegen tiefe venöse Thrombosen und Lungenembolien effekt ist (*Kakkar* et al. 1975). Es hat viele Diskussionen darüber gegeben, ob bei Patienten unter dieser Therapie Regionalanästhesien eingesetzt werden sollten. Die Schwierigkeit, sich für eine geeignete Technik der Regionalanästhesie zu entscheiden, hängt mit der Unberechenbarkeit der Reaktion auf Heparin zusammen. Man kann vielleicht von Glück sagen, daß auch die Vorteile der niedrig dosierten Heparin-Therapie begrenzt sind und zu einem Rückgang ihres Einsatzes geführt haben. Bei größeren orthopädischen Operationen zum Beispiel überwiegen die Risiken von Hämatomen und Hämarthrosen die Vorteile.

Es erscheint daher vernünftig, während einer niedrig dosierten Heparinisierung eine periphere Regionalanästhesie anzuwenden; der Einsatz zentraler Blöcke dagegen, bei denen eine Hämorrhagie nicht durch direkten Druck unter Kontrolle gehalten werden kann, ist umstritten. Bei solchen Patienten setzen viele Anästhesisten keine spinalen oder periduralen Techniken ein, aber es sind bereits Berichte über ihre sichere Durchführung erschienen (*Alleman* et al. 1983).

Sichelzellenanämie. Bei einer Sichelzellenanämie ist die Regionalanästhesie Methode der Wahl (*Howells* et al. 1972). Im Hinblick auf Perfusion, Erhaltung einer adäquaten Sauerstoffversorgung und die Verwendung von Tourniquets sollten die üblichen Vorsichtsmaßnahmen eingehalten werden. Es empfiehlt sich, Prilocain bei diesen Patienten aus theoretischen Gründen nicht anzuwenden.

Allergie. Viele Patienten behaupten von sich, „allergisch" gegen Lokalanästhetika zu sein, aber die Anamnese zeigt in aller Regel, daß eine vorausgegangene Reaktion das Ergebnis systemischer Toxizität, die Wirkung eines zugesetzten Vasokonstriktors oder eine psychologische Reaktion gewesen ist. Die meisten Patienten haben Lokalanästhetika nur beim Zahnarzt erhalten, wo viele Furcht und Ängstlichkeit empfinden, der Adrenalinplasmaspiegel hohe Werte annimmt und Injektionen in gut vaskularisiertem Gewebe durchgeführt werden. Eine Allergie gegen Lokalanästhetika kommt selten vor (Kap. 4), aber jeder verdächtige Fall sollte überprüft werden, da andernfalls die Regionalanästhesie möglicherweise grundlos nicht eingesetzt wird.

Die übliche Methode zur Testung der Empfindlichkeit auf Lokalanästhetika ist die intradermale Injektion, aber falsch positive Reaktionen kommen relativ häufig vor (*Aldrete & Johnson* 1970). Dabei sollten alle Möglichkeiten für eine Reanimation zur Verfügung stehen, und initial sollten 0,1 ml injiziert werden. Eine vollständige Untersuchung besteht aus mehreren subkutanen Injektionen mit wachsenden Dosen des Lokalanästhetikums (*de Shazo & Nelson* 1979). Eine Kreuzsensibilität kommt bei Estern häufig vor, doch nicht zwischen den Amiden. Eine Empfindlichkeit auf das Konservierungsmittel Methyl-

paraben sollte immer gleichzeitig überprüft werden.

Medikamentöse Therapie. Wechselwirkungen zwischen anderen Medikamenten und Lokalanästhetika kommen relativ selten vor (Kap. 4), aber sie könnten Einfluß auf die Wahl der Technik haben, besonders im höheren Alter – Patienten über 60 Jahren bilden 12% der britischen Bevölkerung, erhalten aber 50% der ärztlichen Verordnungen.

Psychologie. Eine psychische Erkrankung stellt keine Kontraindikation für eine Regionalanästhesie dar, aber zur Durchführung des Verfahrens muß der Patient in der Lage sein, das bevorstehende Verfahren zu verstehen und seine Zustimmung zu geben. Die erforderliche kontinuierliche Kooperation kann durch die Art seiner Erkrankung unmöglich gemacht werden. *Moore* (1976) stellte fest, daß Hysterie und Dissimulation eine relative Kontraindikation für den Einsatz einer Regionalanästhesie darstellen.

Die Operation

Die Regionalanästhesie ist nicht für alle Operationen geeignet. In einigen Fällen ist möglicherweise der passende Block mit technischen Schwierigkeiten und einer hohen Versagerquote verbunden, oder die Größe der Operation erfordert mehr als eine Blockade, so daß Probleme in bezug auf Toxizität entstehen können. Doch in vielen anderen Fällen kann die Regionalanästhesie eine wirksame postoperative Analgesie bieten, sogar wenn eine Sedierung oder eine Allgemeinanästhesie als Ergänzung für die Operation selbst erforderlich sind. Einer der wesentlichen Vorteile der Regionalanästhesie in der Geburtshilfe liegt darin, daß die Mutter zum Zeitpunkt der Geburt voll bei Bewußtsein und medikamentös nicht sediert sein kann.

Lage und Art der Operation. Die gewählte Regionalanästhesie sollte natürlich im Bereich der Hautinzision wirken, aber ihre Ausdehnung muß groß genug sein, um auch Reize aus tieferen, bei der Operation manipulierten Strukturen blockieren zu können. Zum Beispiel ist ein auf T11 und T12 begrenzter Block durchaus für die Inzision einer inguinalen Herniotomie ausreichend, aber seine Wirkung ist dann inadäquat, wenn der Chirurg den Hoden oder den Samenstrang bewegen muß. Ebenso wird eine perineale Anästhesie allein für eine vaginale Hysterektomie unzureichend sein. Beim Einsatz einer Spinal- oder Periduralanästhesie muß man sich sicher sein, daß ihre Ausdehnung der Operation „angepaßt" ist und weder zu hoch noch zu tief reicht.

Sogar wenn technisch eine komplette Anästhesie möglich ist, bietet die Wachheit des Patienten nicht immer Vorteile. Kein Patient sollte das Sägen während einer Amputation bewußt wahrnehmen; hierfür und für andere ähnlich kritische Momente ist zumindest eine kurzdauernde Bewußtlosigkeit erforderlich.

Zeitdauer. Die Zeitdauer ist ein wichtiger Faktor für die Wahl der regionalen Technik. Kathetertechniken, die mehrfache Injektionen des Lokalanästhetikums während der Operation erlauben, sollten bei Eingriffen angewendet werden, deren Dauer aller Wahrscheinlichkeit nach die Wirkung einer einzelenen Dosis überschreitet. Spinalanästhesien zum Beispiel, bei denen die Verwendung eines Katheters nicht wünschenswert ist, bleiben Operationen vorbehalten, die ihr Ende sicher vor dem Abklingen der Wirkung einer Einzeldosis finden und die keine lokale Analgesie zur postoperativen Schmerzkontrolle erfordern.

Chirurg und Anästhesist. In wie vielen Fällen eine Regionalanästhesie für geeignet gehalten wird, hängt nicht nur von der Einstellung des Anästhesisten, sondern auch von der des Chirurgen ab. Nicht jeder Anästhesist hat soviel Glück wie der Autor, dessen Kollege aus der Chirurgie bereits einen Chirurgen zum Vater hatte, bei dem 90% der Operationen unter einer Lokalanästhesie liefen, die er auch noch selbst durchführte (*McEvedy* 1946). Eines der Hauptvorurteile der Chirurgen gegen die Regionalanästhesie ist zunächst die Befürchtung, daß der ungehinderte Ablauf des Operationsprogramms beeinträchtigt werden könnte. Bei umsichtiger Planung muß das nicht passieren (Kap. 2). Die Kooperation und Begeisterung der Chirurgen sollte jederzeit gefördert werden, dabei gehört es zur allgemeinen Höflichkeit, sie über eine geplante Regionalanästhesie im voraus zu informieren. Eine zweite Ursache chirurgischer Bedenken besteht in der Möglichkeit, daß die Operation durch eine inadäquate Anästhesie oder fehlende Muskelrelaxation beeinträchtigt werden könnte. Der Chirurg hat das Recht auf bestmögliche Operationsbedingungen, und vom Anästhesisten wird dazu Übung, Erfahrung und Geduld verlangt. Die Atmosphäre im Operationssaal sollte entspannt und streßfrei sein. Es herrscht eine große Meinungsvielfalt unter den Chirurgen, wenn es darum geht, woraus eine „ideale" Umgebung besteht. Einige genießen die mit einem wachen Patienten verbundene technische Herausforderung und

den sozialen Kontakt, während andere Wert auf ungehindertes Sprechen legen und eine Allgemeinanästhesie bevorzugen. Letztere Ansicht muß natürlich respektiert werden, aber viele ältere Chirurgen sind der Meinung, daß in der Ausbildung ab einem gewissen Stadium Erfahrungen im Operieren wacher Patienten gesammelt werden sollten. Sie weisen darauf hin, daß dies der Verfeinerung der chirurgischen Technik dient und die Disziplin im Operationssaal verbessert.

Unter Anästhesisten gibt es ähnlich unterschiedliche Haltungen zur Regionalanästhesie. Moderne Ausbildungsvorschriften stellen sicher, daß alle in Ausbildung befindlichen Anästhesisten von einem frühen Zeitpunkt an eine gewisse Erfahrung auf diesem Gebiet erlangen, aber nicht jeder ist von seiner Veranlagung her dafür geeignet, die speziellen Herausforderungen zu bewältigen, die die Regionalanästhesie mit sich bringt. In diesem Fall empfiehlt sich die Beherrschung von ein bis zwei häufig anwendbaren Blockaden, so daß das Repertoire nicht nur auf die Allgemeinanästhesie beschränkt ist und Patienten die Vorzüge der Regionalanästhesie nicht völlig versagt bleiben. Auf der anderen Seite muß der Enthusiast sich sicher sein, daß seine Hauptsorge dem Gesamtwohlbefinden des Patienten gilt und nicht seiner eigenen Begeisterung für die Durchführung von Regionalanästhesien.

Verfügbare Einrichtungen

Zunächst sollen die Ausrüstung und Medikamente besprochen werden, die für die sichere und effektive Anwendung der ausgewählten Methode notwendig sind.

Wiederbelebung. Ein intravenöser Zugang und intravenöse Infusionslösungen, ein Wagen zur Aufbewahrung von Medikamenten und Zubehör, ein Sauerstoffanschluß und Medikamente bzw. die Ausrüstung zur Wiederbelebung müssen vorhanden sein. Zur Ausrüstung gehören obligat ein Narkosegerät als Sauerstoffquelle und zur Sicherstellung der pulmonalen Ventilation, ein Laryngoskop, oropharyngeale und mit Cuff versehene Endotrachealtuben, ein Führungsstab und eine Möglichkeit zur kontinuierlichen Absaugung. Thiopental, Diazepam, Suxamethonium, Ephedrin und Atropin sollten sofort zur Verfügung stehen.

Lokalanästhetika. Die Pharmakologie der Lokalanästhetika ist in Kapitel 4 beschrieben worden. Es leuchtet ein, daß das entsprechende Medikament für die geplante Anästhesie vorhanden sein muß. *Es sollte jede nur mögliche Sorge dafür getragen werden, daß mit Sicherheit das beabsichtigte Lokalanästhetikum injiziert wurde. Die versehentliche Injektion von Antiseptika oder anderen reizenden Lösungen, wie zum Beispiel Kaliumchlorid, hat katastrophale Folgen.*

Die Verpackung der Lokalanästhetika. Der Inhalt von Einweg-Glasampullen einer seriösen Herstellerfirma ist garantiert steril und sollte für alle zentralen Blöcke verwendet werden. Die Ampullen selbst können doppelt verpackt und sterilisiert sein, um innerhalb eines sterilen Bereiches verwendet werden zu können. Mehrfachampullen enthalten zusätzlich bakteriostatische Wirkstoffe und sind nicht für spinale oder peridurale Anwendung geeignet. Es wurde empfohlen, Mehrfachampullen auch für andere Techniken der Regionalanästhesie grundsätzlich nicht zu verwenden (*Henderson & Macrae* 1983), weil durch vorherigen Gebrauch Krankheitserreger hineingelangt sein könnten. Diese Bedenken können ausgeräumt werden, indem man eine Mehrfachampulle nur einmal verwendet und danach den Verschluß mit einem Flaschenöffner entfernt und entsorgt. Generika sollten mit Mißtrauen betrachtet werden, wenn der genaue Inhalt nicht bekannt ist.

Alle Injektionen sollten über einen „micropore"-Filter gegeben werden, wenn nicht beim Aufziehen ein Filter (FS 5000 Burron Medical) verwendet wurde, denn durch Partikel von Ampullen (*Somerville & Gibson* 1973) und von Einweg-Sets für die Regionalanästhesie (*Seltzer* et al. 1977) könnten Probleme entstehen.

Kommerziell hergestellte Lokalanästhetika-Lösungen mit Adrenalin haben einen niedrigeren pH als einfache Lösungen und enthalten ein Konservierungsmittel. Diese Faktoren verhindern die Oxidation von Adrenalin, können aber mit neurotoxischen Reaktionen in Zusammenhang stehen. Der Zusatz von Adrenalin zur einfachen Lösung kurz vor Gebrauch senkt den pH nicht signifikant. (*Tucker* 1983).

Die präoperative Visite

Die Aufklärung des Patienten

Es kann nicht oft genug betont werden, daß die präoperative Vorbereitung des Patienten einer der Schlüssel zum Erfolg der Regionalanästhesie ist. Sie stellt eine Beziehung zum Patienten her, garantiert seine Kooperation und erleichtert die technische Durchführung des Blocks. Patienten

mit vorbestehenden Erkrankungen wie zum Beispiel einer obstruktiven Lungenerkrankung fürchten sich oft vor einer Regionalanästhesie. Gesünderen Patienten kann die Auswahl zwischen Regionalanästhesie, Allgemeinanästhesie oder einer Kombination aus beiden angeboten werden. Die meisten Patienten ziehen es vor, zu schlafen, und ihre Wünsche sollten immer berücksichtigt werden. Es mag gelegentlich notwendig sein, die Vorzüge der Regionalanästhesie „anzupreisen", aber es darf daraus kein Versuch zur Nötigung entstehen.

Der Patient sollte in angemessener und verständlicher Form über das geplante Verfahren aufgeklärt werden. Es ist eine große Hilfe, wenn der Anästhesist am eigenen Leib die Erfahrung einer Regionalanästhesie gemacht hat. Wenn Parästhesien ausgelöst werden müssen, ist der Patient darüber speziell zu informieren.

Bleibt der Patient während der Operation bei Bewußtsein, sollte er in weiser Voraussicht vorgewarnt werden, daß eine gewisse Sensibilität erhalten bleiben kann und daß er unter Umständen Bewegung, Wärme oder Kälte empfindet, sonst könnte jeder Stimulus als Schmerz interpretiert werden. Das wiederum führt unter Umständen zu eigentlich unnötigen Maßnahmen. Man sollte aber nachdrücklich darauf hinweisen, daß jede wirkliche Schmerzempfindung unverzüglich Beachtung finden wird.

Man tut gut daran, die mit der gewählten Technik verbundenen Vorteile hervorzuheben – schnelle Erholung, kein postoperativer Schmerz, geringeres Vorkommen von Übelkeit und Erbrechen etc. – und diesen Vorzügen die Beschreibung der Vorgänge vor, während und nach der Blockade folgen zu lassen. Oft muß dem Patienten zugesichert werden, daß er die Operation nicht sehen wird.

Die Vorbereitung des Patienten

Patienten, für die größere Blöcke vorgesehen sind, sollten genauso behandelt werden wie vor einer Allgemeinanästhesie und am Tag der Operation von Mitternacht an nichts mehr zu essen bekommen. Ist eine periphere Nervenblockade geplant, kann bis zu vier Stunden vor dem erwarteten Operationsbeginn eine leichte Mahlzeit gereicht werden, zum Beispiel Tee und Toast. Die Einnahme gewohnter Medikamente mit einem Schluck Wasser zur üblichen Zeit ist erlaubt, wenn keine Kontraindikationen bestehen. Vor der Operation sollte möglichst die Blase entleert werden, denn bei einer Überdehnung während einer Spinal- oder Periduralanästhesie wächst die Inzidenz einer postoperativen Katheterisierung signifikant. Eine volle Blase bei einem Patienten mit peripherem Block kann sich unangenehm und störend auswirken.

Medikamente zur Prämedikation

In einigen Fällen ist zur Prämedikation nicht mehr erforderlich als eine präoperative Visite und eine hinreichende Erklärung des bevorstehenden Vorgangs. Doch bei den meisten Patienten ist die Gabe eines Medikamentes wünschenswert, wobei das Ziel die Linderung von Schmerz und Angst sein sollte.

Opioide. Bei Patienten mit Frakturen oder anderen schmerzhaften Zuständen kann eine Schmerzlinderung notwendig sein. Sie ermöglicht den Transport zum Operationssaal und die Lagerung für die bevorstehende Blockade mit einem Minimum an Belastung. Unter diesen Umständen sind Opioid-Analgetika geeignet, obwohl sie viele Eigenschaften besitzen, die bei Regionalanästhesie-Patienten nicht gerade wünschenswert sind, wie zum Beispiel die Auslösung von Übelkeit, Erbrechen, Atemdepression und eine verzögerte Magenentleerung. Als Alternative zu den Opioiden schlagen *Grant* et al. (1981) Ketamin intramuskulär (0,5 mg/kg) vor.

Benzodiazepine. Anxiolytische Medikamente wie Diazepam, Lorazepam und Temazepam sind nützliche Prämedikationsmittel für Patienten, die sich einer Operation unter Regionalanästhesie unterziehen müssen. Oral gegebenes Diazepam (2,5 mg–10 mg 2 Stunden vor der Operation) ist allgemein sehr gebräuchlich geworden, besonders weil es den Vorteil besitzt, eine Krampfneigung zu unterdrücken, was bei einer versehentlichen Überdosierung von Lokalanästhetika eine gewisse Sicherheit bietet. Trotzdem hat die Verwendung von Diazepam unter diesen Umständen mindestens zwei entscheidende Nachteile. Zunächst einmal besitzt es besonders bei älteren Menschen eine extrem lange Wirkdauer. Zweitens kann sich der protektive Effekt auf das Zentrale Nervensystem (ZNS) nachteilig auswirken, weil sich auf diese Weise kardiotoxische Effekte entwickeln können, ohne daß irgendwelche warnenden Anzeichen oder Symptome seitens des ZNS darauf hinweisen.

Lorazepam (1–2,5 mg 2 Stunden vor der Operation) hat einen langsamen Wirkungseintritt und eine verlängerte Wirkdauer. Wie Diazepam kann es oral oder parenteral gegeben werden. Viele Anästhesisten bevorzugen Temazepam 10–20 mg per os 1 Stunde vor der Operation. Es hat eine relativ kurze Wirkdauer, ist ein wirksames Anxiolytikum und besitzt wenig Nebenwirkungen (*Beechey* et al. 1981). Es ruft keine Amnesie hervor; wenn dies erforderlich ist, sollte eines der anderen Benzodiazepine wie zum Beispiel Lorazepam verwendet werden.

Andere Medikamente zur Prämedikation. Mit wenigen Ausnahmen in der Pädiatrie werden Phenothiazine nur selten zur Prämedikation eingesetzt. Butyrophenone wie zum Beispiel Droperidol finden überhaupt keine Verwendung. Sie können das Erscheinungsbild eines entspannten und kooperativen Patienten hervorrufen, der aber in Wirklichkeit extrem ängstlich ist. Anticholinergische und antiemetische Medikamente werden normalerweise nicht als Mittel zur Prämedikation vor einer Regionalanästhesie eingesetzt, obwohl sie unter bestimmten Umständen notwendig sein können.

Das übliche Verfahren des Autors vor längeren Operationen besteht in der Gabe von langwirkenden, nicht-steroidalen Antiphlogistika. Sie sind gut dafür geeignet, Steifheit durch eine längere Unbeweglichkeit zu verhindern. Sogar wenn eine leichte Allgemeinanästhesie durchgeführt wurde, kann dies Beschwerden verursachen, und Piroxicam 20 mg oder Diflunisal 500 mg per os 2 Stunden vor der Operation erweisen sich als hilfreich.

Wenn unangenehme, übermäßige Sekretionen zu erwarten sind, können Anticholinergika wie Atropin oder Hyoscin von Nutzen sein. Den meisten Patienten mit einer Regionalanästhesie bereitet die Mundtrockenheit, die sie zur Folge haben, unnötiges Unbehagen. Wenn eine antivagale Wirkung erwünscht ist, sollte Atropin besser intravenös direkt zum erforderlichen Zeitpunkt gegeben werden.

Prämedikation bei älteren Patienten. Eine starke Prämedikation sollte vermieden werden. Benzodiazepine können eine ausgeprägte Sedierung, Irritation und Unruhe verursachen und haben den Nachteil der Irreversibilität, wenn sie einmal gegeben wurden. Viele alte Patienten kommen zur Operation einer Fraktur, und es empfiehlt sich, der Prämedikation ein Analgetikum zuzusetzen. Ein intramuskuläres Antiemetikum wie Cyclizin 50 mg, Prochlorperazin 12,5 mg oder Metoclopramid 10 mg könnte bei Verwendung von Opiaten von Nutzen sein. Hyoscin sollte vermieden werden.

Die Durchführung des Blocks

Die Behandlung des Patienten

Eine sorgfältige Behandlung beginnt bereits während des Transportes des Patienten zum Einleitungsraum. Es sollte ausreichende Hilfe zur Verfügung stehen, um sicherzustellen, daß dies mit möglichst wenig Unbequemlichkeiten geschehen kann, besonders, wenn der Krankheitszustand, der die Operation erforderlich macht, schmerzhaft ist. Für die Durchführung des Blocks kann der Patient entweder auf der fahrbaren Trage verbleiben oder auf den Operationstisch gelagert werden. Der Autor zieht die Trage vor, weil sie mehr Platz für die Lagerung des Patienten bietet und etwas bequemer ist. Außerdem ist es möglich, daß der OP-Tisch noch in Gebrauch ist. Die gesamte für die Blockade erforderliche Ausrüstung – inklusive speziell notwendiger Dinge, wie zum Beispiel ein Stuhl, wenn der Block in sitzender Position durchgeführt werden muß – sollten schon vorbereitet sein, bevor der Patient eintrifft.

Es muß entsprechend kompetente Hilfe verfügbar sein, und unter Umständen ist mehr als eine Person erforderlich, besonders wenn der Block außerhalb des Gesichtsfeldes des Patienten durchgeführt wird. Ein Assistent kann die erforderlichen Gerätschaften und Medikamente anreichen, und der andere kann den Patienten beruhigen und beobachten, während der Block durchgeführt wird. Der Einleitungsraum sollte gut beleuchtet sein und eine vernünftige Temperatur haben. Es empfiehlt sich, Kopfkissen und Schaumgummipolster erreichbar zu haben, um die Bequemlichkeit des Patienten zu gewährleisten. Die optimale Einrichtung eines Einleitungsraumes für die Lokalanästhesie ist bereits beschrieben worden (*Rosenblatt & Shal* 1984).

Vor der Lagerung des Patienten sind Puls und Blutdruck zu messen und der intravenöse Zugang zu fixieren. Intravenöse Infusionen und zusätzlicher Sauerstoff können dann gegeben werden, wenn sie für den jeweiligen Block, den Patienten oder die Operation indiziert sind. Während all dies geschieht, empfiehlt es sich, den Patienten noch einmal daran zu erinnern, was mit ihm während der Durchführung des Blocks geschehen wird.

Die Spinal- oder Periduralanästhesie kann bei der Kombination mit einer Allgemeinanästhesie vor oder nach der Einleitung durchgeführt werden. Die Entscheidung beruht auf der persönlichen Präferenz des Anästhesisten, der erforderlichen Übung und Erfahrung und auf den Bedürfnissen des jeweiligen Patienten. Doch in den Fällen, in denen die Allgemeinanästhesie zuerst eingeleitet wird, sollte der Zustand des Patienten vor der Durchführung der Regionalanästhesie stabil sein. Bei den mehr peripheren Blöcken sind die subjektiven Empfindungen des Patienten für den Erfolg des Blocks und die Vermeidung von Komplikationen wichtig. Warnzeichen und Symptome können beim bewußtlosen Patienten übersehen werden. Die meisten Anästhesisten stimmen darin überein, daß vor der Regionalanästhesie keine starke Sedierung angestrebt werden sollte, weil das eine schlechte Kontrolle des Patienten zur Folge haben könnte.

Der Patient wird unter der Aufsicht des Anästhesisten gelagert. Als *aide memoire* oder aus Schulungsgründen können relevante anatomische Strukturen mit einem Stift markiert werden. Es hat keinen Sinn, dies vor der endgültigen Lagerung des Patienten zu tun, weil sich die anatomischen Relationen dabei verändern können. Die Haut wird mit einer antiseptischen Lösung präpariert, und beim wachen Patienten legt man am Ort der Injektion eine Hautquaddel an. So wird der Patient auf die folgende Punktion vorbereitet und der Anästhesist hat die Gelegenheit, die Reaktion des Patienten abzuschätzen.

Ausrüstung

Wagen

Ein mobiler Wagen mit Fächern zur Unterbringung von sterilen Packungen, Medikamenten und anderen Ausrüstungsgegenständen, stellt den Idealfall dar. Ein einfacher Tisch für das Regionalanästhesie-Set ist die Mindestvoraussetzung. In der Nähe sollte ausreichend Stauraum für zusätzliche Gegenstände sein. Die sterile Arbeitsfläche muß ausreichend groß sein, um ein leichtes Arbeiten und die Gewährleistung der Asepsis sicherstellen zu können.

Kommerziell zusammengestellte Sets findet man in Großbritannien immer noch relativ selten; sie sind aber in den Vereinigten Staaten, meist für die Spinal- oder Periduralanästhesie, überall erhältlich. Mehrzwecksets und solche für periphere Nervenblockaden sind ebenfalls im Handel. Es gibt große Unterschiede in Form und Inhalt, aber ein wesentlicher Vorteil liegt in der durch den Hersteller garantierten Sterilität.

Viele Anästhesisten bevorzugen in der Klinik eigene Sets, weil sie bessere Möglichkeiten für die Verwirklichung persönlicher Wünsche bieten. Sie sind am ehesten für Krankenhäuser mit einer großen Patientenzahl und einer zentralen Sterilisationsabteilung geeignet, die die Sterilität und das Fehlen einer Kontamination garantieren kann. Kommerzielle Sets dürften für kleinere Krankenhäuser und „gelegentliche" Benutzer geeigneter sein.

Wenn Klinikpackungen benutzt werden, liegt das größte Problem im Konsens aller über deren Inhalt. Eine Möglichkeit ist die Herstellung eines Basissets, das auch ausreichendes Material für die Vorbereitung der Haut enthält, wenn möglich mit einer begrenzten Anzahl sorgfältig gepflegter, wiederverwendbarer Qualitäts-Glasspritzen und Nadeln. Als Alternative kann Material wie z. B. Spritzen, Nadeln, Filter, Katheter und Medikamente hinzugefügt werden, wenn es nötig ist. Ein separates Tablett mit unterschiedlichem Inhalt kann für periphere Nervenblockaden vorbereitet werden.

Wenn eines dieser Sets Lokalanästhetika enthalten soll, empfiehlt es sich, den Klinikapotheker zu Rate zu ziehen, damit Sterilität, Wirksamkeit und Reinheit gewährleistet sind.

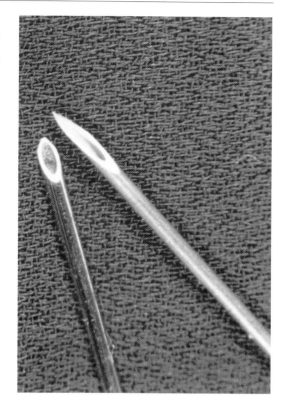

Abb. 5.1 Nadelspitzen mit langem und kurzem Schliff

Nadeln

Die verschiedenen Möglichkeiten für die einzelnen Verfahren werden in den entsprechenden Kapiteln im zweiten Teil dieses Buches diskutiert. Man hat die Wahl zwischen Einweg- und Mehrwegnadeln. Das in Großbritannien erhältliche Angebot ist im Vergleich zu den Vereinigten Staaten enttäuschend gering. Trotzdem besitzen Einwegnadeln die Vorteile eines garantierten Herstellungs- und Sterilitätsstandards, und die Auswahl ist vielfältig genug, um sich auf jede Blockade einstellen zu können. Nadeln mit kurzem Schliff verursachen (Abb. 5.1) signifikant weniger Nervenschädigungen als normale Nadeln (*Selander* et al. 1977), besonders wenn der Nadelschliff parallel zur Längsachse des Nerven verläuft.

Einwegnadeln mit stiftförmiger Spitze (Regional Master Corporation), die der Whiteacre-Spinalnadel ähneln, sind ebenfalls relativ atraumatisch. Sie besitzen eine Teflonummantelung und sind für die Verwendung mit einem Nervenstimulator bestimmt. Eine intraneurale Injektion ist fast unmöglich, weil sie eine seitliche Öffnung haben (*Galindo & Galindo* 1980). Sie sind in drei Größen (25 G = 3.2 cm, 22 G = 6.3 cm und 22 G = 12.6 cm) erhältlich. Die Nadel mit dem kleinsten Durchmesser wird nicht empfohlen, weil die Injektion durch sie sehr schwierig ist. Eine praktische, obwohl teure, Einwegnadel für kleinere periphere und kraniale Nervenblockaden und Injektionen an Trigger-Punkten ist eine 25 G-Retrobulbär-Nadel mit 4 cm Länge (Steriseal). Transparente Nadelansätze ermöglichen die frühe Erkennung einer intravaskulären Lage bei einer Plexus-Anästhesie oder bei peripheren Nervenblöcken. Dabei gilt, daß jede Möglichkeit zur Prävention einer intravaskulären Injektion unterstützt werden muß.

Der Sicherheitswulst bei wiederverwendbaren Nadeln wird als wichtig erachtet, weil eine häufige Resterilisation und Wiederverwendung den Übergang zwischen Ansatz und Nadel schwächen kann. Dies ist überflüssig bei Einwegnadeln, die mit einem modernen Herstellungsverfahren produziert wurden, wobei im täglichen Gebrauch auf Folgendes zu achten ist: Die Nadel sollte nicht geradegebogen, sondern ausrangiert werden, wenn sie sich bei der Punktion verbogen hat; sie sollte vor Richtungsänderungen ein ganzes Stück zurückgezogen werden; sie sollte nach stärkerem Kontakt mit dem Knochen inspiziert und im Falle einer Beschädigung ersetzt werden.

Katheter

Einwegkatheter sollten biochemisch inert und einfach zu sterilisieren sein, einen niedrigen Reibungskoeffizienten und eine hohe Zugfestigkeit besitzen, angemessen steif sein, aber nicht zu leicht knicken, und die Spitze sollte atraumatisch geformt sein. Die meisten modernen Katheter sind in Abständen markiert und röntgendicht.

Der Racz-Katheter (Arrow International) ist für den Langzeitgebrauch entwickelt worden und besteht aus einer Drahtspirale mit einem geraden Stück ähnlichen Drahtes, der als „permanentes Stilett" fungiert. Er besitzt einen Mantel aus Fluoropolymeren (*Racz* et al. 1982). Wenn er als Periduralkatheter eingesetzt wird, muß man bei seiner Entfernung vorsichtig sein (*Lingenfelter* 1983). Er läßt sich bei nicht-gekrümmtem Rücken am leichtesten herausziehen (*Frankhouser* 1983).

Periduralkatheter werden in Kapitel 8 beschrieben.

Intravenöse Kanülen lassen sich auch für eine kontinuierliche Kaudal- oder Plexusanästhesie verwenden. Im Idealfall sollten sie aus Teflon hergestellt und röntgendicht sein. Für einen kontinuierlichen Plexusblock besitzt eine 20 G-Nadel mit Metallansatz (z. B. Cathlon der Firma Jelco) den Vorteil, daß dieser über eine Krokodilklemme mit einem Nervenstimulator verbunden werden kann. Die Füllung des Katheters mit Kochsalzlösung ermöglicht dann eine Stimulation des Nerven. Der Nachteil liegt in der fehlenden Röntgendichte.

Spritzen

Glasspritzen mit exakt passenden Glas- oder Metallstempeln sind ideal für die Zwecke der Regionalanästhesie, wobei jedoch die Paßgenauigkeit des Stempels im Spritzenzylinder zwischen verschiedenen Spritzen und sogar zwischen Abschnitten derselben Spritze variieren kann. Sie sollte deswegen vor Gebrauch zusammengesetzt bzw. getestet und nicht verwendet werden, wenn der Stempel nicht gut läuft. Die Aspiration einer kleinen Menge Kochsalzlösung in die Spritze zur „Schmierung" des Spritzenzylinders ist in Zwei-

felsfällen hilfreich. Unter Umständen liegt es am Handschuhpuder, wenn der Stempel steckenbleibt, so daß es sich empfiehlt, die im Kolben gleitenden Glasteile des Stempels nicht zu berühren. Plastikeinmalspritzen guter Qualität vermitteln ein eher konstantes Gefühl, verfügen allerdings selbstverständlich nicht über die Feinheit der Glasspritzen. Sie stellen für zunehmend mehr Anästhesisten die erste Wahl dar und sie sind mit Sicherheit schlecht passenden Glasspritzen vorzuziehen. Alle Spritzen sollten einen Standard-Luer-Ansatz ohne Luer-Lock besitzen, weil dadurch die zur Verbindung erforderliche Rotation mit der Gefahr der Nadeldislokation vermieden wird.

Die Lokalisation peripherer Nerven

Die erste Voraussetzung für eine gelungene Nervenblockade ist die genaue Kenntnis der Anatomie. Anatomische Variationen und die tiefe Lage vieler Nerven erfordern unter Umständen einen objektiven Beweis dafür, daß die Nadelspitze nahe am Nerven liegt. Die herkömmliche Lösung dieses Problems besteht im Auslösen von Parästhesien, aber in jüngerer Zeit werden auch vermehrt Nervenstimulatoren eingesetzt. Beide Techniken haben ihre Vor- und Nachteile.

Parästhesien

Die Auslösung von Parästhesien kann für den Patienten unangenehm oder sogar schmerzhaft sein und durch eine plötzliche Bewegung eine Verlagerung der Nadel verursachen, die eventuell zu Nervenschäden führt (*Selander* et al. 1979a). Andererseits bietet sie Gewähr dafür, daß die Nadelspitze sich sehr nahe am Nerven befindet, und das macht den Erfolg einer Blockade wahrscheinlicher. Parästhesien sind subjektive Empfindungen und können sogar von wachen und kooperativen Patienten mißinterpretiert werden; vor allem dann, wenn die exakte Lokalisation des Nerven Schwierigkeiten bereitet (*Raj* et al. 1980). Wenn Parästhesien bei der Durchführung eines Blocks zu Hilfe genommen werden, liegt die Erfolgsrate unter Umständen schon allein wegen unangemessener Reaktionen des Patienten niedriger, besonders wenn er ängstlich oder unfähig zur Kooperation ist.

Nervenstimulation

Die Benutzung eines Nervenstimulators bietet folgende Vorteile:

1. Es besteht keine Notwendigkeit, Parästhesien auszulösen, obwohl sie auch auftreten können;
2. die Kooperation des Patienten ist nicht notwendig, und diese Technik kann auch bei stark sedierten oder narkotisierten Patienten angewendet werden;
3. der Stimulator gibt Informationen über den optimalen Injektionsort für das Lokalanästhetikum, vorausgesetzt, daß er über eine Anzeige der abgegebenen Stromstärke verfügt;
4. das Ausbleiben einer motorischen Antwort weist auf eine falsche Nadellage hin.

Es bestehen folgende Nachteile:

1. Eine Stimulation des Nerven ist auch dann möglich, wenn die Nadelspitze noch ein Stück weit entfernt ist. Zum Beispiel können der brachiale oder der lumbale Plexus durch ihre Scheide hindurch stimuliert werden, wenn ein zu starker Strom verwendet wird. Daraus folgt ein Mißlingen der Blockade;
2. es ist nicht möglich, sensible Nerven auf die gleiche Weise zu stimulieren wie solche mit einer motorischen Komponente und
3. mit dem Erwerb und der Instandhaltung des Gerätes ist ein gewisser finanzieller Aufwand verbunden.

Weitere Probleme entstehen mit dem jeweiligen Typ des Stimulationsgerätes. Die meisten wurden zum Testen der neuromuskulären Übertragung entwickelt und geben keinen Aufschluß über Spannung oder Stromstärke am Ort der Stimulation. *Raj* et al. (1980) haben viel für einen verbreiteten Einsatz dieser Geräte in der Regionalanästhesie getan, betonen aber, daß ein entscheidender Nachteil darin liegt, daß nur die Spannung kontrollierbar ist, obwohl die Stromstärke für die Depolarisation eines Nerven verantwortlich ist. *Galindo* (1982) hat ein Gerät entwickelt, das eine konstante Stromstärke abgibt, die optisch dargestellt wird (Nerve Finder, Regional Master Corporation). Es ist für den Einsatz mit den vorher beschriebenen, teflonummantelten Nadeln mit seitlichen Öffnungen entwickelt worden. Andere Stimulatoren, die Aufschluß über die Stromstärke an der Nadelspitze geben, sind der Neurostim LA (Hugo Sachs Elektronik) und der Periphere Nervenstimulator Modell 750 (Bard). Letzterer dient als Mehrzweckgerät, der

auch bei der Überwachung der neuromuskulären Übertragung verwendet werden kann. Bei beiden läßt sich die Stromstärke zur Stimulation auf bis zu 10 mA einstellen, was weit über die Erfordernisse für eine exakte Nadelplazierung hinausgeht. Die bisher gesammelten Erfahrungen mit diesen Geräten führen zu der Empfehlung, Stromstärken von weniger als 0,5 mA zu verwenden.

Isolierte Nadeln. Es herrschen geteilte Ansichten darüber, ob zur Stimulation eine normale oder eine mit Ausnahme der Spitze komplett isolierte Nadel verwendet werden sollte. Die Befürworter der isolierten Nadeln meinen, daß ein Teil der nicht-isolierten Nadeln einen Muskel oder Nerven in einiger Entfernung von der Nadelspitze stimulieren könnte, wogegen der Strom bei einer isolierten Nadel sehr präzise an ihrer Spitze lokalisiert ist. Befürworter der nicht-isolierten Nadeln behaupten, daß sie effektiv sind, weil die maximale Dichte des Stroms trotz allem an ihrer Spitze lokalisiert ist (*Montgomery* et al. 1973).

In zwei jüngeren Studien (*Bashein* et al. 1984; *Pither* et al. 1984) wurde untersucht, ob sich der Einsatz isolierter Nadeln trotz zusätzlicher Kosten und verminderter Haltbarkeit lohnt. Es scheint so zu sein, daß diese präziser arbeitende, aber relativ teure Ausrüstung für die Schulung und für ungewöhnliche oder nicht vertraute Blöcke gerechtfertigt ist.

Aseptische Technik

Bei den meisten Verfahren der Regionalanästhesie ist es unnötig, einen sterilen Mantel oder sterile Handschuhe zu tragen, vorausgesetzt, daß strikt auf ein berührungsfreies Arbeiten geachtet wird. Mindestens ein führender Verfechter der Regionalanästhesie deckt normalerweise vor einem Plexusblock das entsprechende Gebiet nicht ab (*Winnie* 1983), aber es ist wahrscheinlich ratsam, dies bis zur Erlangung einer gewissen Fertigkeit doch zu tun. Umsichtiges Vorbereiten und Abdecken ist ein unerläßlicher Bestandteil bei zentralen Blöcken, und ein treffendes Beispiel für die Notwendigkeit eines sterilen Mantels sind die Methoden, die die Verwendung eine Katheters erfordern, weil diese manchmal schwierig zu handhaben sind. Ungepuderte Handschuhe besitzen den Vorteil, ein besseres „Gefühl" für die Haut und die darunter liegenden Strukturen zu vermitteln und das Risiko einer Verunreinigung durch den Puder zu vermeiden.

Die Haut wird mit einem bakteriziden Präparat auf Jod-Basis oder mit Chlorhexidin gereinigt (*Abouleish* et al. 1980). Diese Lösungen sollte man trocknen lassen, bevor die Nadel eingeführt wird, weil sie dann die höchste Effizienz besitzen und das Risiko, mit der Nadel eine neurolytische Lösung zu verschleppen, am geringsten ist. Aus diesem Grund muß man verhindern, daß Desinfektionslösungen auf das gerichtete Tablett oder auf die Handschuhe des Anästhesisten tropfen. Eine Rasur ist unter Umständen notwendig, sollte aber nicht im voraus durchgeführt werden, weil die damit verbundene Verletzung der Haut das Infektionsrisiko erhöht (*Seropian* und *Reynolds* 1971). Ob die Hautdesinfektion tatsächlich einen Schutz gegen Infektionen bietet, ist nicht gesichert, aber es dient dazu, die Tätigkeit und die Aufmerksamkeit des Anästhesisten auf einen begrenzten und relativ sterilen Bereich zu konzentrieren. Die Einführung steriler Einwegsets hat wahrscheinlich mehr zur Verringerung einer möglichen Infektion beigetragen als die Desinfektion und die Abdeckung der Haut.

Die Einführung der Nadel

Bevor mit der Blockade begonnen wird, sollten alle Ausrüstungsgegenstände überprüft und alle Lösungen aufgezogen sein. Die Nadeln hält man möglichst die ganze Zeit über außer Sicht des Patienten. Wenn Nadeln mit großem Durchmesser oder solche mit stiftförmiger Spitze verwendet werden, empfiehlt sich ein kleiner Hautschnitt, um ihre Einführung zu erleichtern. Ansonsten ist unter Umständen ein beträchtlicher Kraftaufwand notwendig, der Patient könnte ängstlich und angespannt reagieren, und möglicherweise dringt dann die Nadel tiefer ein als beabsichtigt.

Es sollte auf jeden Fall vermieden werden, den Nadelschaft zu berühren. Das kann sich dann als schwierig erweisen, wenn lange und flexible Nadeln verwendet werden. In diesen Fällen faßt man den Schaft so nahe wie möglich am Ansatz. Die Nadel läßt sich dadurch stabilisieren, daß man den Rücken der nicht-dominanten Hand am Patienten abstützt, während Daumen und Zeigefinger den Nadelansatz halten (Abb. 8. 10). So hat man eine bessere Kontrolle über die Nadel, während sie von der dominanten Hand stetig vorgeschoben wird.

Bei Richtungsänderungen der Nadel ist es wichtig, wie weit man sie zuvor zurückzieht. Wenn dies zu zaghaft geschieht, erreicht man im Grunde unabhängig von der Größe des Winkels überhaupt keine Richtungsänderung. Das führt zu einem Durchbiegen der Nadel und erhöht das Risiko, daß sie dabei bricht. Darum ist es besser, die Nadel zurückzuziehen, bis sie in nachgiebigeren Gewebeschichten liegt und ohne Biegung neu ausgerichtet werden kann.

Intraneurale Injektion. Wenn Parästhesien ausgelöst wurden, muß darauf geachtet werden, daß man nicht intraneural injiziert, weil dies starke Schmerzen verursachen und zu einer bleibenden Nervenschädigung führen kann (*Lofstrom* 1975; *Selander* et al. 1979b). Um dies zu verhindern, sollte die Nadel nach Auslösung der Parästhesien leicht zurückgezogen werden (0,5–1 mm). Alle über nur geringfügige Beschwerden hinausgehende Empfindungen des Patienten während des ersten Teils der Injektion machen ein weiteres Zurückziehen der Nadel notwendig.

Spezielle Überlegungen

Hilfsmittel zum Erfolg

In der Praxis der Regionalanästhesie sollte eine über 95%ige Erfolgsrate angestrebt werden. Man kann einen Anfang machen, indem man die Fälle sorgfältig auswählt und Patienten mit anatomischen Problemen, wie z. B. abnorme sakrale Orientierungspunkte, ausschließt. Ein gescheiterter oder inadäquater Block hat seine Ursache in der Regel in dem Unvermögen, das Lokalanästhetikum nahe genug an den Nerven zu injizieren, wobei aber auch die Verwendung nicht geeigneter Volumina oder Konzentrationen des Lokalanästhetikums schuld daran sein kann. *Tucker* (1983) hat mit Ergebnissen aus Studien über die systemische Resorption überzeugende Beweise vorgelegt, daß es unangemessen ist, feste Maximaldosen für den Gebrauch dieser Substanzen festzusetzen. Die Maximaldosen, die auf Daten aus Untersuchungen in Großbritannien beruhen, repräsentieren sehr konservative Grenzdosierungen für korrekt durchgeführte Nervenblockaden (mit Ausnahme des Interkostalblocks). Das Einhalten dieser Grenzen, ohne Berücksichtigung des Injektionsortes, kann bei Anfängern zu hohen Versagerquoten beitragen und sich sogar bei erfahrenen Anästhesisten hinderlich auswirken.

Zur Durchführung eines Blocks und bis zum Eintritt der Wirkung muß jeweils ausreichend Zeit zur Verfügung stehen. Man sollte sich niemals dazu drängen lassen, eine Blockade abzubrechen – der „Zusatz Zeit" ist oft genauso wir-

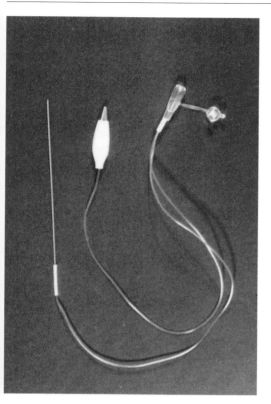

Abb. 5.2 Ein Set mit einer „immobilen" Nadel. Beachtenswert ist, daß die Nadel über eine Isolation verfügt und mit einer integrierten Anschlußmöglichkeit für einen Nervenstimulator versehen ist

kungsvoll wie ein zusätzliches Medikament oder eine Allgemeinanästhesie. Zunächst ist die Beherrschung einer Technik wichtig, bevor man eine weitere erlernt, und es sollte keine Gelegenheit zum Studium der Anatomie einer Nervenblockade ausgelassen werden.

Die *„immobile Nadel"*. *Winnie* (1969) hat die Verwendung eines kleinkalibrigen Einweg-Verlängerungsschlauches zwischen Spritze und Nadel empfohlen, wie er auch für intravenöse Infusionssysteme gebräuchlich ist (Abb. 5.2). Diese Konstruktion macht es dem Anästhesisten möglich, die Nadel in der korrekten Position zu halten, ohne daß sie beim Abnehmen oder Wechseln der Spritze disloziert wird.

Die Austestung des Blocks

Man beobachtet den Wirkungseintritt des Blocks nach der Injektion des Lokalanästhetikums mit zweierlei Absichten. Zum einen kann man erkennen, ob Verteilung und Qualität des Blocks für den geplanten Eingriff adäquat sind, und zum anderen liefert er Hinweise auf eine zu exzessive Ausdehnung oder auf im Entstehen begriffene Komplikationen wie z. B. eine Hypotension. Das ist natürlich sehr erstrebenswert, aber das gewohnheitsmäßige Austesten hat auch seine Nachteile. Es verzögert den Operationsbeginn, ruft im Patienten möglicherweise Bedenken wegen des Erfolgs der Blockade hervor und kann, wenn zum Testen wiederholt Nadelstiche eingesetzt werden, die Haut traumatisieren.

Wenn der Patient Schmerzen hat (zum Beispiel unter Wehen oder durch eine Fraktur), ist die Entwicklung der Analgesie ein perfekter Indikator für die Ausbreitung des Blocks. Durch heimliches leichtes Bewegen eines gebrochenen Gliedes erkennt man, ob weitere Manipulationen möglich sind. In der elektiven Chirurgie gestaltet sich die Bewertung schwieriger und die Patienten fühlen sich mit größerer Wahrscheinlichkeit durch häufiges Austesten gestört. Der beste Schutz gegen Fehler ist die Gewähr, daß ausreichend Lokalanästhetikum am richtigen Ort injiziert wurde, und die sich auf den Patienten übertragende Zuversicht des Anästhesisten. Bevor man nach Zeichen für den Beginn der Blockade sucht, sollte man eine gewisse Latenzzeit verstreichen lassen, die dem Block und dem in Frage kommenden Mittel entspricht. Brauchbare Indikatoren sind eine Vasodilatation im Bereich des Nerven- oder Plexusblocks, Schwere in den Beinen und ein gewisser Blutdruckabfall bei einer Spinal- oder Periduralanästhesie.

Die Fähigkeit der Patientenführung auf diese Art und Weise wächst mit der Erfahrung. Der Anfänger sollte mit einfachen Blockaden beginnen und in seiner verständlichen Unsicherheit für das Austesten eine stumpfe Nadel oder einen alkoholgetränkten Tupfer verwenden. Dabei darf nicht zu häufig untersucht werden. Im Zweifelsfall bittet man den Chirurgen, das vorgesehene Operationsfeld durch zunehmend stärkeres Kneifen mit einer Zange auf seine Unempfindlichkeit hin zu überprüfen, bevor mit der Inzision begonnen wird.

Im allgemeinen besteht der sicherste Weg der Vorbeugung gegen eine Hypotension in der Überwachung des Kreislaufs. Das bedeutet nicht nur das Messen von Puls und Blutdruck, sondern auch die Beobachtung des peripheren Kreislaufs. Das Niveau der Analgesie sollte während eines kontinuierlichen Periduralblocks bis ins Detail registriert werden. Es ist ratsam, nach jeder Folgedosis das Nivau zu dokumentieren, so daß die plötzliche Entwicklung einer extensiven Anästhesie nach der Wanderung des Katheters in den Spinalraum die Aufmerksamkeit des Anästhesisten auf den Patienten lenkt, noch bevor die Hypotension katastrophale Ausmaße annimmt.

Mit Fehlern leben

Eine erfolgreiche Regionalanästhesie steht in Abhängigkeit von vielen verschiedenen Faktoren und ist nicht immer durchführbar. Der einzige wirkliche Fehler besteht darin, aus Erfahrung nicht zu lernen. Ein Block kann eine lange Zeit bis zum Wirkungseintritt benötigen, in bezug auf Ausdehnung und Qualität inadäquat sein oder völlig fehlschlagen. Die Zeit kann drängen und Reaktionen des Patienten müssen berücksichtigt werden.

Langsamer Wirkungseintritt. Die „Droge Zeit" ist eine der nützlichsten Ergänzungen zu jeder Blockade. Der Autor würde eine Spinal- oder Periduralanästhesie nicht vor Ablauf von mindestens 30 Minuten aufgeben, speziell bei älteren Patienten. Periphere Nervenblöcke mit langwirkenden Substanzen brauchen für ihre Entwicklung bis zu 45 Minuten. Wenn sich ein Block nur lückenhaft entwickelt hat oder wenn der ungehinderte Ablauf des Operationsprogramms an erster Stelle steht, kann die Ergänzung durch einen peripheren Block oder eine lokale Infiltration durch den Chirurgen erwogen werden. Die zusätzliche Menge des Lokalanästhetikums muß dann vermerkt werden und man darf nicht außer acht lassen, daß die ursprüngliche Dosis zum Zeitpunkt der ergänzenden Injektion erst zum Teil metabolisiert worden ist.

Inadäquater Block. Der einfachste Weg, mit einem inadäquaten Block fertigzuwerden, besteht in der Einleitung einer Allgemeinanästhesie. Wenn man jedoch viel Zeit mit Erklärungen verbracht hat, um die Regionalanästhesie als beste Methode für den bevorstehenden Eingriff zu empfehlen, ist es unter Umständen für den Patienten enttäuschend und ärgerlich, nun eine Alternative aufgedrängt zu bekommen. Einige Patienten bleiben trotz gewisser Unannehmlichkeiten lieber wach, wobei verschiedene Methoden existieren, um diese Situation erträglich zu machen. Eine Möglichkeit ist die Verabreichung

geringer Mengen intravenöser Opioide. Diese können eine kurze Wirkdauer haben (z. B. Fentanyl), wenn zu erwarten steht, daß der Block sich noch weiter ausbreitet, oder eine lange Wirkdauer (z. B. Pethidin). Diese Substanzen sollten wegen ihrer wohlbekannten Nebenwirkungen mit Vorsicht angewandt werden.

Eine intravenöse Sedierung kann ausreichen, um kleinere Beschwerden zu lindern, wenn aber hohe Dosen erforderlich werden, sollte unverzüglich eine Allgemeinanästhesie eingeleitet werden. Der übermäßige Einsatz parenteraler Sedativa und Analgetika führt zu einer obstruktiven Atemstörung und einer respiratorischen Depression und verlängert die Erholungsphase. Die Inhalation von 50% Lachgas in Sauerstoff kann ebenfalls zur Erleichterung von Beschwerden beitragen, die mit einem partiellen Block verbunden sind.

Totales Versagen. Wenn es zwingende Gründe gegen eine Allgemeinanästhesie gibt, kann man versuchen, den Block zu wiederholen. Eine gewisse Zeitspanne muß für die Metabolisierung eines Teils der ersten Dosis des Lokalanästhetikums einberechnet werden, und dies macht Modifikationen in bezug auf Technik und Dosierung notwendig. Die Operationsprogramm muß neu zusammengestellt werden, wobei die Ursache den betroffenen Patienten und dem Personal erklärt werden sollte.

Präoperatives Management

Prävention und Therapie der Toxizität

Systemische Toxizität von Lokalanästhetika

Lokalanästhetika besitzen die Eigenschaft, alle erregbaren Membranen zu stabilisieren, ein Effekt, der nicht auf periphere Nerven beschränkt ist. Eine ausreichende Gewebekonzentration vorausgesetzt, dämpfen sie die Funktion sowohl des kardiovaskulären Systems als auch des zentralen Nervensystems. Wenn sie richtig durchgeführt wird, sollte eine Regionalanästhesie nicht zu systemischen Blutkonzentrationen führen, aber weil systemische Effekte lebensbedrohlich sind und in der Regel plötzlich auftreten (siehe Kap. 4), ist schnelles Handeln erforderlich, um ihnen entgegenzuwirken.

Prävention. Ein gründliches Verständnis der Pharmakokinetik von Arzneimitteln, speziell der Faktoren, die mit Absorption, Distribution und

Elimination zu tun haben, ist unbedingt notwendig. Die Kenntnis des Blutkonzentrationsprofils für das eingesetzte Mittel und fundiertes Wissen über die verwendete Technik tragen dazu bei, daß der Anästhesist zum Zeitpunkt des größten Risikos besonders wachsam sein kann. Aus diesem Grund wird allgemein empfohlen, daß bei geringer Erfahrung nur eine begrenzte Anzahl von Substanzen und Methoden verwendet werden, bis diese dem Anästhesisten gründlich vertraut sind. Die zwei Hauptursachen für Toxizität sind Überdosierung und versehentliche intravaskuläre Injektionen. Eine Überdosierung kann ganz einfach dadurch vermieden werden, daß man auf die toxische Grenzdosierung achtet, die der verwendeten Lokalanästhetikalösung und dem Ort der Injektion entspricht. Eine unabsichtliche intravaskuläre Injektion kann durch vorsichtige Technik und sorgfältige Auswahl der passenden Ausrüstung auf ein Minimum herabgesetzt werden. Nach der Aspiration sollte man sich ausreichend Zeit nehmen, damit eventuell zurückfließendes Blut im Katheter oder in der Nadel sichtbar werden kann. Es empfiehlt sich, vorsichtig zu aspirieren, weil sonst möglicherweise die Nadelöffnung von der Gefäßwand verschlossen wird. Ein negativer Aspirationstest gilt nicht als absoluter Beweis für eine korrekte Nadellage. Bei Injektionen in Kopf- und Halsbereich und bei intravenösen Regionalanästhesien ist besondere Wachsamkeit geboten. Bei den erstgenannten kann eine versehentliche intraarterielle Injektion schon einer sehr kleinen Dosis des Lokalanästhetikums Krampfanfälle verursachen, und bei letzteren besteht die Möglichkeit, daß eine fehlerhafte Ausrüstung, eine nachlässige Technik oder ein zu frühes Lösen des Tourniquets dazu führen, daß eine große Menge des Lokalanästhetikums in den Kreislauf gerät.

Testdosis. Wenn spontan oder nach der Aspiration Blut oder Liquor erscheint, liegt die Nadel oder der Katheter offensichtlich in einer Vene oder hat die Dura punktiert. Leider können intravenöse, intraarterielle und subarachnoidale Injektionen trotz negativer Aspiration vorkommen. Testdosen werden normalerweise dazu verwendet, diese Möglichkeiten auszuschließen. Die Zusammensetzung der „Test"-Lösung hängt von der Art der Gefahr ab, die man ausschließen möchte, aber sie muß drei Kriterien erfüllen:

1. Die Testlösung muß in der Lage sein, den unzweideutigen und leicht zu beobachtenden Nachweis für eine intravenöse, intraarterielle oder subarachnoidale Injektion innerhalb einer angemessen kurzen Zeitspanne zu liefern
2. Die für den Test verwendete Lösung sollte hingegen keine feststellbare Wirkung hervorrufen, wenn am richtigen Ort injiziert wurde
3. Man muß lange genug warten können, ob die Testdosis eine Wirkung hervorruft, bevor die volle Dosis verabreicht wird.

Ein Lokalanästhetikum (3 ml) mit 15 μg Adrenalin (1:200.000) erhöht innerhalb einer Minute nach intravenöser Injektion die Herzfrequenz um mindestens 30% (*Moore & Batra* 1981). Bei wachen Patienten tritt innerhalb von 5 Minuten eine spinale Wirkung auf, wenn 3–4 ml 2%iges Lignocain subarachnoidal injiziert worden sind. Ein Lokalanästhetikum, das in die A. carotis oder A. vertebralis injiziert wurde, führt unverzüglich zu zerebralen Symptomen. Bei Blöcken an Kopf und Hals ist eine langsame Injektion gemeinsam mit engmaschiger Überwachung des Patienten und Kommunikation mit ihm die beste Art, diese ernstzunehmende Komplikation rechtzeitig zu erkennen. Auf die periduralen Testdosen wird in Kap. 8 näher eingegangen.

Therapie. Vorausgesetzt, Respiration und Zirkulation bleiben erhalten, ist eine Behandlung der Anzeichen und Symptome von Toxizität – mit Ausnahme von Krampfanfällen – nicht unbedingt notwendig. Der wichtigste Aspekt bei der Behandlung der Toxizität durch Lokalanästhetika ist die Vermeidung einer Hypoxie. Dies erfordert gewissenhaftes Monitoring, die Gabe von Sauerstoff, die Ermunterung des Patienten, normal zu atmen, und konstanten verbalen Kontakt mit ihm. Eine kardiovaskuläre Depression sollte durch Anheben der Beine, intravenöse Infusionen und die Verabreichung eines Vasopressors wie zum Beispiel Ephedrin (5–30 mg) behandelt werden. Ein größerer Kollaps erfordert sämtliche Wiederbelebungsmaßnahmen.

Wenn Krampfanfälle auftreten, liegt das Ziel der Behandlung darin, sie so schnell wie möglich zu beenden und eine eventuell parallel auftretende respiratorische oder kardiovaskuläre Depression zu behandeln, bevor eine zerebrale Hypoxie und Azidose die Situation noch verschlimmern. Für die Behandlung von Krampfanfällen gibt es drei Möglichkeiten. *Intravenöse Barbiturate* wie zum Beispiel Thiopental beseitigen rasch Konvulsionen, die durch ein Lokalanästhetikum verursacht wurden. Ihre Verwendung ist in Verruf geraten, weil sie eine respiratorische und kardiovaskuläre Depression verschlimmern können. Darum ist es wichtig, daß nur kleine Dosen, z. B.

50–100 mg Thiopental, gegeben werden. Sie haben den Vorzug, eine kurze Wirkdauer zu besitzen, sowie sofort verfügbar und jedem Anästhesisten vertraut zu sein. Benzodiazepine wie zum Beispiel Diazepam verhüten nachgewiesenermaßen Lokalanästhetika-induzierte Anfälle (*de Jong* und *Heavner* 1974; *Munson* et al. 1977). Die Einzeldosierung sollte dabei, wie erwähnt, gering gehalten werden, z. B. 2,5 mg. Krampfanfälle, die durch länger und stärker wirkende Substanzen wie zum Beispiel Etidocain und Bupivacain verursacht wurden, sind gegen ein Benzodiazepin resistenter als die durch Lidocain entstandenen (*de Jong & De Rosa* 1981). *Suxamethonium*, 50 mg intravenös, stoppt die physischen Auswirkungen der Konvulsionen, aber nicht die Anfälle innerhalb des Gehirns, außerdem birgt die Verabreichung von Suxamethonium bei einem hypoxischen Patienten das Risiko eines Herzstillstands.

Nachdem man die Reaktion auf eine intravaskuläre Injektion des Lokalanästhetikums erfolgreich behandelt hat, ist es ratsam, den Patienten auf die Ausdehnung des Blocks hin zu untersuchen. Bei größerer Ausdehnung liegt die Annahme nahe, daß nur ein kleiner Teil der Lösung intravenös injiziert wurde. Sollte es jedoch nur wenige oder gar keine Hinweise auf eine Anästhesie geben, muß davon ausgegangen werden, daß der überwiegende Teil, wenn nicht sogar die gesamte Menge, intravaskulär injiziert wurde.

Andere unerwünschte Reaktionen

Behandlung einer Allergie. Echte allergische Reaktionen auf Lokalanästhetika kommen selten vor (Kap. 4). Der wichtigste Behandlungsschritt bei einer Anaphylaxie besteht in der intravenösen Gabe von Adrenalin (0,3 ml einer 1:1000 Lösung, intravenös oder intramuskulär) (*Morrow & Luther* 1976). Weitere unterstützende Maßnahmen sind die Gabe von Sauerstoff und Infusionen, vorzugsweise Kolloide, um die relative Hypovolämie zu beseitigen (*Fisher* 1977). Antihistaminika sind nur bei schwächeren Reaktionen von Nutzen.

Adrenalin-Überdosierung. Die Behandlung muß symptomatisch erfolgen und hängt von der kardiovaskulären Verfassung des Patienten ab. Wenn sich eine Angina pectoris entwickelt, sollten Sauerstoff und sublinguales Nitroglyzerin gegeben werden. Prägt eine Tachykardie das Erscheinungsbild, sind unter Umständen Beta-Blocker indiziert, doch wo eine Hypertension im Vordergrund steht, sollten sie vermieden werden. In diesem Fall kann ein kurzwirkender Vasodilatator verabreicht werden; dies sollte jedoch mit großer Vorsicht geschehen, weil der anfänglichen Hypertension sehr schnell eine Hypotension folgen kann.

Methämoglobinanämie. Einige der Metabolite von Prilocain können Hämoglobin zu Methämoglobin reduzieren. *Hjelm* und *Holmdahl* (1965) haben gezeigt, daß 600 mg Prilocain eine Methämoglobinkonzentration von 5,3% erzeugen. Diese Dosis verursacht eine klinisch gerade noch feststellbare Zyanose, übersteigt aber bei weitem die normalen, klinisch erforderlichen Dosierungen; Prilocain bleibt deswegen das sicherste Lokalanästhetikum unter den Amiden. Vermutlich ist die Zyanose beim gesunden Menschen nicht von Bedeutung und kann innerhalb von 30 Minuten durch die intravenöse Gabe von 1–2 mg/kg Methylenblau umgekehrt werden.

Hypotension und Regionalanästhesie

Ein Großteil der Forschung über die kardiovaskulären Auswirkungen zentraler Blöcke wurde an nicht-prämedizierten gesunden Freiwilligen und Patienten durchgeführt. Darum ist es nicht unbedingt angebracht, sich zu sehr auf die aus diesen Untersuchungen gewonnenen Daten zu stützen, wenn man es mit einem chirurgischen Patienten zu tun hat, der vielleicht hypovolämisch ist, an einer Herzerkrankung, autonomer Dysfunktion oder anderen Zuständen leidet, die seine Reaktion beeinflussen. Eine kardiovaskuläre Depression kann sowohl nach einer Spinal- als auch nach einer Periduralanästhesie auftreten und hängt stark vom Niveau der erzeugten Sympathikusblockade ab, obwohl es zwischen den beiden Anästhesietypen geringe Unterschiede gibt. Die Periduralanästhesie entwickelt sich in der Regel langsamer als die Spinalanästhesie, so daß Zeit zur Kompensation bleibt und die anfängliche Hypotension deswegen nicht so dramatisch ausfällt. Die kardiovaskuläre Reaktion auf einen Periduralblock kann auch durch die systemischen Effekte von Lokalanästhetika und Vasokonstriktoren beeinflußt werden.

Eine durch einen Sympathikusblock verursachte periphere arterielle Dilatation senkt die Nachlast des linken Ventrikels. Die periphere venöse Dilatation verringert den venösen Rückfluß und dadurch auch das Herzzeitvolumen, was aber nur dann zutrifft, wenn sich die denervierten Venen unterhalb des Niveaus des rechten Vorhofs befinden. Der arterielle Mitteldruck sinkt proportional zur Abnahme des Herzzeitvolumens und – weniger bedeutend – zur Reduktion des peripheren Gefäßwiderstands. Der fallende arterielle Mitteldruck bewirkt eine Abnahme des koronaren Blutflusses, was glücklicherweise von einem gleichartig gesunkenen myokardialen Sauerstoffbedarf begleitet wird. Letzteres läßt sich auf die Reduktion der Nach- und Vorlast des linken Ventrikels sowie auf eine begleitende Bradykardie zurückführen (*Hackel* et al. 1956).

Die Bradykardie kann Folge des Bainbridge-Reflexes sein, bei dem Druckrezeptoren im rechten Vorhof auf den gesunkenen venösen Rückfluß reagieren. Es ist aber genauso möglich, daß ihre Ursache in der Blockade der Nn. accelerantes von T1 bis T5 zu suchen ist. *Scott* (1975) vertrat die Meinung, daß ein hoher Sympathikusblock in der Lage ist, eine vermehrte parasympathische Aktivität auszulösen, so daß die Möglichkeit besteht, daß eine schwere Brachykardie und Hypotension bei empfindlichen Patienten durch vasovagale Attacken verursacht werden (*Wetstone & Wong* 1974).

Eine Sympathikusblockade unterhalb von T4 resultiert in einer Gefäßdilatation im Bereich des Splanchnikus, des Beckens und der unteren Extremität. Bei gesunden Patienten gibt es verschiedene Mechanismen zur Kompensation. Oberhalb des Blocks kommt es zur Vasokonstriktion, die durch unblockierte sympathische Fasern (T1-T4) vermittelt wird, und die Freisetzung von Katecholaminen kann durch nicht betroffene Fasern im Nebennierenmark stimuliert werden. Zusätzlich ist es möglich, daß sich der Gefäßtonus unterhalb der Blockade wieder normalisiert, weil im Bereich der präkapillären Sphinkter eine Autoregulation des Blutflusses stattfinden kann (*Granger & Guyton* 1969). Unblockierte kardiale sympathische Fasern bewirken eine Steigerung der myokardialen Kontraktilität und der Herzfrequenz; außerdem vermutet man eine kardiovaskuläre Stimulation durch niedrige Plasmakonzentrationen von Lokalanästhetika (*Bonica* et al. 1979).

Eine Sympathikusblockade oberhalb von T4 verringert oder beseitigt neben einer kompensatorischen Vasokonstriktion im Bereich des Kopfes, des Halses und des Armes auch die Fähigkeit kardialer Sympathikusfasern zur Stimulation des Herzens. Deshalb überrascht es, daß die mit einer oberen thorakalen Blockade verbundenen kardiovaskulären Veränderungen relativ maßvoll ausfallen. *McLean* et al. (1967) stellten eine 15–20%ige Reduktion des Herzzeitvolumens und eine Zunahme des zentralen Venendrucks (CVP) fest. *Bonica* und seine Kollegen (1970, 1971) stießen ebenfalls auf einen Anstieg des CVP und fanden heraus, daß der arterielle Mitteldruck und der periphere Widerstand um ungefähr 20% abnehmen; sie beobachteten jedoch keine Änderung des Herzzeitvolumens oder der Herzfrequenz. Jeder schädliche Einfluß auf das Herzkreislaufsystem bei einem Patienten mit verringerten Kompensationsmöglichkeiten erfordert eine unverzügliche und effiziente Behandlung durch den Anästhesisten.

Andere Risikofaktoren

Hypovolämie. Eine Sympathikusblockade ist besonders beim hypovolämischen Patienten gefährlich. Ausgeprägte kardiovaskuläre Veränderungen wurden bei Freiwilligen beobachtet, bei denen ein Volumendefizit von über 10% herbeigeführt wurde (*Kennedy* et al. 1968; *Bonica* et al. 1972). In einer Studie über Spinalanästhesien bis T5 ließ sich ein beträchtlicher Rückgang des arteriellen Mitteldrucks, des zentralen Venendrucks und des peripheren Widerstands feststellen (*Kennedy* et al. 1968). Trotz minimaler Veränderungen des Herzzeitvolumens und der Frequenz zeigte sich bei zwei Testpersonen eine vorübergehende Asystolie, die von einem ausgeprägten Blutdruckabfall begleitet wurde, sobald das Anästhesieniveau auf T2–T3 anstieg. Ähnliche Effekte traten in einer Studie über Periduralanästhesien (*Bonica* et al. 1972) auf, in der Lidocain ohne Zusätze zur Erreichung eines Blockadeniveaus bis T5 verwendet wurde. Bei fünf von sieben Probanden waren intensive Reanimationsmaßnahmen erforderlich. Die Hypovolämie wurde erheblich besser toleriert, wenn dem Lokalanästhetikum Adrenalin zugesetzt war. Lidocain-Adrenalin-Mischungen bewirken einen Anstieg des Herzzeitvolumens und der Herzfrequenz bei einer Abnahme des peripheren Widerstands und des arteriellen Mitteldrucks. Die gesteigerte Herzfrequenz ist wohl in der Lage, einen gewissen Schutz gegen eine verstärkte Vagusaktivität zu bieten.

Die Schlußfolgerungen für die Praxis sind klar, Spinal- und Periduralanästhesien sollten keineswegs bei Patienten mit einer unkorrigierten Hypovolämie angewendet werden, und der Blutverlust durch die Operation muß unverzüglich ersetzt werden.

Begleitende Allgemeinanästhesie. In drei Studien wurde die Kombination einer Peridural- mit einer Allgemeinanästhesie unter Spontanatmung untersucht. *Stephen* et al. (1969) beschäftigten sich mit den Auswirkungen einer 20 Minuten nach eingeleiteter Allgemeinanästhesie durchgeführten Periduralanästhesie. Sechs der elf Patienten in der Studie wiesen keine signifikanten kardiovaskulären Veränderungen nach der Injektion von 30 ml Lidocain 2% auf. Die verbleibenden fünf Patienten zeigten alle ausgeprägte Abfälle des arteriellen Mitteldrucks, aber nur in einem Fall wurde dies von einem reduzierten Herzzeitvolumen und einer Bradykardie begleitet. Die Blockadehöhe lag ungefähr bei T5. *Scott* et al. (1977) befaßten sich mit den Effekten von Lidocain mit und ohne einen Zusatz von Adrenalin 1:200. 000. Die hämodynamischen Veränderungen zeigten eine große Streuung; adrenalinhaltige Lösungen führten jedoch zu einem geringeren peripheren Widerstand und zu stärkeren Abfällen des arteriellen Mitteldrucks als diejenigen ohne Zusatz – Ergebnisse, die im wesentlichen mit denen einer Studie an wachen Freiwilligen übereinstimmen (*Bonica* et al. 1970).

Die Wirkung einer periduralen Blockade auf die Hämodynamik entweder vor oder nach einer leichten Allgemeinanästhesie (Thiopental-Lachgas-Sauerstoff) ist von *Germann* et al. (1979) untersucht worden. Die Periduralanästhesie wurde mit 15–20 ml Lidocain 1,5% über einen Verweilkatheter durchgeführt. Die resultierende Anästhesie reichte bis T6. Wenn nun zuerst eine Allgemeinanästhesie eingeleitet wurde, sank der arterielle Mitteldruck um weniger als 9% unter die Kontrollwerte; der peridurale Block erbrachte einen weiteren Abfall von 13%. Bei den Patienten, die zuerst eine Periduralanästhesie erhielten, fiel der arterielle Mitteldruck um 20% unter die Kontrollwerte mit einer zusätzlichen Reduktion um 15% nach Einleitung der Allgemeinanästhesie. Die Herzfrequenz und das Herzzeitvolumen blieben unverändert.

Aus diesen drei Studien läßt sich schließen, daß die Kombination einer leichten Allgemeinanästhesie mit einer periduralen Blockade unter Umständen eine etwas stärkere kardiovaskuläre Depression bewirkt als eine Periduralanästhesie alleine. Die Reihenfolge der Durchführung von Peridural- und Allgemeinanästhesie hat keinen Einfluß auf die hämodynamischen Variablen.

Reduzierter venöser Rückfluß. Jeder Zustand, der eine Reduktion des venösen Rückflusses hervorruft, wie z. B. ein gravider Uterus, intraabdominale Tumoren und Aszites, kann während einer Spinal- oder Periduralanästhesie zu Problemen führen. Man sollte sich darüber im klaren sein, daß eine ungünstige Lagerung und der übertriebene Einsatz von Tamponaden und Wundhaken möglicherweise ebenfalls den venösen Rückfluß einschränken.

Intermittierende Überdruckbeatmung (IPPV). Über die Auswirkungen einer Kombination von Spinal- oder Periduralanästhesie mit einer Überdruckbeatmung ist wenig bekannt. In Tieruntersuchungen zeigte sich eine sehr ausgeprägte kardiovaskuläre Depression bei IPPV mit einer hohen Spinalanästhesie (*Lynn* et al 1952). In einer Studie mit Menschen lag der arterielle Druck bei Periduralanästhesie und IPPV um 25% niedriger als bei Spontanatmung (*Jensen* et al. 1977). Dieser Blutdruckabfall tritt deswegen auf, weil die mit der Regionalanästhesie verbundene Sympathikusblockade die Vasokonstriktion verhindert, die normalerweise zur Kompensation des wegen des erhöhten intrathorakalen Druckes reduzierten venösen Rückflusses bzw. Herzzeitvolumens einsetzt.

Autonome Dysfunktion. Bis zu einem gewissen Grad kommt es in Verbindung mit Diabetes mellitus, Alkoholismus, rheumatoider Arthritis, dem Guillain-Barre-Syndrom und bei älteren Patienten zu einer autonomen Dysfunktion. Zusätzlich gibt es noch die speziellen, wenn auch extrem seltenen Ursachen einer autonomen Dysfunktion wie das Riley-Day- bzw. das Shy-Drager-Syndrom. Bei allen diesen Zuständen besteht eine lageabhängige Hypotension und eine hohe Herzfrequenz in Ruhe, und die Reaktion solcher Patienten auf jede Form der Anästhesie läßt sich nicht vorhersagen (*Page & Watkins* 1978).

Die Bedeutung einer Hypotension

Ein Blutdruckabfall wird oft als unerwünscht angesehen. Doch solange er keine gefährlichen Ausmaße annimmt, bietet er auch Vorteile, wie einen reduzierten intraoperativen Blutverlust, verbesserte Operationsbedingungen und eine verringerte myokardiale Arbeit. Selbst von Patienten mit einer ischämischen Herzerkrankung wird eine mäßig ausgeprägte Hypotension gut toleriert. Ein niedriger Blutdruck sollte bei Spinal- und Periduralanästhesien eher als physiologischer Effekt als als Komplikation angesehen werden. Von *Lund* (1971) stammt der Ausspruch, daß „es sich unter gewissen Umständen um ein erwünschtes Phänomen handeln kann".

Die Verhütung einer exzessiven Hypotension

Die einleuchtendste Methode, eine Hypotension zu verhüten, liegt in der Begrenzung der Ausdehnung der Sympathikusblockade. Ein Block bis T10 führt nur zu einer geringen Sympathikuslähmung; trotzdem reicht dieses Blockadeniveau aus, um einen weiten Bereich chirurgischer Eingriffe abzudecken. Ein höher reichender Block führt zu einer Sympathikuslähmung größeren Umfangs. Es wurde ganz klar gezeigt, daß eine *prophylaktische Flüssigkeitsgabe* durchaus von Wert ist, speziell bei geburtshilflichen Patientinnen (*Wollmann & Marx* 1968). Eine Expansion des intravaskulären Volumens dient der Kompensation des durch die Sympathikusblockade dilatierten Gefäßbettes. Die damit verbundene Abnahme des Hämatokrits bewirkt eine vorübergehende Verbesserung des Blutflusses und der Sauerstoffversorgung. Bei einer routinemäßigen Flüssigkeitsgabe geht man von der Annahme aus, daß eine Hypotension stets eintritt. Tatsächlich ist dies jedoch selbst bei Blockaden bis in die obere thorakale Region nicht der Fall, weil die meisten Patienten in der Lage sind, ohne Volumenexpansion zu kompensieren.

Eine Volumenvorgabe kann auch selbst zu Problemen führen. Der Sympathikustonus kehrt vor der Blasensensibilität zurück, weil sich die meisten Blockaden von kranial nach kaudal zurückbilden, und oft wird eine Katheterisierung notwendig. Beim älteren Patienten besteht außerdem das Risiko, daß die zugeführte Flüssigkeit die pulmonale Strombahn überlastet.

Eine routinemäßige *Prophylaxe mit Vasopressoren* ist nicht empfehlenswert (*Smith & Corbascia* 1970), weil sie bei den meisten Patienten überflüssig ist. *Engberg* und *Wiklund* (1978a) untersuchten die Wirkungen von subkutan appliziertem Ephedrin in einer Dosierung von 50 mg vor der Anlage einer hohen Periduralanästhesie bei Patienten mittleren und höheren Alters. Sie stellten fest, daß der arterielle Druck und der periphere Widerstand *zunahmen*, während die hämodynamischen Effekte des Blocks in engen Grenzen blieben und die kardiale Arbeit sich im Vergleich zum Ausgangswert vor der Anästhesie nicht änderte. Es zeigte sich, daß der Zusatz von Phenylephrin 1:20.000 zum Lokalanästhetikum für die Periduralanästhesie den arteriellen Druck stabilisierte, das Herzzeitvolumen aber geringfügig reduzierte (*Stanton-Hicks* et al. 1973). Wenn bei einem Patienten ein beträchtlicher Blutverlust zu erwarten ist, empfiehlt sich eine prophylaktische Volumengabe. Eine vorbeugende Applikation vasopressorisch wirksamer Pharmaka kann wiederum dann indiziert sein, wenn sich ein plötzlicher und dramatischer Blutdruckabfall ankündigt oder wenn dies als besonders unerwünscht gilt.

Die Therapie einer exzessiven Hypotension

Es ist wichtig, bereits vor der Durchführung einer Spinal- oder Periduralanästhesie festzulegen, welcher Grad einer Hypotension nicht mehr akzeptabel ist. Bei einem normalen, gesunden Patienten ist ein therapeutisches Eingreifen gewöhnlich dann erforderlich, wenn der arterielle Mitteldruck mehr als 30% unter den Ausgangswert in Ruhe fällt, wobei jedoch bei Patienten mit einem oder mehreren der zuvor diskutierten Risikofaktoren eine Intervention schon zu einem früheren Zeitpunkt indiziert sein kann.

Sauerstoff. Die zusätzliche Gabe von Sauerstoff ist nicht bei allen Patienten mit einer Regionalanästhesie notwendig, er sollte aber dann appliziert werden, wenn bei einem Patienten das Risiko einer Hypotension besteht.

Lagerung. Die einfachste und sicherste Methode, während einer Spinalanästhesie wieder normale Blutdruckwerte herzustellen, ist das Anheben der Beine. Auf diese Weise wird das Herzzeitvolumen durch den erhöhten Rückfluß zum Herzen wieder gesteigert. Eine Kopftieflage dient dem gleichen Zweck, führt unter Umständen aber zu einer weiter kranialen Ausbreitung des Lokalanästhetikums. Das Herzzeitvolumen bleibt bei normovolämischen Patienten in Kopftieflage selbst dann noch in einem ausreichenden Rahmen, wenn die Spinalanästhesie hoch genug reicht, um eine totale präganglionäre Sympathikusblockade zu bewirken, vorausgesetzt, daß diese Lagerung beibehalten wird (*Greene* 1982). Von Bromage stammt die Feststellung, daß Patienten mit einer hohen Periduralanästhesie in horizontaler oder leicht kopftief geneigter Position gehalten werden sollten, um einen adäquaten venösen Rückfluß sicherzustellen. Patienten mit Blockaden sowohl des lumbalen als auch des thorakalen Bereichs reagieren seiner Meinung nach empfindlicher auf Lagerungsveränderungen als Patienten, deren Anästhesie auf die thorakalen Segmente beschränkt ist (*Bromage* 1978).

Volumen. Die rasche Infusion von 500–1000 ml einer balancierten Elektrolytlösung reicht oft aus, den arteriellen Druck auf ein zufriedenstellendes Niveau anzuheben, birgt jedoch die gleichen Risiken wie eine Volumenvorgabe (siehe oben). Wenn Korrekturen der Lagerung und eine vernünftige Volumenzufuhr nicht zur Wiederherstellung eines akzeptablen Blutdrucks ausreichen, sollten vasopressorisch wirksame Substanzen gegeben werden.

Vasopressoren. Eine ausführliche Beschreibung der Pharmakologie der Vasopressoren stammt von *Smith* und *Corbascia* (1970). Nur wenige Patienten benötigen wirklich Vasopressoren, auf die aber niemals verzichtet werden sollte, wenn eine rasche Korrektur des Blutdrucks dringend angezeigt ist. Diese Substanzen sollten sparsam und in langsam wachsender Dosierung angewendet werden, bis der durch die Sympathikusblockade verlorengegangene Vasomotorentonus wieder adäquat hergestellt ist. Ephedrin und Methoxamin sind die Vasopressoren, die in der Therapie der durch eine Spinal- oder Periduralanästhesie verursachten Hypotension in Großbritannien am häufigsten verwendet werden.

Ephedrin ist ein direkter alpha- und betaadrenerger Agonist, der neben der Herzfrequenz und dem Schlagvolumen aber auch das Herzzeitvolumen und den peripheren Widerstand anhebt. Letzteres wiederum kann die Herzarbeit erhöhen, ohne exzessive Anstiege des Blutdrucks oder der Herzfrequenz zu bewirken (*Engberg & Wiklund* 1978b). Es ist die Substanz der Wahl in der Geburtshilfe (*Eng* et al. 1971), weil die Beeinflußung der uterinen Durchblutung weniger ausgeprägt zu sein scheint als bei anderen Vasopressoren (*Ralstone* et al. 1974). Kleine Bolusdosen von 3–7,5 mg sind ausreichend; größere Mengen können eine Tachykardie oder eine Hypertension auslösen. Bei intravenöser Gabe besitzt Ephedrin den Vorteil einer relativ kurzen Wirkdauer.

Methoxamin ist ein reiner alphaadrenerger Agonist. Es steigert den peripheren Widerstand und hat wenig Effekte auf das Herzzeitvolumen (*Li* et al. 1965). Die Herzfrequenz wird nicht angehoben, es kommt nur selten zu Arrhythmien, und es wird als Substanz der Wahl bei Patienten mit einer ischämischen Herzerkrankung angesehen (*Gilbert* et al. 1958). Es ist jedoch möglich, daß durch die alphaadrenerge Wirkung zwar der Druck erhalten bleibt, dies aber auf Kosten des Flusses geschieht. Methoxamin ist Ephedrin unter Umständen dann vorzuziehen, wenn eine Hypotension und eine Tachykardie vorbestehen. Als Dosierung empfehlen sich Bolusgaben von 1–2 mg intravenös. Phenylephrin stellt eine geeignete Alternative dar.

In einigen Ländern wird *Dihydroergotamin* in einer Dosis von 0,5 mg zur Prävention und Therapie der Hypotension verwendet. Es ist besonders gut geeignet, weil es hauptsächlich auf die venösen Kapazitätsgefäße wirkt; als Nachteile lassen sich die mögliche Auslösung von Übelkeit und Erbrechen sowie die Kontraindikation bei geburtshilflichen Patientinnen ante partum anführen.

Vagolytika. Atropin ist kein Vasopressor und nicht die Substanz der Wahl bei einer Hypotension, die durch eine Sympathikusblockade ausgelöst wurde. Trotzdem kommt ihm eine Rolle in der Behandlung kardiovaskulärer Probleme während der Regionalanästhesie zu. Eine Herzfrequenz von weniger als 60 pro Minute kann von einem inadäquaten Herzzeitvolumen begleitet sein. Dies läßt sich gewöhnlich auf die mit einer hohen Sympathikusblockade verbundene vagale Überaktivität zurückführen. Intravenös verabreichtes Atropin in Bolusdosen von 0,3 mg sorgt für einen Anstieg der Herzfrequenz. Allerdings läßt sich eine vagale Überaktivität wirkungsvoller durch eine vorsichtige intravenöse Sedierung, z.B. mit 50 mg Thiopental, therapieren.

Respiratorische Auswirkungen

Die Atemfunktion wird in der Regel nicht durch eine Regionalanästhesie eingeschränkt. Theoretisch kann eine Spinal- oder Regionalanästhesie natürlich eine Paralyse der Atemmuskulatur hervorrufen, in der Praxis dagegen spielt selbst eine ausgedehnte thorakale Periduralanästhesie normalerweise keine Rolle in bezug auf die Atmung und die Fähigkeit, zu husten (*Freund* et al. 1967; *McCarthy* 1976). Eine Atemdepression und ein Atemstillstand lassen sich mit großer Wahrscheinlichkeit auf einen extensiven Sympathikusblock, eine verringerte kardiale Funktion und eine zerebrale Hypoxämie zurückführen. Ein Pneumothorax muß immer dann in die Überlegungen mit einbezogen werden, wenn sich bei einem Patienten nach interkostaler und supraklavikulärer Blockade und nach einem Block des Ganglion stellatum eine Atemnot einstellt.

Sedierung und andere anästhesiologische Begleitmaßnahmen

Die Vor- und Nachteile eines wachen Patienten während der Operation wurden in Kapitel 2 diskutiert; die Entscheidung darüber, ob eine zusätzliche Sedierung oder Anästhesie notwendig ist, sollte bei der Prämedikationsvisite gefällt werden. Es kann ein Block isoliert, mit leichter Sedierung und erhaltenem Bewußtsein, mit schlafinduzierender Sedierung oder mit einer vollen Allgemeinanästhesie durchgeführt werden. Die Auswahl des jeweiligen Zusatzverfahrens unterliegt dem Einfluß vieler Faktoren, die Wünsche des Patienten natürlich inbegriffen. So spielen z. B. systemische Erkrankungen oder Probleme im Bereich der Atemwege, die Art und Dauer der Operation, die zur Verfügung stehenden Einrichtungen, speziell für die Aufwachphase, die Erfahrungen des gesamten beteiligten Personals und die Ausbildungserfordernisse eine Rolle.

Leichte Sedierung

Die meisten Sedativa, Anxiolytika und Analgetika lassen sich zur Sedierung von Patienten unter Regionalanästhesie verwenden. Längerwirkende Substanzen wie z. B. Diazepam und Morphin sind unter Umständen speziell bei ambulanten Patienten nicht so gut geeignet wie deren neuere, kürzer wirkende Derivate. Dazu zählen Temazepam (10–20 mg oral), Midazolam (1–2 mg als Bolusdosis, jeweils iv.), Fentanyl (25 μg als Bolusdosis, jeweils iv.) und auch die Inhalation von Lachgas (25–50%).

Unter elektiver Chirurgie können diese verschiedenen Substanzen bzw. Lachgas einzeln oder in Kombination zur Schlafinduktion verwendet werden, andererseits schlafen viele Patienten bereits schon unter dem Einfluß der Prämedikation ein, sobald der Block voll wirksam ist.

Tiefe Sedierung

Eine tiefe Sedierung wird für größere Operationen bevorzugt, wenn es wünschenswert ist, daß der Patient während des gesamten Eingriffs schläft. Methohexital (Einzeldosis 10–20 mg) oder Thiopental (Einzeldosis 25–50 mg) bewirken, intravenös gegeben, bei Patienten nach einer Prämedikation mit Benzodiazepinen oft eine Schlafperiode von bis zu 30 Minuten. Als Alternative können auch die im vorangehenden Abschnitt erwähnten Substanzen in höherer Dosierung verwendet werden. Wiederholte Bolusgaben beinhalten jedoch das Risiko einer Kumu-

lation mit verzögertem Aufwachen und ausgeprägten kardiorespiratorischen Effekten. Sollte bei großen Operationen ein längerer Bewußtseinsverlust erforderlich sein, eignet sich dafür besser eine Allgemeinanästhesie.

Allgemeinanästhesie

Die Durchführung einer Narkose bei einem Patienten mit einer Regionalanästhesie wird manchmal als unnötige Komplikation bezeichnet, besitzt aber eine Reihe von Vorteilen. Keine Methode der Regionalanästhesie kann dafür garantieren, daß bei jedem Patienten alle nur möglichen Ursachen für ein Unbehagen während der Operation geblockt werden. Der wache Patient interpretiert deswegen unblockierte Empfindungen aus dem Operationsgebiet als Schmerz. Dies trifft besonders in der Abdominalchirurgie zu, bei der viszerale Organe von autonomen Nerven versorgt werden, die von deutlich oberhalb der Blockadegrenze stammen. Das Liegen auf einem Operationstisch bei langen Operationen kann trotz der zuvor empfohlenen Maßnahmen unerträglich sein.

Die Hypotension durch eine Sympathikusblockade ist eine Eigenschaft der Spinal- und Periduralanästhesie. Bei vielen Eingriffen verbessert sie wesentlich die Bedingungen im Operationsgebiet und trägt so unter Umständen zum Erfolg des Eingriffs bei. Der Grad der Hypotension, der zur Erzielung dieses Effektes notwendig ist, liegt jedoch jenseits dessen, was vom wachen Patienten gut vertragen wird, weil durch den niedrigen Druck über einen Reflex eine vasovagale Attacke ausgelöst werden kann. Eine Allgemeinanästhesie unterdrückt diesen Reflex; dadurch wird der hypotensive Effekt des Blocks zu einem Vorteil und weniger zu einer „Komplikation", die Prävention oder Therapie erfordert.

Eine zusätzliche Allgemeinanästhesie ermöglicht es außerdem, den Patienten für die Operation vorzubereiten und zu lagern, während sich der Block ausbildet. Beim wachen Patienten müssen diese Vorbereitungen verschoben werden, bis sich die Blockade komplett ausgebreitet hat. Darüber hinaus herrscht im Operationssaal eine entspanntere Atmosphäre, die es dem Chirurgen und dem Anästhesisten erlaubt, anstehende Probleme ohne Einschränkung zu besprechen – und es ermöglicht die Ausbildung von Nachwuchspersonal. Eine Narkose läßt sich auch dazu einsetzen, eine offensichtlich toxische Reaktion auf das Lokalanästhetikum zu beseitigen.

Viele Anästhesisten, die frühzeitig Erfahrungen mit wachen Patienten unter Regionalanästhesie gesammelt haben, ließen sich durch die damit verbundenen Probleme von ihrem weiteren Einsatz abhalten. Die planmäßige Durchführung einer zusätzlichen flachen Allgemeinanästhesie sichert den Erfolg in fast jedem Fall. Für die Einleitung sind alle üblichen Substanzen geeignet, wobei Lachgas der wesentlichste Bestandteil in der Narkoseführung ist. Wird es in Konzentrationen von 65–70% verabreicht, reicht es oft schon alleine für Operationen an der Körperoberfläche und an den Extremitäten aus. Abdominelle Eingriffe verlangen meist zusätzlich 0,5% Halothan oder ein anderes Inhalationsanästhetikum in entsprechender Dosierung. Die Narkose kann bei Eingriffen an der Körperoberfläche, an den Extremitäten oder im Bereich des Beckens mittels einer Maske durchgeführt werden, für andere abdominale oder thorakale Operationen ist indessen eine endotracheale Intubation erforderlich. Eine intermittierende Überdruckbeatmung sorgt für ein „ruhigeres" Operationsfeld in der Nähe des Diaphragmas; Muskelrelaxantien werden dagegen häufig nur für die Intubation benötigt.

Die Überwachung

Die Überwachung des Patienten sollte mit Registrierung von Herzfrequenz und Blutdruck bereits vor der Operation beginnen. Die Art des Monitorings steht in Abhängigkeit von der Blockade, dem Patienten, den weiteren anästhesiologischen Maßnahmen (falls nötig), der Operation sowie den Vorstellungen und der Erfahrung des Anästhesisten. Eine EKG-Überwachung sollte, wann immer das möglich ist, während des Aufenthalts des Patienten im Einleitungsraum und Operationssaal kontinuierlich durchgeführt werden; dies ist während der Injektion der Testdosis und der anschließenden Wirkdosis besonders wichtig. Die Messung von Blutdruckwerten unter der Injektion kann von einem Assistenten durchgeführt werden. Der Patient muß während der Gabe der Testdosis bzw. der Wirkdosis und der sich anschließend ausbreitenden Blockade sehr sorgfältig beobachtet werden. Ein Gespräch mit ihm innerhalb dieser Zeitspanne vermittelt wertvolle Erkenntnisse, denn der Patient ist selbst der empfindlichste Indikator für potentielle oder aktuelle Probleme. Die Beobachtung von Hautfarbe, Pulsqualität, Atemmuster und das Vorhandensein oder Fehlen von Schweiß zeigt oft Probleme früher an als jedes Überwachungsgerät. Die Kenntnis über den zu erwartenden Zeitverlauf der Blockadeentstehung und über die Entwicklung möglicher Nebenwirkungen sind eine unerläßliche Voraussetzung dafür, Komplikationen im Ansatz zu erkennen und zu behandeln. Während langer Eingriffe werden Nachinjektionen notwendig, deren Effekte genauso sorgfältig und engmaschig überwacht werden sollten wie die der Erstinjektion.

Blockadehöhe (s. a. Die Austestung des Blocks)

Die Höhe des Blocks und die Anästhesie des Operationsgebietes sollten bei einer zentralen Blockade vor Beginn der Operation so lange wie möglich überwacht werden. Die Planung der Anästhesie sollte eine komplette Ausbildung und Stabilisierung des Blocks vorsehen, bevor der Patient in den Operationssaal gefahren wird oder eine Narkose erhält. Das ist zwar nicht immer möglich, aber eine weitere Überprüfung der sich ausbreitenden Blockade kann auch hinter der Abdeckung erfolgen, die sobald wie möglich nach der Lagerung für die Operation angebracht werden sollte. Dann können zwar nur die oberen thorakalen Segmente ausgetestet werden, aber diese sind besonders wichtig, weil man sich bei einer Blockadeausdehnung bis in diese Höhe auf eventuell auftauchende Probleme einstellen muß. Ausgelassene Segmente können bei einer Testung zu diesem späten Zeitpunkt nicht mehr entdeckt werden, deswegen sollte man den Chirurgen bitten, auf diskrete Weise vor dem Schnitt das Operationsgebiet auf ausreichende Anästhesie hin zu überprüfen. Es ist eine Gepflogenheit des Autors, die Blutdruckmanschette deutlich über den systolischen Wert aufzupumpen, um den Patienten vom Hautschnitt abzulenken.

Lagerung

Der Lagerung des Patienten auf dem Operationstisch muß besondere Beachtung geschenkt werden. Alle anästhesierten Bereiche sollten gepolstert und gestützt und nicht betroffene Teile des Körpers sorgfältig gelagert werden. Wenn der Patient wach ist, demonstriert man ihm den zulässigen Bewegungsspielraum. Unbequeme Lagerungen sind eine mögliche Indikation für eine zusätzliche Allgemeinanästhesie, was sich unter Umständen aber erst nach Beginn der Operation herausstellt.

Postoperative Versorgung

Ganz gleich, welche Art von Anästhesie angewendet wurde – die Qualität von Personal und Einrichtungen sollte bei der postoperativen Pflege die gleiche sein. Doch wegen einzelner Besonderheiten der Regionalanästhesie wird der Schwerpunkt anders gelagert sein. Ein Patient, der sich von einer Regionalanästhesie erholt, die durch eine leichte Sedierung oder Allgemeinanästhesie ergänzt wurde, wird nur wenige der Probleme zeigen, die in der Aufwachphase nach einer Allgemeinanästhesie auftreten können. Ein residualer neuromuskulärer Block, eine zentrale Atemdepression, eine respiratorische Obstruktion und eine inadäquate Sekretclearance treten weniger häufig auf. Das größte Risiko während der Erholung von einer Regionalanästhesie ist eine Hypotension, speziell nach einer Spinal- oder Periduralanästhesie. Sie tritt recht häufig auf, verursacht durch die Umverteilung der Durchblutung, wenn der Patient vom Operationstisch genommen und in den Aufwachraum transportiert wird. Man sollte für den Blutdruck ein Grenze setzen, bei deren Unterschreitung der Anästhesist oder ein anderer Arzt informiert werden muß. Es empfiehlt sich, daß bereits Instruktionen für die Fortsetzung der Infusionstherapie und sonstige Maßnahmen im Fall einer Hypotension gegeben und schriftlich fixiert wurden.

Die Intervalle zwischen den Messungen hängen vom Zustand des Patienten ab, aber besondere Aufmerksamkeit muß der Blutdruckmessung gewidmet werden, bis sich der Block eindeutig zurückbildet. Es ist möglich, daß Messungen häufiger notwendig werden als nach einer Allgemeinanästhesie. Eine schwere Hypotension wurde noch bis zu zwei Stunden nach der Einleitung einer Spinal- (*Moore & Bridenbaugh* 1966) und bis zu 90 Minuten nach Beginn einer Periduralanästhesie gesehen (eigene Beobachtung).

Besondere Aufmerksamkeit ist dann erforderlich, wenn zur Aufrechterhaltung des Blutdrucks bereits präoperativ Vasopressoren notwendig waren. Ihre Wirkdauer ist bei intravenöser Gabe relativ kurz, und eine Hypotension kann bei Nachlassen der Wirkung auftreten. Die präoperative Vasopressortherapie muß dem Personal im Aufwachraum mitgeteilt werden, damit der Blutdruckmessung besondere Aufmerksamkeit gewidmet wird.

Eine Hypotension sollte wie vorher beschrieben behandelt werden. Dabei ist es wichtig, daß das betreuende Pflegepersonal weiß, daß sowohl eine chirurgische Blutung als auch der Block selbst dafür verantwortlich sein kann. Bei Patienten, die eine Spinal- oder Periduralanästhesie mit Ausdehnung bis zu den thorakalen Segmenten hatten, kann für eine gewisse Zeitspanne nach dem Eingriff noch ein autonomer Block zurückbleiben. Dies kann die Ursache für eine Hypotension sein, wenn die Position des Patienten plötzlich verändert wird. Diese Patienten dürfen bei der Rückbildung des Blocks nur schrittweise mobilisiert werden, und man sollte sie beim ersten Aufstehen unterstützen.

Druckschäden

Die Lagerung des Patienten ist während der Rückbildung des Blocks genauso wichtig wie im Operationssaal. Es ist möglich, daß eine betäubte untere Extremität seitlich aus dem Bett fällt, ohne daß es der Patient bemerkt. Eine Überdehnung oder Kompression kann dann zu Nervenschädigungen führen. *Lofstrom* et al. (1966) haben ähnliche Probleme mit der oberen Extremität beschrieben. Ein sensible Blockade hindert den Patienten daran, Druck auf knöcherne Vorsprünge richtig einzuschätzen. Wenn die Analgesie mittels Kathetertechniken bis in die postoperative Phase hinein verlängert wird, ist eine Hautnekrose möglich, wenn die Lagerung des Patienten nicht regelmäßig geändert wird.

Urinretention

Die Blase wird von sakralen autonomen Fasern innerviert. Diese gehören zu den letzten, die nach einem zentralen Block ihre Funktion wiedererlangen. Bei jedem Patienten, der während der Operation große Flüssigkeitsmengen erhalten hat, und bei dem kein Blasenkatheter gelegt wurde, besteht das Risiko einer Urinretention, und er sollte daraufhin beobachtet werden. Wenn die Blase offensichtlich gedehnt ist, muß katheterisiert werden. Es besteht dabei aber nicht die Notwendigkeit, den Katheter zu belassen, wenn eine schnelle Rückkehr der normalen neuralen Funktion zu erwarten ist. Wird die Analgesie andererseits bis in die postoperative Phase hinein fortgesetzt, kann ein Dauerkatheter notwendig werden.

Die Rückbildung des Blocks

Das Personal im Aufwachraum sollte sowohl die Rückbildung der sensiblen als auch der motorischen Komponenten des Blocks beobachten. Wenn dies versäumt wird, können seltene, aber potentiell ernste Komplikationen, wie z. B. ein peridurales Hämatom, unentdeckt bleiben, und eine frühzeitige Behandlung wird verzögert. Ärzte und Pflegepersonal sollten über die ungefähr zu erwartende restliche Dauer des Blocks informiert werden. Der Patient wird dazu ermutigt, jedes subjektive Gefühl mitzuteilen. Eine gute Beziehung zwischen Patient und Pflegepersonal erleichtert die Erkennung echter Komplikationen und hilft, kleinere Unannehmlichkeiten zu ertragen, die nicht in Verbindung mit der Regionalanästhesie stehen.

Postoperative Analgesie

Die Bereitstellung einer umfassenden Analgesie in der frühen postoperativen Phase ist einer der größten Vorteile der Regionalanästhesie. Doch kleine Dosen von konventionellen parenteralen Analgetika können auch dann erforderlich sein, wenn es gilt, Beschwerden zu erleichtern, die in keinem Zusammenhang mit dem Block stehen, bzw. um den Schlaf zu fördern, den alle Patienten nach einer größeren Operation benötigen. In Fällen, bei denen der Block nicht bis in die postoperative Phase hinein fortgesetzt werden soll, empfiehlt sich die Gabe parenteraler Analgetika, bevor der Schmerz nachläßt, nicht erst dann, wenn die Schmerzen wieder voll einsetzen.

Komplikationen

Neurologische Folgeschäden

Sie können durch eine intraneurale Injektion verursacht werden, durch eine inkorrekte Anwendung des Tourniquets, die falsche Lagerung während der Operation und durch eine Läsion bei der Auslösung von Parästhesien (*Wooley & Vandam* 1959; *Lofstrom* et al. 1966; *Barutell* et al. 1980). Immer dann, wenn Parästhesien ausgelöst werden, sollte man dies notieren, denn dadurch wird eine exakten Diagnose ermöglicht, wenn Probleme bestehen bleiben (*Lim & Pereira* 1984). Die Symptome einer Nervenschädigung können verschieden sein (*Selander* et al. 1979b). Jeder Fall sollte überprüft und untersucht werden, um die Ursache herauszufinden. Die Möglichkeit der unabsichtlichen Injektion einer neurolytischen Substanz, die mit dem Lokalanästhetikum vermischt oder mit ihm verwechselt wurde, darf nie außer acht gelassen werden.

Rückenschmerzen

Sie gehören zu den wohl häufigsten Beschwerden in der postoperativen Phase. *Lund* (1971) stieß auf eine zwischen 2% und 25% variierende Inzidenz. Es gibt keinen Beweis für die allgemein verbreitete Ansicht, daß eine Periduralanästhesie durch die größeren Nadeln mehr Rückenschmerzen verursacht. Bei geburtshilflichen Patientinnen besteht überhaupt kein Unterschied in der Häufigkeit von Rückenschmerzen, ob sie nun eine Periduralanästhesie hatten oder nicht. Es ist deswegen wahrscheinlich, daß die meisten postoperativen Rückenschmerzen mit der Lagerung und der Relaxation der Muskulatur bzw. der Ligamente des Rückens in Verbindung mit dem Verlust der normalen Lendenlordose in Zusammenhang stehen, die als Folge des Blocks auftreten. Patienten, die eine Allgemeinanästhesie hatten, klagen ebenfalls gelegentlich über Rückenschmerzen. Nicht-steroidale Antiphlogistika können hilfreich sein.

Kopfschmerzen

Die überwiegende Zahl postoperativer Kopfschmerzen tritt bei Patienten auf, bei denen keine durale Punktion durchgeführt wurde. Sie werden oft durch Streß und Angst verursacht und können nicht genau lokalisiert werden. Sie stehen nicht in Zusammenhang mit der Körperhaltung und stellen nur selten eine Einschränkung dar. Beruhigung und symptomatische Behandlung sind alles, was erforderlich ist. Anästhesisten sollten die charakteristischen Merkmale des postspinalen Kopfschmerzes kennen: er ist lageabhängig, tritt das erste Mal auf, wenn der Patient sitzt oder steht, und wird schwächer oder verschwindet ganz, wenn er sich hinlegt; er erscheint normalerweise okzipital und strahlt zervikal aus. Ein schwerer Kopfschmerz nach einer lumbalen Punktion kann von Seh- und Hörstörungen begleitet sein. Er muß behandelt werden (s. Kapitel 8), weil ein intrakranielles Hämatom die Folge sein kann.

Schmerz am Injektionsort

Manchmal entstehen Schmerzen und eine lokale Empfindlichkeit im Bereich der Injektion. Dies läßt sich auf das unvermeidbare geringe Trauma zurückführen, das mit einer Punktion verbunden ist. Normalerweise schwächen sie sich im Laufe etwa eines Tages ab. Ist dies nicht der Fall, müssen andere Gründe in Betracht gezogen werden, z. B. eine lokale Infektion, Kontaminierung mit antiseptischen oder neurolytischen Substanzen oder eine Nervenschädigung.

Hämatom

Nach jedem Nervenblock kann ein Hämatom entstehen, aber es tritt bevorzugt dort auf, wo Nerven in enger Nachbarschaft zu Blutgefäßen stehen. Bei peripherer Lage löst es sich normalerweise in einigen Wochen auf und macht so gut wie keine Probleme. Als „Therapie" ist nur eine Erklärung erforderlich.

Ein spinales oder peridurales Hämatom kann Anlaß für schwerwiegende und bleibende neurologische Folgeschäden sein, wenn es nicht sofort behandelt wird. Jeder Patient mit längerdauernden neuralen Defiziten und Schmerzen muß sehr ernstgenommen und sorgfältig behandelt werden. Wenn auch nur der geringste Zweifel auftaucht, sollte man schon frühzeitig Neurologen, Radiologen und Neurochirurgen zu Rate ziehen. Das gleiche gilt für Diagnose und Behandlung der gelegentlich auftretenden isolierten Nervenlähmungen.

Übelkeit und Erbrechen

Die Hauptursachen für postoperative Übelkeit und Erbrechen sind eine Allgemeinanästhesie, der Einsatz von Opioiden und das Verschlucken von Blut nach Eingriffen im Hals-Nasen-Ohren-Bereich und nach oraler Chirurgie. Beides tritt wesentlich seltener nach einer Regionalanästhesie auf, aber die Inzidenz wächst, wenn der systolische Blutdruck unter 80 mmHg fällt. Die Verabreichung von Sauerstoff ist (*Ratra* et al. 1972) genauso wie Atropin intravenös hilfreich, wenn eine begleitende Bradykardie besteht.

Literatur

Abouleish, E., Orig, T., Amortegui, A.J. (1980): Bacteriologic comparison between epidural and caudal techniques. Anesthesiology 53: 511–514

Aldrete, J.A., Johnson, D.A. (1970): Evaluation of intracutaneous testing for investigation of allergy to local anesthetic agents. Anesthesia and Analgesia 49: 173–181

Alleman, B.H., Gerber, H., Gruber, U.F. (1983): Spinal conduction anaesthesia in the face of subcutaneously administered heparin-dihydroergot for thromboembolism prophylaxis. Anaesthetist 32: 80–83

Ballin, N.C. (1981): Paraplegia following epidural analgesia. Anaesthesia 36: 952–953

Bamford, C.R. (1978) Spinal epidural hematoma due to heparin. Archives of Neurology 35: 693–694

Barutell, C., Vidal, F., Raich, M., Montero, A. (1980): A neurological complication following interscalene brachial plexus block. Anaesthesia 35: 365–367

Bashein, G., Ready, L.B., Haschke, R. (1984): Electrolocation: insulated versus non-insulated needles. Regional Anesthesia 9: 31

Beechy, A.P.G., Eltringham, R.J., Studd, C. (1981): Temazepam as premedication in day surgery. Anaesthesia 36: 10–16

Bieter, R.N. (1936): Applied pharmacology of local anesthetics. American Journal of Surgery 34: 500–510

Bonica, J.J., Berges, P.U., Morikawa, K. (1970): Circulatory effects of peridural block: I. Effects of level of analgesia and dose of lidocaine. Anesthesiology 33: 619–626

Bonica, J.J., Akamatsu, T.J., Berges, P.U., Morikawa, K., Kennedy W.F. (1971): Circulatory effects of peridural block: II. Effects of epinephrine. Anesthesiology 34: 514–522

Bonica, J.J., Kennedy W.F., Akamatsu, T.J., Gerbershagen, H.U. (1972): Circulatory effects of peridural block: III. Effects of acute blood loss. Anesthesiology 36: 219–227

Bromage, P.R. (1978): Epidural analgesia. Saunders, Philadelphia

Bromage, P.R., Gertel, M. (1972): Brachial plexus anesthesia in chronic renal failure. Anesthesiology 36: 488–493

Buckley, F.P., Robinson, N.B., Simonowitz, D.A., Dellinger, E.P. (1983): Anaesthesia in the morbidly obese. A comparison of anaesthetic and analgesic regimens for upper abdominal surgery. Anaesthesia 38: 840–851

Butler, A.B., Green, C.D. (1970): Haematoma following epidural anaesthesia. Canadian Anaesthetists' Society Journal 17: 635–639

Chaudhari, L.S., Kop, B.R., Dhruva, A.J. (1978): Paraplegia and epidural analgesia. Anaesthesia 33: 722–725

Cooper, D.W. (1967): Spontaneous spinal epidural hematoma. Journal of Neurosurgery 26: 343–345

Cousins, M.J. (1972): Hematoma following epidural block. Anesthesiology 37: 263

Crawford, J.S., James, F.M., Nolte, H., Van Steenberge, A., Shah, J.L. (1981): Regional anaesthesia for patients with chronic neurological disease and similar conditions. Anaesthesia 36: 821

de Jong, R.H., De Rosa, R.A. (1981): Benzodiazepine treatment of seizures from supraconvulsant doses of local anesthetics. Regional Anesthesia 6: 51–54

de Jong, R.H., Heavner, J.E. (1974): Diazepam prevents and aborts lidocaine convulsions in monkeys. Anesthesiology 41: 226–230

de Shazo, R.D., Nelson, H.S. (1979): An approach to the patient with a history of local anaesthetic hypersensitivity. Experience with 90 patients. Journal of Allergy and Clinical Immunology 63: 387–395

Eng, M., Berges, P.U., Ueland, K., Bonica, J.J., Parer, J.T. (1971): The effects of methoxamine and ephedrine in normotensive pregnant primates. Anesthesiology 35: 354–360

Engberg, G., Wiklund, L. (1978a): The use of ephedrine for prevention of arterial hypotension during epidural blockade. A study of the central circulation after subcutaneous premedication. Acta Anaesthesiologica Scandinavica 66 (suppl): 1–26

Engberg, G., Wiklund, L. (1978b): The circulatory effects of intravenously administered ephedrine during epidural blockade. Acta Anaesthesiologica Scandinavica 66 (suppl): 27–36

Fisher, A., Waterhouse, T.D., Adams, A.P. (1975): Obesity: its relation to anaesthesia. Anaesthesia 24: 208–216

Fisher, M.M. (1977): Blood volume replacement in acute anaphylactic cardiovascular collapse related to anaesthesia. British Journal of Anaesthesia 49: 1023–1026

Frankhouser, P.L. (1983): Hazard of a new epidural catheter. Anesthesiology 58: 593–594

Freund, F.G., Bonica, J.J., Ward, R.J., Akamatsu, T.J., Kennedy, W.F. (1967): Ventilatory reserve and level of motor block during high spinal and epidural anesthesia. Anesthesiology 28: 834–837

Galindo, A. (1982): Illustrated regional anesthesia. R.M. Scientific Publications, Miami

Galindo, A., Galindo, A. (1980): Special needle for nerve blocks. Regional Anesthesia 5: 12–13

Germann, P.A.S., Roberts, J.G., Prys-Roberts, C. (1979): The combination of general anaesthesia and epidural block I. The effects of sequence of induction on haemodynamic variables and blood gas measurements in healthy patients. Anaesthesia and Intensive Care 7: 229–238

Gilbert, J.L., Lange, G., Poleroy, I., Brooks, C.M. (1958): Effects of vasoconstrictor agents on cardiac irritability. Journal of Pharmacology and Experimental Therapeutics 123: 9–15

Granger, H.J., Guyton, A.C. (1969): Autoregulation of the total systemic circulation following destruction of the central nervous system in the dog. Circulation Research 25: 379–388

Grant, I.S., Nimmo, W.S., Clements, J.A. (1981): Pharmacokinetics and analgesic effect of i.m. and oral ketamine. British Journal of Anaesthesia 53: 805–809

Greene, N.M. (1982): Physiologic responses to spinal anesthesia. American Society of Anesthesiologists Annual Refresher Course Lecturesp. 129

Griffiths, H.W.C., Gillies, J. (1948): Thoracolumbar splanchnicectomy and sympathectomy. Anaesthesia 3: 134–136

Gringrich, T.F. (1968): Spinal epidural hematoma following continuous epidural anesthesia. Anesthesiology 29: 162–163

Gronert, G.A. (1980): Malignant hyperthermia. Anesthesiology 53: 395–423

Hackel, D.B., Sancetta, S.M., Kleinerman, J. (1956): Effect of hypotension due to spinal anesthesia an coronary blood flow and myocardial metabolism in man. Circulation 13: 92–97

Helperin, S.W., Cohen, D.D. (1971): Hematoma following epidural anesthesia: report of a case. Anesthesiology 35: 641–644

Henderson, J.J., Macrae, W.A. (1983): Complications. In: *Henderson, J.J., Nimmo, W.S.* (eds.): Practical regional anaesthesia. Blackwell, Oxford

Hirlekar, G. (1980): Paraplegia after epidural analgesia associated with an extradural spinal tumour. Anaesthesia 35: 363–364

Hjelm, M., Holmdahl, M.H. (1965): Biochemical effects of aromatic amines. II. Cyanosis, methaemoglobinaemia and Heinz-body formation induced by a local anaesthetic agent (prilocaine). Acta Anaesthesiologica Scandinavica 9: 99–120

Howells, T.H., Huntsman, R.G., Boys, J.E., Mahmood, A. (1972): Anaesthesia and sickle-cell haemoglobin, with a case report. British Journal of Anaesthesia 44: 975–987

Janis, K.M. (1972): Epidural hematoma following postoperative epidural analgesia: case report. Anesthesia and Analgesia 51: 689–692

Jensen, B.D., Berthelsen, P., Brochner-Mortensen, J. (1977): Glomerular filtration rate during halothane anaesthesia and epidural anaesthesia in combination with halothane anaesthesia. Acta Anaesthesiologica Scandinavica 21: 395–399

Kakkar, V.V., Corrigan, T.P., Fossard, D.P., Sutherland, I., Shelton, M.G., Thirlwall, J. et al. (1975): Prevention of fatal postoperative pulmonary embolism by low doses of heparin. An international multicentre trial. Lancet II: 45–51

Katz, J.D., Krich, L.B. (1976): Acute febrile reaction complicating spinal anaesthesia in a survivor of malignant hyperthermia. Canadian Anaesthetists' Society Journal 23: 285–289

Kennedy, W.F., Bonica, J.J., Akamatsu, T.J., Ward, R.J., Martin, W.E., Grinstein, A. (1968): Cardiovascular and respiratory effects of subarachnoid block in the presence of acute blood loss. Anesthesiology 29: 29–35

Klassen, G.A., Bramwell, R.S., Bromage, P.R., Zborowska-Sluis, D.T. (1980): Effect of acute sympathectomy by epidural anesthesia on the canine coronary circulation. Anesthesiology 52: 8–15

Lambert, D.H., Deane, R.S., Mazuzan, J.E. (1982): Anesthesia and the control of blood pressure in patients with spinal cord injury. Anesthesia and Analgesia 61: 344–348

Li, T.-H., Shimosato, S., Etsten, B. (1965): Methoxamine and cardiac output in non-anesthetized man and during spinal anesthesia. Anesthesiology 26: 21–30

Lim, E.K., Pereira, E. (1984): Brachial plexus injury following brachial plexus block. Anaesthesia 39: 691–694

Lingenfelter, R.W. (1983): Hazard of a new epidural catheter. Anesthesiology 58: 292–293

Lofstrom, J.B. (1975): Ulnar nerve blockade for the evaluation of local anaesthetic agents. British Journal of Anaesthesia 47: 297–300

Lofstrom, J.B., Wennberg, A., Widen, L. (1966): Late disturbance in nerve function after block with local anaesthetic agents. Acta Anaesthesiologica Scandinavica 10: 111–122

Lund, P.C. (1981): Principles and practice of spinal anesthesia. Thomas, Springfield

Lynn, R.B., Sancetta, S.M., Simeonee, F.A., Scott, R.W. (1952): Observations on the circulation in high spinal anesthesia. Surgery 22: 195–213

Marinacci, A.A., Courville, C.B. (1958): Electromyogram in evaluation of neurological complications of spinal anesthesia. Journal of the American Medical Association 168: 1337–1345

Markham, J.W., Lynge, H.N., Stahlman, G.E.B. (1967): The syndrome of spontaneous spinal epidural hematoma. report of three cases. Journal of Neurosurgery 26: 334–342

Mauney, F.M., Ebert, P.A., Sabiston, D.C. (1970): Postoperative myocardial infarction. A study of predisposing factors, diagnosis and mortality rate in a high risk group of surgical patients. Annals of Surgery 172: 497–502

McCarthy, G.J. (1976): The effect of thoracic extradural analgesia on pulmonary gas distribution, functional residual capacity and airway closure. British Journal of Anaesthesia 48: 243–248

McEvedy, P.G. (1946): Local anaesthesia. Manchester University Medical School Gazette 15: 2–8

McLean, A.P.H., Mulligan, G.W., Otton, P.E., McLean, L.D. (1967): Hemodynamic alterations associated with epidural anesthesia. Surgery 62: 79–87

Montgomery, S.J., Ray, P.P., Nettles, D., Jenkins, M.T. (1973): The use of the nerve stimulator with standard unsheathed needles in nerve blockade. Anesthesia and Analgesia 52: 827–831

Moore, D.C. (1967): Regional block (4th edn) Thomas, Springfield

Moore, D.C., Batra, M. (1981): The components of an effective test dose prior to epidural block. Anesthesiology 55: 693–696

Moore, D.C., Bridenbaugh, L.D. (1966): Spinal (subarachnoid) block. A review of 11574 cases. Journal of the American Medical Association 195: 907–912

Morrow, D.H., Luther, R.R. (1976): Anaphylaxis. Etiology and guidelines of management. Anesthesia and Analgesia 55: 493–499

Munson, E.S., Paul, W.S., Embro, W.J. (1977): Central-nervous-system toxicity of local anesthetic mixtures in monkeys. Anesthesiology 46: 179–183

Odoom, J.A., Sih, I.L. (1983): Epidural analgesia and anticoagulant therapy; experience with 1000 cases of continuous epidurals. Anaesthesia 38: 254–259

Page, M.M., Watkins, P.J. (1978): Cardiorespiratory arrest and diabetic autonomic neuropathy. Lancet i: 14–16

Perel, A., Reches, A., Davidson, J.T. (1977): Anaesthesia in the Guillain-Barre syndrome. A case report and recommendations. Anaesthesia 32: 257–260

Pither, C.E., Ford, D.J., Raj, P.P. (1984): Peripheral nerve stimulation with insulated and uninsulated needles: efficacy and characteristics. Regional Anesthesia 9: 42–43

Racz, G.B., Sabonghy, M., Gintautas, J., Line, W.M. 1982: Intractable pain therapy using a new epidural catheter. Journal of the American Medical Association 248: 579–581

Raj, P.P., Rosenblatt, R., Montgomery, S.J. (1980): Use of the nerve stimulator for peripheral blocks. Regional Anesthesia 5: 14–21

Ralston, D.H., Shnider, S.M., De Lorimier, A.A. (1974): Effects of equipotent ephedrine, metaraminol, mephentermine and methoxamine on uterine blood flow in the pregnant ewe. Anesthesiology 40: 354–370

Rao, T.L.K., El-Etr, A.A. (1981): Anticoagulation following placement of epidural and subarachnoid catheters: an evaluation of neurologic sequelae. Anesthesiolgy 55: 618–620

Ratra, C.K., Badola, R.P., Bhargava, K.P. (1972): A study of factors concerned in emesis during spinal anaesthesia. British Journal of Anaesthesia 44: 1208–1211

Reiz, S., Nath, S., Rais, O. (1980): Effects of thoracic epidural block and prenalterol on coronary vascular resistance and myocardial metabolism in patients with coronary artery disease. Acta Anaesthesiologica Scandinavia 24: 11–16

Rosenblatt, R.M., Shal, R. (1984): The design and function of a regional anesthesia block room. Regional Anesthesia 9: 12–16

Schonwald, G., Fish, K.J., Perkash, I. (1981): Cardiovascular complications during anesthesia in chronic spinal cord injured patients. Anesthesiology 55: 550–558

Scott, D.B. (1975): Management of extradural block during surgery. British Journal of Anaesthesia 47: 271–272

Scott, D.B., Littlewood, D.G., Drummond, G.B., Buckley, F.P., Covino, B.G. (1977): Modification of the circulatory effects of extradural block combined with general anaesthesia by the addition of adrenaline to lignocaine solutions. British Journal of Anaesthesia 49: 917–925

Selander, D., Dhuner, K.-G., Lundborg, G. (1977): Peripheral nerve injury due to injection needles used for regional anaesthesia. Acta Anaesthesiologica Scandinavica 21: 182–188

Selander, D., Edshage, S., Wolff, S. (1979a): Paresthesia or no paresthesia? Nerve lesions after axillary blocks. Acta Anaesthesiologica Scandinavica 23: 27–33

Selander, D., Bratsand, R., Lundborg, G., Nordborg, C., Olsson, Y. (1979b): Local anesthetics: importance of mode of application, concentration and adrenaline for the appearance of nerve lesions. Acta Anaesthesiologica Scandinavica 23: 127–136

Seltzer, J.L., Porretta, J.C., Jackson, B.G. (1977): Plastic particulate contaminants in the medicine cups of disposable non-spinal regional anesthesia sets. Anesthesiology 47: 378–379

Seropian, R., Reynolds, B.M. (1971): Wound infections after preoperative depilatory versus razor preparation. American Journal of Surgery 121: 251–254

Smith, N.J., Corbascia, A.N. (1970): The use and misuse of pressor agents. Anesthesiology 33: 58–101

Somerville, T.G., Gibson, M. (1973): Particulate contamination in ampoules: a comparative study. Pharmaceutical Journal 211: 128–131

Stanton-Hicks, M. d'A., Berges, P.U., Bonica, J.J. (1973): Circulatory effects of peridural block IV. Comparison of the effects of epinephrine and phenylephrine. Anesthesiology 39: 308–314

Steen, P.A., Tinker, J.H., Tarhan, S. (1978): Myocardial infarction after anesthesia and surgery. Journal of the American Medical Association 239: 2566–2570

Stephen, G.W., Lees, M.M., Scott, D.B. (1969): Cardiovascular effects of epidural block combined with general anaesthesia. British Journal of Anaesthesia 41: 933–938

Tucker, G.T. (1983): Pharmacokinetics of local anaesthetic drugs. In: Henderson, J.J., Nimmo, W.S. (eds) Practical regional anaesthesia. Blackwell, Oxford

Varkey, G.P., Brindle, G.F. (1974): Peridural anaesthesia and anticoagulant therapy. Canadian Anaesthetists' Society Journal 21: 106–109

Wadhwa, R.K. (1977): Obstetric anesthesia for a patient with malignant hyperthermia susceptibility. Anesthesiology 46: 63–64

Wetstone, D.L., Wong, K.C. (1974): Sinus bradycardia and asystole during spinal anesthesia. Anesthesiology 41: 87–89

Winnie, A.P. (1969): An ,immobile needle' for nerve blocks. Anesthesiology 31: 577–578

Winnie, A.P. (1983): Plexus anesthesia Vol. 1. Churchill Livingstone, Edinburgh, p. 211

Wollmann, S.B., Marx, G.F. (1968): Acute hydration for prevention of hypotension of spinal anesthesia in parturients. Anesthesiology 29: 374–380

Wooley, E.J, Vandam, L.D. (1959): Neurological sequelae of brachial plexus nerve block. Annals of Surgery 149: 53–60

6 Anatomie der Wirbelsäule

W.A. Chambers

Die Wirbelsäule gleicht einem stark gebogenen Pfeiler (Abb. 6.1). Sie baut sich aus einer Serie von Wirbeln auf, die untereinander durch intervertebrale Knorpelscheiben verbunden sind. Die Summe der kleinen Bewegungen zwischen jeweils zwei Wirbeln ermöglicht insgesamt eine beachtliche Mobilität. Der Canalis vertebralis, in dem das Rückenmark verläuft, wird durch die aufeinanderfolgenden Foramina vertebralia der einzelnen Wirbel, den stabilisierenden Bandapparat und die Bandscheiben gebildet. Die Wirbelsäule besteht aus sieben zervikalen, zwölf thorakalen und fünf lumbalen Wirbeln. Das Os sacrum entstand aus der Verschmelzung von ursprünglich fünf, das Os coccygis von vier Wirbeln.

Die Wirbel

Obwohl es einige regionale Unterschiede gibt, passen alle Wirbel in ein einheitliches Schema (Abb. 6.2).

Hauptbestandteile sind der Körper, der die Gewichtsbelastung aufnimmt, und der Bogen, der das im Foramen vertebrale liegende Rückenmark umgibt und schützt.

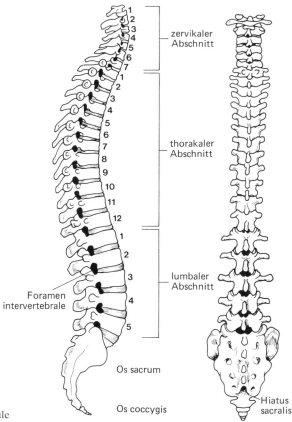

zervikaler Abschnitt

thorakaler Abschnitt

lumbaler Abschnitt

Foramen intervertebrale

Os sacrum

Os coccygis

Hiatus sacralis

Abb. 6.1 Laterale und dorsale Ansicht der Wirbelsäule

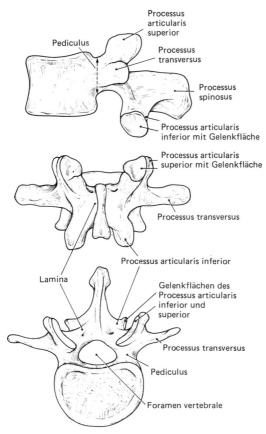

Processus
articularis
superior

Pediculus

Processus
transversus

Processus
spinosus

Processus articularis
inferior mit Gelenkfläche

Processus articularis
superior mit Gelenkfläche

Processus transversus

Processus articularis inferior

Lamina

Gelenkflächen des
Processus articularis
inferior und
superior

Processus transversus

Pediculus

Foramen vertebrale

Abb. 6.2 Seitliche, dorsale und kraniale Ansicht eines „typischen" Wirbels

Der Bogen besteht aus einem Pediculus arcus vertebrae und einer Lamina arcus auf jeder Seite sowie aus einem dorsalen Fortsatz (Processus spinosus). Jede Lamina trägt einen Processus transversalis und einen Processus articularis inferior bzw. superior. Die Pediculi setzen hauptsächlich im kranialen Teil des Wirbelkörpers an, so entsteht eine flache Incisura vertebralis superior und eine tiefere Incisura vertebralis inferior. Die untere Inzisur bildet mit der oberen des kaudal gelegenen nächsten Wirbels beidseits das Foramen intervertebrale, durch das jeweils der Spinalnerv austritt.

Die lumbalen Wirbel

Die Wirbelkörper der Lendenwirbel sind groß und nierenförmig. Die dreieckigen Foramina vertebralia liegen in der Größe zwischen den Foramina der zervikalen und der thorakalen Region. Die Mobilität dieses Abschnitts läßt sich auf die Keilform der relativ großen Bandscheiben zurückführen. An den dicken Pediculi befindet sich jeweils eine flache obere Inzisur. Die Processus transversales sind schlank, nehmen in der Länge von L1 bis L3 zu und werden dann wieder kürzer. Die kurzen Laminae überlappen sich nicht gegenseitig, und die Dornfortsätze haben bei horizontalem Verlauf eine längliche Form. Der fünfte Lendenwirbel ist wegen eines längeren ventralen Anteils keilartig ausgebildet und bewirkt damit die Bildung des Lumbusakralwinkels. Die kurzen und dicken, aber kräftigen Querfortsätze entspringen nicht nur aus dem Wirbelbogen, sondern auch aus der Seite des Wirbelkörpers.

Die Brustwirbel

Die vergleichsweise kleinen, an der Vorder- und Rückseite abgeflachten Wirbelkörper nehmen von kranial nach kaudal in der Größe zu. Die Disci intervertebrales sind im Vorderteil dicker und tragen wesentlich zur Länge dieses Abschnitts bei. Die Foramina vertebralia haben einen großen Durchmesser und eine dreieckige Form und lassen dem Rückenmark, das an dieser Stelle relativ umfangreich ist, ausreichend Platz. Von T2 bis T8 tragen die Wirbel obere und untere Gelenkshalbflächen (Processus articulares superiores et inferiores) für den Rippenkopf (Caput costae). Die Pediculi verlaufen direkt nach dorsal und haben – mit Ausnahme von T1 – so gut wie keine obere, dagegen eine sehr tiefe untere Inzisur. Die Processus tranversales sind groß, erstrecken sich nach dorsal bzw. lateral und tragen typischerweise eine Gelenkfläche für das Tuberculum costae der dazugehörigen Rippe. Die langen Dornfortsätze überlappen sich im thorakalen Abschnitt gegenseitig.

Es muß noch erwähnt werden, daß die beschriebenen allgemeinen Eigenschaften sich im Verlauf der Wirbelsäule graduell verändern und der Übergang zwischen zwei Abschnitten nicht abrupt erfolgt. Deswegen zeigen die kaudalen Thorakalwirbel eine Tendenz zu lumbalen Charakteristika in bezug auf Wirbelkörper, Dornfortsatz und die Processus articulares inferiores und umgekehrt kommt es gelegentlich vor, daß am ersten Lendenwirbel eine Rippe ansetzt.

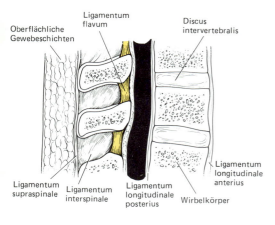

Abb. 6.3 Saggitalschnitt im Bereich der Lendenwirbelsäule mit der Darstellung der wesentlichen Ligamente

Die intervertebralen Ligamente

Die einzelnen Wirbel sind untereinander durch ein kompliziertes System von intervertebralen Gelenken und Bändern verbunden (Abb. 6.3). Die Pediculi sind die einzigen Strukturen, an denen kein Ligament ansetzt.

Das *Ligamentum longitudinale anterius* verläuft an der ventralen Seite der Wirbelkörper von C2 bis zum Os sacrum und verbreitert sich kaudal zunehmend. An der dorsalen Fläche erstreckt sich das *Ligamentum longitudinale posterius*. Die Laminae werden untereinander durch das breite und hochelastische *Ligamentum flavum* verbunden, das sich im kraniokaudalen Verlauf allmählich verdickt. Es erstreckt sich vom unteren Rand und der benachbarten inneren Oberfläche einer Lamina zum oberen Rand und der äußeren Oberfläche der darunter liegenden Lamina. Beim älteren Patienten läßt die Elastizität nach, und das Band kann kalzifizieren. Die Schäfte benachbarter Dornfortsätze werden durch das *Ligamentum interspinosum* – eine dünne, fadenartige Struktur – verbunden. Das *Ligamentum supraspinosum* dagegen besitzt einen kräftigen fibrösen Aufbau und verläuft von C7 bis zum Os sacrum über die Spitzen der Dornfortsätze. Im höheren Alter kann es zur Verknöcherung dieses Bandes kommen, damit wird die Penetration mit einer dünnen Nadel unmöglich.

Das *Ligamentum nuchae* (die obere Verlängerung des Ligamentum supraspinosum) und die occipito-atlanto-axialen Bänder sind im Zusammenhang mit der Regionalanästhesie für den Anästhesisten von geringerer Bedeutung.

Die Bandscheiben (Disci intervertebrales)

Die fibrokartilaginösen Zwischenwirbelscheiben sind an der dünnen Schicht von hyalinem Knorpel befestigt, die die Ober- und Unterseite jedes Wirbelkörpers bedeckt. Im peripheren Anteil der Scheiben (Anulus fibrosus) überwiegt fibröses Gewebe. Der weichere Kern der Scheibe (Nucleus pulposus) steht normalerweise unter Druck und dehnt sich bei Entlastung aus. Der Nukleus verändert sich graduell bis ins hohe Alter, bis er nicht mehr vom Anulus zu unterscheiden ist; die Scheibe wird dann dünner und weniger elastisch. Unabhängig von der individuellen Körpergröße beträgt die Länge der Wirbelsäule ca. 70 cm beim Mann und ca. 60 cm bei der Frau, die Bandscheiben tragen ungefähr ein Fünftel zur gesamten Länge bei. Die Atrophie der Disci intervertebrales in Verbindung mit der Osteoporose der Wirbel führt zur Größenabnahme und kyphotischen Verformung im Alter.

Der Verlauf der Wirbelsäule

Beim Embryo ist die Wirbelsäule leicht C-förmig gebogen, wobei die Konkavseite ventral liegt, und diese primäre Biegung bleibt im Thorax- und Beckenbereich erhalten. Die Extension des Kopfes und der unteren Extremität führt bei aufrechter Haltung zu sekundären Krümmungen im zervikalen und lumbalen Abschnitt, wo die Konkavseite jeweils nach dorsal zeigt (Abb. 6.1). Die Biegungen werden hauptsächlich durch entsprechend geformte Bandscheiben gebildet. Der zervikale Bogen schließt normalerweise die ersten zwei thorakalen Wirbel mit ein. Die lumbale Krümmung ist bei Frauen ausgeprägter, speziell in der Schwangerschaft. Im thorakalen Bereich kann die Wirbelsäule etwas lateral abweichen, gewöhnlich nach rechts; kranial und kaudal finden sich dann kompensatorische Biegungen.

Die Zwischenwirbelscheiben erlauben Kippbewegungen der Wirbel gegeneinander, indem eine Seite der Scheibe komprimiert und die gegenüberliegende expandiert wird. Die Summe der einzelnen kleinen Bewegungen ermöglicht eine unbehinderte Biegung der Wirbelsäule nach ventral (Flexion), dorsal (Extension) und zur Seite (Lateralflexion). Außerdem erlauben die Scheiben bis zu einem gewissen Grad eine geringe Rotation, deren Ausmaß von der Beschaffenheit der synovialen Gelenke auf den verschiedenen Ebenen abhängt.

Der Bewegungsumfang der Wirbelsäule

Die Extension ist am wenigsten behindert, sie erreicht in der lumbalen Region ihren größten und im thorakalen Abschnitt ihren kleinsten Umfang. Die Flexion wird stark durch die Extensoren eingeschränkt und ist thorakal am ausgeprägtesten, lumbal dagegen fast nicht möglich. Erwähnenswert ist noch, daß die natürliche Beugung nach vorne im wesentlichen durch eine Flexion in den Hüftgelenken stattfindet und kaum eine wirkliche Flexion des Rumpfes darstellt. Das Ligamentum flavum dehnt sich bei der Flexion ungehindert, und seine Elastizität beugt der Bildung von Falten vor, die bei der Extension zwischen den Wirbelknochen eingeklemmt werden könnten. Die Rippen verhindern weitgehend eine Lateralflexion im thorakalen Abschnitt, wo die Rotation am wenigsten eingeschränkt wird. Die Lateralflexion erreicht ihren größten Umfang im Lumbalbereich, eine geringe Rotation ist auch dort möglich.

Bei dorsaler Ansicht überlappen sich Laminae und Dornfortsätze dergestalt, daß der Spinalkanal mit Ausnahme der unteren Lumbalregion komplett dahinter verborgen ist. Die Lücke zwischen den lumbalen Dornfortsätzen erweitert sich durch eine Flexion der Wirbelsäule (Abb. 6.4), im thorakalen Bereich hat dieses Manöver nur einen begrenzten Effekt. Eine Rotation verdreht die Knochenstrukturen, so daß ein direkter Zugang zum Canalis vertebralis aus der Mittellinie nicht möglich ist. Dieses Problem stellt sich aber hauptsächlich im thorakalen Abschnitt, der über einen größeren Grad an Rotationsfreiheit verfügt.

Das Os sacrum

Das Os sacrum besteht aus fünf verschmolzenen Sakralwirbeln, bildet einen gebogenen Keil zwischen den Beckenknochen und besitzt eine ausgeprägt konkave pelvine (Facies pelvinae) und konvexe dorsale Oberfläche (Facies dorsalis). Die pelvine Oberfläche (Abb. 6.5) trägt an der Stelle der obliterierten Bandscheiben vier transversale Kämme (Lineae transversae), die auf jeder Seite in den vier Foramina sacralia pelvina

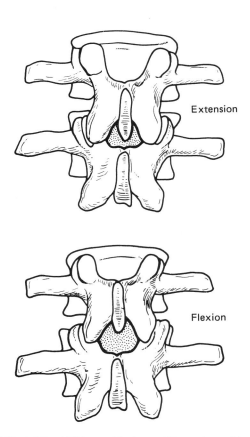

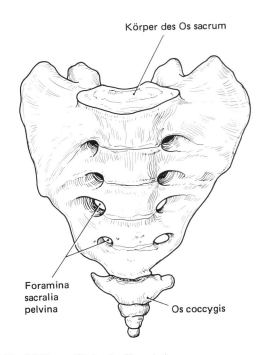

Abb. 6.4 Der Effekt von Flexion und Extension auf den interlaminären Spalt in der Lumbalregion

Abb. 6.5 Ventralfläche des Kreuzbeins

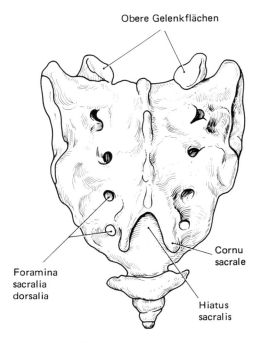

Obere Gelenkflächen

Cornu sacrale

Foramina sacralia dorsalia

Hiatus sacralis

Abb. 6.6 Dorsalfläche des Kreuzbeins

enden. Seitlich davon liegen die fusionierten lateralen Knochenanteile (Cristae sacrales laterales). Die Rami ventrales der oberen vier Sakralnerven laufen durch die Foramina sacralia pelvina. Dorsal (Abb. 6.6) formen die Laminae eine rauhe, zerklüftete Platte, auf der sich ein medianer, länglicher, aus drei oder vier verschmolzenen Dornfortsätzen entstandener Kamm (Crista sacralis mediana) und intermediäre Kämme kleiner artikulärer Vorsprünge aus der Fusion der Processus articulares befinden. Kaudal sind zwei kleine stumpfe Hörner (Cornu sacrales) lokalisiert, die aus den untersten Processus articulares gebildet wurden und mit dem Os coccygis über Ligamente verbunden sind. Die letzte Lamina arcus (gelegentlich auch zwei oder mehr) ist nicht in der Mittellinie verschmolzen und hinterläßt eine dreieckige Lücke, den Hiatus sacralis. Dieser liegt normalerweise 5 cm oberhalb der Spitze des Os coccygis und direkt oberhalb der äußersten Grenze der Gesäßspalte. Der fünfte Sakralnerv und das Filum terminale laufen durch den Hiatus sacralis. Lateral der Crista sacralis intermedia, die aus den fusionierten Gelenkfortsätzen gebildet wird, befinden sich vier Foramina sacralia dorsalia. Sie korrespondieren mit den direkt gegenüberliegenden Foramina sacralia pelvina und umrahmen die dorsalen Äste der Sakralnerven.

Der Sakralkanal besitzt ein dreieckiges Profil. Die horizontalen Ränder der oberen Öffnungen dienen als Befestigungsstellen für das unterste Ligamentum flavum, und der Hiatus sacralis wird durch eine sich bis zum Os coccygis erstreckende Membran bedeckt. Der Kanal enthält den unteren Teil der Cauda equina, Meningen und Fettgewebe.

Anomalien

Anatomische Variationen der Wirbelsäule verdienen mehr als eine nur flüchtige Beachtung, weil sie die Durchführung einer Spinal- oder Periduralanästhesie schwierig oder sogar unmöglich machen können. Bekannte Abnormalitäten sind zum Beispiel das Fehlen einzelner Wirbel oder des unteren Kreuz- oder Steißbeins, die Fusion von zwei oder mehr Wirbeln, die zusätzliche Entwicklung kompletter oder inkompletter Wirbel und die Spina bifida. Eine Spina bifida resultiert aus dem Ausbleiben der Verschmelzung der zwei Entwicklungszentren im Wirbelbogen. Nicht immer besteht ein begleitender neurologischer Defekt, aber als Hinweise für eine darunterliegende Knochenfehlbildung finden sich auf der Haut oft Vertiefungen, Lipome oder Haarbüschel. Selten handelt es sich um einen ausgedehnten Defekt eines oder mehrerer Wirbelbögen mit Protrusion des Rückenmarks oder seiner Hüllen.

Eine Fusion von zwei oder mehr Wirbeln kann vorkommen, speziell im Bereich des Os sacrum, mit dem der fünfte Lendenwirbel mitunter teilweise oder komplett verschmolzen ist. Im Gegensatz dazu ist eine inkomplette oder vollständige Trennung des ersten Sakralsegments vom übrigen Os sacrum möglich. Variationen in der Struktur des Kreuzbeins werden in Kapitel 9 behandelt.

Der Inhalt des Vertebralkanals

Das Rückenmark

Das Rückenmark hat eine Länge von ungefähr 45 cm und besitzt etwas mehr als Bleistiftdicke. Es ist besonders in der Lumbalregion anteroposterior abgeflacht und zeigt zervikale bzw. lumbale Verdickungen. Kranial setzt es sich in die Medulla oblongata und kaudal in den Conus medullaris fort, von dem eine fadenförmige Struktur, das Filum terminale, ausgeht und als binde-

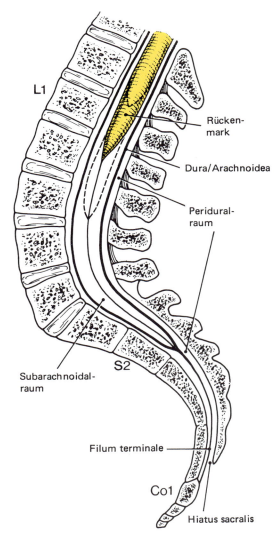

Abb. 6.7 Saggitalschnitt des lumbalen und sakralen Abschnitts der Wirbelsäule. Die unterbrochene Linie stellt den möglichen Bereich des kaudalen Endes des Rückenmarks dar

zweiten Lendenwirbels, wobei auch gewisse Variationen möglich sind (Abb. 6.7).

Das unterschiedliche Wachstum führt zur Verlängerung der lumbalen und sakralen Wurzeln bis zum Austritt durch die jeweiligen Foramina und zur Bildung der Cauda equina. Im Gegensatz dazu verlaufen die thorakalen Wurzeln mehr horizontal.

Die Meningen

Das Rückenmark wird von drei Membranen, den Meningen, bedeckt – der Dura mater, der Arachnoidea und der Pia mater (Abb. 6.8). Die Dura mater besteht im Bereich des Gehirns aus einer Doppelmembran, die die zerebralen venösen Sinus durae matris umschließt. Die das Rückenmark umhüllende Dura ist eine Fortsetzung des inneren Blattes der zerebralen Dura und besteht aus festem fibrösen Material. Die endosteale (äußere) Schicht der zerebralen Dura endet am Foramen magnum und wird unterhalb dieser Ebene durch die periostale Auskleidung des Spinalkanals ersetzt. Der Durasack erstreckt sich meist bis zum zweiten Sakralsegment, gelegentlich reicht er aber auch bis zum dritten Sakral- oder sogar nur bis zum fünften Lumbalsegment. Darunter setzt er sich als Bedeckung des Filum terminale fort. Der Duraschlauch liegt relativ locker im Wirbelkanal, wird durch das extradurale Fett-

gewebiger Strang der Dura mater (Filum durae matris spinalis) mit dem zweiten Kokzygealwirbel verwachsen ist. Bis zum dritten Embryonalmonat füllt das Rückenmark die volle Länge des Wirbelkanals aus, danach wachsen die Wirbel erheblich schneller als das Rückenmark, beim Neugeborenen endet es schließlich normalerweise am unteren Ende des dritten Lendenwirbels. Beim Erwachsenen reicht die Spitze des Conus medullaris gewöhnlich bis zur Ebene des ersten bis

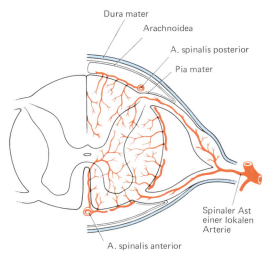

Abb. 6.8 Querschnitt durch das Rückenmark mit Darstellung der spinalen Meningen und der arteriellen Blutversorgung

gewebe gestützt und ist an folgenden Punkten befestigt: Kranial an der Kante des Foramen magnum, an der Vorderseite am Ligamentum longitudinale posterius und kaudal am Os coccygeum durch das Filum terminale. Lateral bestehen Ausstülpungen entlang der dorsalen und ventralen Nervenwurzeln, die in das Epineurium der Spinalnerven übergehen. Auf der Rückseite verfügt der Durasack über keine wesentlichen Befestigungen.

Die *Arachnoidea* kleidet als dünne Membran den Duraschlauch aus und bildet im Bereich jeder Nervenwurzel ebenfalls eine Ausstülpung. Die innerste Rückenmarkshaut, Pia mater, umgibt als vaskularisierte Hülle eng das Gehirn und den Rückenmarksstrang.

Die spinalen Meningen unterteilen den Vertebralkanal in mehrere getrennte Kompartimente: den Subarachnoidal-, Subdural- und Epi- oder Periduralraum. Der *Subarachnoidalraum* enthält den Liquor cerebrospinalis (CSF = cerebrospinal fluid) sowie das Rückenmark und wird durch inkomplette Trabekel gekreuzt. Der *Subduralraum* stellt eigentlich nur einen potentiellen Zwischenraum dar, denn die Arachnoidea steht normalerweise in engem Kontakt mit der Dura und wird nur durch einen dünnen Film seröser Flüssigkeit von ihr getrennt. Der *Periduralraum* liegt zwischen der Dura und der Begrenzung des Vertebralkanals. Er erstreckt sich vom Foramen magnum bis zum Hiatus sacralis und ist mit halbflüssigem Fett angefüllt. Er enthält Lymphgefäße, Arterien und große dünnwandige Venen. Die Venen besitzen keine Klappen und verlaufen im wesentlichen vertikal in vier Hauptstämmen, die untereinander durch venöse Bögen auf jeder Wirbelebene in Verbindung stehen. Der Anstieg des Liquordrucks beim Husten entsteht zum Teil durch Verschiebung von Blut aus dem Körperstamm in diese Venen. Die Arterien sind relativ klein. Sie treten an jedem Foramen intervertebrale ein und liegen dann hauptsächlich lateral. Sie versorgen neben den benachbarten Wirbeln und Ligamenten zum Teil auch das Rückenmark.

Der Liquor cerebrospinalis (CSF)

Der Liquor, normalerweise klar und farblos, füllt alle Hohl- und Umgebungsräume des zentralen Nervensystems aus. Er ist gegenüber dem Plasma isoton, enthält aber nur Spuren von Protein. Die Sekretion erfolgt im wesentlichen durch die Plexus chorioidei in den lateralen Ventrikeln, aber auch durch Plexus im dritten und vierten Ventrikel und auf der Oberfläche des Gehirns. Die Reabsorption findet in den Villi bzw. Granulationes arachnoidales statt, ein bedeutender Anteil drainiert auch in die Bindegewebsräume der Nerven. Die normale Zusammensetzung ist in Tab. 7.1 aufgeführt.

Die Blutversorgung

Die Blutversorgung des Rückenmarks wird durch die Arteria spinalis anterior und die Arteriae spinales posteriores (Abb. 6.8) sichergestellt. Die A. spinalis anterior verläuft unpaarig in der Mittellinie und wird ab dem Foramen magnum durch Äste jeder A. vertebralis gebildet. Sie ist das größte Gefäß und versorgt einen beträchtlichen anterioren Anteil des Rückenmarks. Die Aa. spinales posteriores sind einzeln oder doppelt auf jeder Seite angelegt und entstammen jeweils der A. cerebelli inferior posterior. Dieses System wird durch spinale Äste der A. vertebralis, der A. cervicalis ascendens, der Aa. intercostales posteriores, der A. iliolumbalis und der A. sacralis lateralis unterstützt, die durch die Foramina intervertebralia verlaufen. Die meisten haben keine große Bedeutung, aber einige, z. B. auf der Höhe von T4 und T11, leisten einen wesentlichen Beitrag zur Blutversorgung.

Das arterielle System des Rückenmarks ist relativ vulnerabel, und durch Traumen, Hypotension und den Einsatz von Vasokonstriktoren kann ein Gefäßverschluß entstehen. Der Ausfall einer A. spinalis posterior hat unter Umständen wenig Auswirkungen; der Verschluß der A. spinalis anterior dagegen führt zu ernsthaften Konsequenzen.

Die venöse Drainage geschieht über einen Plexus anteriorer und posteriorer Venen, die entlang der Nervenwurzeln verlaufen und in Segmentvenen münden – die Vv. vertebrales im Halsbereich, die V. azygos im Thorax, die Vv. lumbales im Abdomen und die Vv. sacrales laterales im Becken.

7 Spinalanästhesie

A.P. Rubin

Eine Spinalanästhesie erzeugt man durch die Injektion eines Lokalanästhetikums in den Subarachnoidalraum. Meist wird sie als Anästhesie für chirurgische und gynäkologisch-geburtshilfliche Eingriffe und weniger häufig in der Diagnose und Behandlung chronischer Schmerzzustände eingesetzt.

Diese Technik erreichte bereits zu Beginn des 20. Jahrhunderts große Popularität, denn die Methode ist einfach, und bereits eine sehr kleine Dosis eines Lokalanästhetikums führt zu exzellenter Analgesie, kompletter Muskelrelaxation und einer Reduktion möglicher Blutungen. Die Einführung spezifischer neuromuskulär blockierender Substanzen und andere Verbesserungen der Allgemeinanästhesie, verbunden mit dem negativen Echo, das den Fall Woolley und Poe (*Cope* 1954) begleitete, waren für den Rückgang der Spinalanästhesie in Großbritannien verantwortlich. Erst das letzte Jahrzehnt führte zu einem Neugewinn an Popularität und zu einer Neubewertung von vielen der ihr zugrundeliegenden klassischen Vorstellungen.

Der Liquor cerebrospinalis

Bildung (Abb. 7.1)

Der Liquor cerebrospinalis wird durch die Plexus chorioidei gebildet, kleine Kapillarknäuel, die sich in direktem Kontakt mit der Auskleidung der lateralen Ventrikel befinden. Die Produktion beträgt normalerweise 150 ml/Tag, bei niedrigem Liquorvolumen kann sie auch auf 450 ml/Tag gesteigert werden. Der Liquor passiert die Foramina interventricularia zum dritten Ventrikel, anschließend durch den Aquaeductus cerebri (Sylvii) in den vierten Ventrikel. Er verläßt den vierten Ventrikel über zwei laterale und eine mediale Öffnung, Aperturae laterales ventriculi quarti (Foramen Luschkae) bzw. Foramen mediana ventriculi quarti (Foramina Magendii), um den Subarachnoidalraum zu erreichen, der zwischen der Pia mater und der Arachnoidea liegt, und breitet sich über die gesamte Oberfläche des

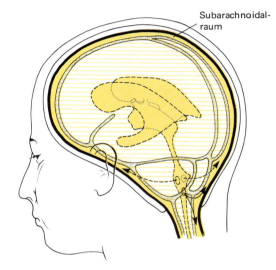

Abb. 7.1 Zirkulation des Liquor cerebrospinalis

Gehirns und des Rückenmarks aus. Ausstülpungen des Subarachnoidalraums erstrecken sich in die Hirnsubstanz bzw. ins Rückenmark in Form der perivaskulären Virchow-Robinschen Räume. Absorbiert wird der Liquor durch mikroskopische Villi arachnoidales, die in den Subarachnoidalraum hervorstehen. Ein weiterer Teil wird wahrscheinlich auch direkt über die venösen Plexus sowie in den perivaskulären Räumen absorbiert.

Zusammensetzung (Tabelle 7.1)

Der Liquor ist eine klare, farblose Flüssigkeit. Der Natrium- bzw. Chloridspiegel liegt etwas höher als im Plasma, der Proteingehalt dagegen erheblich niedriger. Der normale Liquordruck beträgt beim Patienten in Seitenlage im lumbalen Bereich 60–100 mm H_2O und steigt in sitzender Position auf 200–250 mm H_2O an. Das Volumen beträgt normalerweise ungefähr 130 ml, wovon sich ca. 35 ml im spinalen Subarachnoidalraum befinden.

Tabelle 7.1 Zusammensetzung des Liquor cerebrospinalis

H$^+$	32–36 nmol/l
Glukose	1.5–4.0 mmol/l
Natrium	140–150 mmol/l
Chlorid	120–130 mmol/l
Bikarbonat	25–30 mmol/l
Protein	0,15–0,3 g/l

Spezifisches Gewicht

Das spezifische Gewicht beträgt ungefähr 1,006–1,008 (im Vergleich zu Wasser mit 1,000 bei 25°C). Mit dem Alter und bei bestimmten systemischen Erkrankungen wie zum Beispiel Urämie und Hyperglykämie nimmt es wahrscheinlich zu. Das spezifische Gewicht verringert sich um 0,001 für jeden Anstieg der Temperatur um 5°C, so daß sie bei 37°C gewöhnlich im Bereich von 1,004–1,006 liegt. Jede injizierte Lösung erreicht innerhalb von 60 Sekunden Körpertemperatur, deswegen bestimmt das spezifische Gewicht bei Körpertemperatur die relative Barizität gegenüber dem Liquor. So hat eine Lösung mit einem spezifischen Gewicht von mehr als 1,006 bei 37°C hyperbare, unter 1,003 bei gleicher Temperatur dagegen hypobare Eigenschaften. Man kann davon ausgehen, daß sich Lösungen, die zwischen diesen beiden Werten liegen, isobar verhalten. Die Osmolalität besitzt auch eine gewisse Bedeutung; sie beträgt für den Liquor bei 37°C ungefähr 280 mosmol. Im Idealfall ist eine Lösung für die spinale Anwendung isoton; die Mehrzahl der verfügbaren Lösungen ist jedoch hyperton. Jeder potentiell gefährliche Effekt wird aber über die sofortige Verdünnung durch den Liquor gemindert.

Indikationen und Kontraindikationen

Der Einsatz der Spinalanästhesie ist im wesentlichen auf Operationen unterhalb des Bauchnabels beschränkt. Die mutmaßliche Dauer eines Eingriffs besitzt große Bedeutung, da eine Single-Shot-Spinalanästhesie in der Regel eine chirurgische Anästhesie von nicht mehr als zwei bis drei Stunden bietet. Sie ist besonders für ältere Patienten und solche mit erhöhtem Risiko, wie zum Beispiel bei chronischen respiratorischen, diffusen hepatischen und renalen Erkrankungen,

Diabetes mellitus und einigen Formen kardiovaskulärer Krankheiten geeignet. Je höher der sensorische Block liegt, desto ausgedehnter ist auch die Sympathikusblockade und desto größer auch das Ausmaß der hervorgerufenen Vasodilatation. Eine Kompensation geschieht durch eine Vasokonstriktion im Bereich oberhalb der Blockade und durch eine Zunahme von Herzfrequenz und Schlagvolumen. Sympathische Effekte (reduzierte Nachlast und verringerte Herzarbeit) können günstige Auswirkungen bei Patienten mit kongestiven Kardiomyopathien oder ischämischen Herzerkrankungen haben, aber ein reduzierter Perfusionsdruck kann sich bei Patienten mit einer Aortenstenose verhängnisvoll auswirken.

Vor- und Nachteile müssen sich beim einzelnen Patienten die Waage halten, und nur wenn das Risiko den Nutzen überwiegt, ist diese Technik kontraindiziert. Viele der *Kontraindikationen* für eine Spinalanästhesie treffen genauso auch auf andere Arten der Regionalanästhesie zu (Kapitel 5). Diese schließen ein: Antikoagulative Therapie oder andere Gerinnungsstörungen, Widerstand des Patienten, Erkrankungen oder schwere Deformitäten der Wirbelsäule, aktive neurologische Krankheiten, lokale oder systemische Infektionen, eine schwere Hypovolämie und andere Schockformen.

Spezifische Kontraindikationen gegen eine Spinalanästhesie sind vorbestehende Kopfschmerzen und ein erhöhter intrakranieller Druck. Beim Kopfschmerzpatienten kompliziert das kleine, aber signifikante Risiko eines postspinalen Kopfschmerzes möglicherweise die Situation. Eine lumbale Punktion bei gleichzeitig bestehendem erhöhtem intrakraniellen Druck führt unter Umständen zu einer plötzlichen Reduktion des Liquordrucks und einer Einklemmung des Gehirns im Foramen magnum.

Die Technik der lumbalen Punktion

Der Patient sollte auf einen verstellbaren Tisch oder Wagen gelagert werden. Ein venöser Zugang muß zuvor geschaffen, ein Blutdruckmeßgerät angelegt und das Reanimationszubehör vorhanden und geprüft sein. Kenntnisse der Anatomie der lumbalen Wirbelsäule (Kapitel 6) und eine exakte aseptische Technik sind essentiell (Kapitel 5).

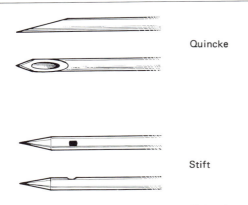

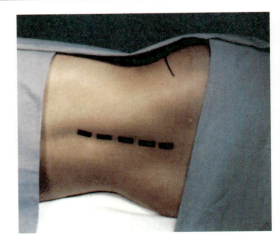

Abb. 7.2 Spinalnadeln mit Quincke- oder stiftförmigem Schliff

Abb. 7.3 Seitenlage für die lumbale Punktion. Hüft- und Schultergelenke liegen genau vertikal übereinander, um eine Rotation zu verhindern. Zur Prävention einer lateralen Biegung der Wirbelsäule liegt ein Sandsack unterhalb der Taille des Patienten

Spinalnadeln (Abb. 7.2)

Spinalnadeln haben normalerweise eine Länge von 9 cm (3,5 Zoll), verfügen über einen genau passenden Mandrin, eine glatte innere Oberfläche und im Idealfall über ein transparentes Ansatzstück, so daß der Liquorfluß rasch ist und schnell identifiziert werden kann (*Messahel* et al. 1983). Die Schnittfläche sollte kurz und scharf sein, obwohl manche auch die stiftförmige Whiteacre-Nadel bevorzugen (*Hart & Whiteacre* 1951). Die Nadel darf nur ein minimales Trauma und das kleinstmögliche Loch in der Dura mater produzieren.

Position

Bei der Wahl der Lagerung für die spinale Punktion müssen verschiedene Faktoren berücksichtigt werden, unter anderem auch der Allgemeinzustand und die Anatomie des Patienten, sowie die Barizität der zu verwendenden Lösung.

Horizontale Seitenlage (Abb. 7.3)

Die Seitenlage ist aus Gründen der Bequemlichkeit die gebräuchlichste Position; sie bietet Vorteile beim weniger kooperativen oder sedierten Patienten. Zur Öffnung der Räume zwischen den Dornfortsätzen und den Laminae und zur Erleichterung der Nadelpassage in den Subarachnoidalraum ist eine Flexion der lumbalen Wirbelsäule erforderlich. Der Patient liegt auf der Seite, mit in Hüft- und Kniegelenk gebeugten Beinen. Eine weitere Flexion erreicht man durch die Beu-

gung auch der oberen Wirbelsäule, indem man den Patienten dazu auffordert, sein Kinn auf die Brust zu nehmen. Der Rücken sollte nahe der Tischkante liegen, so daß er sich im rechten Winkel zur Sichtlinie des Anästhesisten hinter dem Patienten befindet. Die Verbindungslinien beider Hüft- und Schultergelenke müssen genau vertikal verlaufen, damit die Nadel bei der Punktion solange wie möglich in der Mittellinie verläuft, wenn sie parallel zur Oberkante des Tisches bzw. parallel zum Boden vorgeschoben wird.

Sitzende Position (Abb. 7.4)

Die sitzende Position erleichtert bei Adipositas und bei Patienten mit schwer palpierbaren Wirbelsäulen die Identifikation der Mittellinie und der für die Punktion erforderlichen Winkel. Beim sedierten Patienten kann sie jedoch gefährlich sein, weil es durch einen Pooling-Effekt der unteren Extremitäten zum Blutdruckabfall kommen kann.

Der Patient wird mit dem Gesäß nahe der Tischkante plaziert; die Beine hängen dabei über die gegenüberliegende Kante und stützen sich auf einen Stuhl (oder ähnliches). Die Ellbogen des Patienten ruhen auf den Oberschenkeln und der Hals wird gebeugt. Ein Assistent sollte den Patienten an der Vorderseite stützen und es sollte unbedingt für eine vertikale Position des Rückens gesorgt werden.

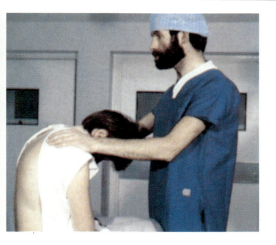

Abb. 7.4 Position für eine lumbale Punktion im Sitzen

Der Zugang in der Mittellinie (Abb. 7.5a-c)

Der Zugang über die Mittellinie wird allgemein empfohlen, weil er einfacher als der paramediane ist; der Abstand zwischen den Laminae ist so am größten und und die Ligamente relativ unempfindlich. Eine Verbindungslinie zwischen den obersten Punkten des Darmbeins kreuzt den Dornfortsatz des 4. Lendenwirbels oder den Raum zwischen dem 4. und 5. lumbalen Dornfortsatz. Andere Wirbel können dann ausgehend von diesem Punkt identifiziert und markiert werden. Punktionen werden unterhalb der unteren Grenze des 1. Lendenwirbels durchgeführt, weil auf dieser Höhe das Rückenmark endet. Man wählt normalerweise den größten interspinösen Raum, obwohl natürlich auch die Ausdehnung der geplanten Blockade eine Rolle spielt. Die

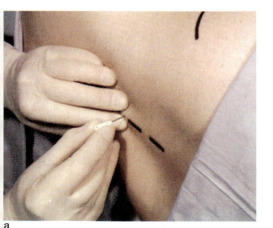

a

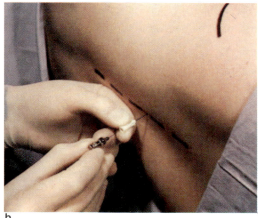

b

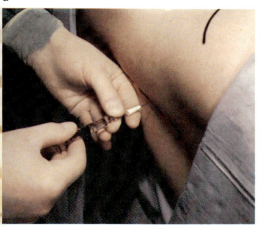

c

Abb. 7.5a–c Einführung einer 25 G- Spinalnadel in der Mittellinie. Die Finger der linken Hand werden beidseits der Wirbelsäule aufgesetzt und eine großvolumige Kanüle in das Ligamentum supraspinosum leicht kranial gerichtet eingeführt. Anschließend wird die Führungsnadel fixiert und die Spinalnadel hindurchgeschoben. Sobald die Dura durchtreten wird, immobilisiert man die Spinalnadel zwischen Daumen und Zeigefinger und setzt eine Spritze auf

Haut wird sorgfältig desinfiziert und man wartet, bis sie vollständig getrocknet ist, um das Risiko einer Verschleppung des Desinfektionsmittels in den Peridural- oder Subarachnoidalraum zu verringern. Anschließend wird mit sterilen Tüchern abgedeckt. Das Lokalanästhetikum für die Infiltration wird in eine Spritze aufgezogen, das exakte Volumen der intraspinalen Lösung dagegen in eine Spritze anderer Größe gefüllt, um Verwechslungen zu verhindern. Der Zeige- und der Mittelfinger der nicht-dominanten Hand werden auf beiden Seiten des Zwischenraumes so aufgesetzt, daß nur die Dornfortsätze, der Zwischenraum und das Ligamentum supraspinosum (die Kante der Mittellinie) zwischen den Fingern verbleiben. Das zur Infiltration verwendete Lokalanästhetikum wird langsam in der Mittellinie des gewählten Zwischenraumes injiziert. Das subkutane Gewebe und das Ligamentum supraspinosum sollten ebenso wie die Haut infiltriert werden, damit der Patient sich während der Einführung der Spinalnadel nicht bewegt. Es muß sorgfältig darauf geachtet werden, daß die Spinalnadel durch das anästhesierte Areal geführt wird, indem man die aufgesetzten Finger an Ort und Stelle beläßt.

Der Einsatz einer 22 G-Nadel. Die 22 G-Nadel ist ziemlich stabil und benötigt keinen Introducer. Sie wird mit Mandrin und *lateral zeigendem Schliff* an der Punktionsstelle eingeführt und in der Mittellinie leicht kranialwärts gerichtet (100° – 150°), weil der interlaminäre Raum etwas kranial oberhalb des interspinösen Raumes liegt. Bei Verlassen der Mittellinie läuft die Nadel in die paraspinalen Muskeln und kann dort durch die aufgesetzten Finger getastet werden. Sie ist in dieser Fehllage relativ beweglich und wird nicht durch den Bandapparat fixiert. Fühlt man jedoch eine Fixation durch die Ligamente in der Mittellinie, sollte die Punktionsrichtung erneut überprüft und anschließend die Nadel weiter vorgeschoben werden. Den zunehmenden Widerstand des Ligamentum flavum spürt man deutlich, genauso wie den Widerstandsverlust beim Durchtritt der Nadel in den Periduralraum. Die Penetration durch die Dura und Arachnoidea in den Subarachnoidalraum wird von einem weiteren Widerstandsverlust begleitet, oft in Verbindung mit Beschwerden. Bei Knochenkontakt handelt es sich meist um die Lamina vertebrae und die Nadellage muß korrigiert werden. Gewöhnlich ist eine mehr kraniale Richtung erforderlich, doch zunächst sollte man die korrekte Lage in der Mittellinie überprüfen.

25 G- oder 26 G-Nadeln. Diese Nadeln sind sehr flexibel, und es macht unter Umständen Schwierigkeiten, sie akkurat zu führen; deswegen punktiert man zunächst mit einem Introducer. Der Introducer kann speziell für diesen Zweck hergestellt worden sein, aber eine 19 G- oder 20 G-Nadel ist dafür genauso geeignet. Sein Gebrauch verhindert den kutanen Kontakt der Spinalnadel und verringert das Risiko einer Infektion oder einer Implantation von Epidermis in tieferen Schichten. Die Richtung der Führungsnadel, die nicht so lang sein muß, daß sie durch alle Ligamente reicht, muß genau überprüft werden. Anschließend wird die feine Nadel so tief eingeführt, bis sie die Dura und Arachnoidea durchdrungen hat.

Bestätigung der Durapunktion. Die korrekte Position der Nadel wird nach dem Entfernen des Mandrins durch das Abtropfen von Liquor bestätigt. Dafür benötigt man bei feinen Nadeln etwas Zeit, und gelegentlich muß man aspirieren. Wenn kein Liquorfluß vorhanden, die Lage der Nadel im Subarachnoidalraum aber wahrscheinlich ist, kann man nach Rotation der Nadel um 90° oder 180° erneut versuchen, Liquor zu gewinnen. Bei Abtropfen von blutigem Liquor sollte man warten, bis er wieder klar wird, bevor man die Lösung injiziert. Wenn er sich nicht rasch klärt, ist eine erneute Punktion notwendig. Die Spritze mit dem Anästhetikum kann aufgesetzt werden, wenn klarer Liquor frei abfließt, dabei ist Vorsicht geboten, um die Nadel nicht zu bewegen. Eine kleine Menge Liquor (0,1 ml) wird zur Sicherung der subarachnoidalen Lage der Nadelspitze aspiriert und anschließend die Lösung mit einer Geschwindigkeit von ungefähr 1 ml/10 sec. injiziert. Die korrekte Applikation der gesamten Menge des Lokalanästhetikums wird durch eine weitere Aspiration nach der Hälfte und am Ende der Injektion bestätigt. Das Schlußaspirat sollte wieder injiziert werden, weil es eine hohe Konzentration des Lokalanästhetikums aufweist. Die Nadel wird dann entfernt und ein Pflaster oder Wundspray zur Abdeckung der Punktionsstelle verwendet.

Lateraler und paramedianer Zugang

Die Punktion erfolgt bei beiden Zugängen in einigem Abstand von der Mittellinie. Obwohl die Bezeichnungen oft synonym eingesetzt werden, unterscheiden manche Anästhesisten doch zwischen ihnen. Beim paramedianen Zugang wird die Nadel knapp kaudal vom interspinösen Zwischenraum eingeführt und sowohl kranial als auch medial vorgeschoben. Die Punktion beim lateralen Zugang erfolgt dagegen auf gleicher Höhe mit dem interspinösen Zwischenraum ohne kraniale Richtungskomponente.

Diese Zugänge können dann eingesetzt werden, wenn in der Mittellinie wenig Platz ist, die Ligamente Kalzifikationen aufweisen, und natürlich in Abhängigkeit von der Vorliebe des jeweiligen Anästhesisten. Es muß berücksichtigt werden, daß, wenn auch der Zugang an der Haut lateral oder paramedian liegt, die Nadel dennoch in der Mittellinie in den Subarachnoidalraum eintreten sollte. Das bedeutet, daß komplexere Winkel beteiligt sind und daß diese Techniken schwierig zu verstehen und durchzuführen sind. Der paramediane Zugang wird in Kapitel 8 weiter erläutert.

Faktoren mit Einfluß auf die Ausbreitung

Die Blockade entwickelt sich sehr rasch, nachdem das Lokalanästhetikum injiziert wurde, so daß der Patient sofort geeignet gelagert werden sollte. Die Art der Position hängt von der Barizität der injizierten Lösung und der erwünschten Ausdehnung der Anästhesie ab. Die Lagerung kann dabei helfen, das erwünschte Blockadeniveau zu erreichen; das gilt aber nur während der ersten 20 Minuten.

Seit der Pionierarbeit von *Barker* (1907) wurde angenommen, daß die Ausbreitung der Lösung innerhalb des Subarachnoidalraumes im wesentlichen von der Barizität relativ zum Liquor und der Position des Patienten abhängt. Man war ferner überzeugt, daß eine weitere Ausbreitung durch eine Erhöhung des Injektionsvolumens erreicht werden und daß die Biegung der Wirbelsäule die Ausbreitung behindern kann. Diese Konzepte waren das Thema umfangreicher jüngerer Forschung, und es ergaben sich neue Aspekte (*Wildsmith & Rocco* 1985).

Der Effekt der Barizität

Das spezifische Gewicht einer Lokalanästhetika-Lösung kann durch die Zugabe von Wasser, physiologischer Kochsalzlösung oder Dextrose so verändert werden, daß sie in Relation zum Liquor hypobar, isobar oder hyperbar wird (*Brown* et al. 1980). Je nach der Menge der zugesetzten Dextrose läßt sich ein spezifisches Gewicht von

1,008 bis 1,035 erreichen. Konzentrationen oberhalb von 8% Dextrose sind nicht empfehlenswert, weil damit die Tonizität der Lösung deutlich über der des Liquor liegt und so das Risiko eines neuralen Schadens besteht. Dextrose hat neben der Steigerung der Barizität auch noch andere Auswirkungen. Durch Erhöhung der Viskosität kann sie den „Zusammenhalt" der Lösung unterstützen und auf diese Weise die Tendenz zur Diffusion in und zur Verdünnung durch den Liquor verringern. Auf diese Weise fördert die Dextrose die Ausbreitung eines Bolus von konzentriertem Anästhetikum. Der Zusatz von Dextrose führt zu einer erniedrigten Absorption des Lokalanästhetikums aus dem Subarachnoidalraum und die Blutspiegel (die in der Tat nach subarachnoidaler Injektion nachweisbar sind) liegen niedriger (*Burm* et al. 1983).

Bei Verwendung gleicher Volumina zur Injektion bei liegenden Patienten wird deutlich, daß sich hyperbare Lösungen erheblich höher ausbreiten als iso- oder hypobare (*Chambers* et al. 1981a). Hyper- und isobare Lösungen produzieren eher Blöcke guter Qualität und Ausbreitung, während Hypobarizität oft zu qualitativ schlechten, fleckförmigen Blockaden variabler Ausdehnung führt. Ein höherreichender Block läßt sich mit hyperbaren Lösungen zuverlässiger erzielen – eventuell mit Kopftieflage – als mit glukosefreien Zubereitungen. Glukosefreie Lösungen, z. B. 3 ml 0,5% Bupivacain, führen in einigen Fällen zu einer Ausbreitung oberhalb T9, die meisten liegen unterhalb T10 und wenige unterhalb T12 (*Cummings* et al. 1984). Die Anwendung glukosefreier Lösungen sollte auf Patienten beschränkt werden, bei denen Eingriffe an der unteren Extremität, an den Hüften und am Damm vorgesehen sind. Die höherreichenden Blockaden durch hyperbare Lösungen haben im Gegensatz zu den durch iso- oder hypobare induzierten eine tendenziell kürzere Wirkdauer.

Lagerung

Beläßt man den Patienten für 2 Minuten nach der Injektion einer leicht hypobaren Lösung, wie z. B. glukosefreies Bupivacain, in sitzender Position, breitet sich der resultierende Block zwei bis drei Segmente höher aus als in Seitenlage (*Kalso* et al. 1982). Die Lagerung wird oft zur Manipulation der Ausbreitung hyperbarer Lokalanästhetikazubereitungen eingesetzt, aber dafür gibt es Grenzen. Zum Beispiel läßt sich ein klassischer Sattelblock nur durch mehrere Minuten in sitzender Position nach Injektion eines kleinen Volumens einer hyperbaren Lösung erzielen. Selbst unter diesen Bedingungen kann es bei anschließender Rückenlage zu einer gewissen Ausbreitung nach kranial kommen. Auf ähnliche Weise ist es möglich, unilaterale Blöcke nach der Injektion einer hyperbaren Lösung in Seitenlage zu erhalten; sobald der Patient aber wieder in Rückenlage gebracht wird, breitet sich die Blockade zu beiden Seiten bis auf gleiche Höhe aus (*Wildsmith* et al. 1981).

Auswirkungen von Dosis und Volumen

Es gibt eine kritische Dosis, bei deren Unterschreitung man keinen befriedigenden Block mehr erwarten kann. Die Erhöhung der Dosis wird die Ausbreitung möglicherweise etwas erweitern, die ausgeprägtesten Effekte zeigen sich aber in einer Verbesserung der Anästhesiequalität und einer Verlängerung der Wirkdauer (*Axelsson* et al. 1982, *Chambers* et al. 1982a, *Axelsson* et al. 1984). Wenn ein adäquater Block mit langer Wirkdauer erzielt werden soll, empfiehlt sich deswegen die Verwendung eines großen Volumens mit einer angepaßten Dosis.

Injektionsniveau

Das Niveau der Injektion spielt zwar für die Blockadehöhe bei einem vorgegebenen Volumen auch eine Rolle, da die Spinalanästhesie aber nur in einem sehr begrenzten Bereich der Lendenwirbelsäule durchgeführt werden kann, ist dieser Faktor in der Praxis nicht von Bedeutung.

Barbotage

Die Barbotage beinhaltet die wiederholte Aspiration und Reinjektion von Liquor nach der Injektion des Lokalanästhetikums. Dadurch soll es möglich sein, die Ausbreitung zu vergrößern; das Ergebnis ist jedoch nicht vorhersagbar.

Injektionsgeschwindigkeit

Niedrige Injektionsgeschwindigkeiten (1 ml/10 sec) führen zu einer besser kalkulierbaren Ausbreitung als schnelle Injektionen. Diese können als eine Form der Barbotage angesehen werden.

Faktoren mit Einfluß auf die Wirkdauer

Die Wirkdauer ist abhängig von:

1. den individuellen Eigenschaften der jeweiligen Substanz
2. der injizierten Dosis
3. der erzielten Ausbreitung
4. dem Zusatz von Vasokonstriktoren und
5. dem Allgemeinzustand des Patienten.

Individuelle Substanzeigenschaften

Viele Substanzen können verwendet werden; in der Bundesrepublik Deutschland stehen im wesentlichen drei in entsprechenden Zubereitungen zur Verfügung:

Bupivacain (0,25%), 0,5% bzw. 0,75% glukosefrei und 0,5% mit 5–8% Glukose;
Mepivacain (0,5%), 1% bzw. 2% glukosefrei und 4% mit 9,5% Glukose;
Lidocain (0,5%), 1% bzw. 2% glukosefrei und 5% mit 7,5% Glukose.

An den untersten Segmenten führt glukosefreies Bupivacain zum vergleichbar längsten sensorischen und motorischen Block (*Cummings* et al. 1984). Konservierungsmittel- und glukosefreies 2%iges Lidocain bzw. 5%iges mit 7,5% Glukose sowie Mepivacain 2% ohne und Mepivacain 4% mit 9,5% Glukose können ebenfalls eingesetzt werden. Lidocain besitzt eine kürzere Wirkdauer (45–60 min. auf der Höhe von T12) als Mepivacain oder Bupivacain. Mepivacain 4% in 9,5% Glukose führt zu einer verwertbaren Blockadedauer von 60–90 min., Amethocain 0,5% (in der Bundesrepublik nicht erhältlich) in 5% Glukose liegt bei 160 min. und Bupivacain 0,5% in 8% Glukose liegt im Bereich von 90–120 min.

Dosis

Höhere Dosierungen bewirken eher eine Verlängerung der Wirkdauer – ein nützlicher Effekt bei langen Operationen. Bei Erhöhung der Amethocaindosis von 10 auf 15 mg beispielsweise verlängert sich die Blockadedauer auf dem Niveau von T12 um ungefähr 50% (*Wildsmith & Rocco* 1985).

Ausbreitung

Obwohl die individuellen Charakteristika der Substanzen und die injizierte Dosis die wichtigsten bestimmenden Faktoren für die Wirkdauer sind, gilt allgemein: je größer die mit einer vorgegebenen Dosis erzielte Ausbreitung ist, um so kürzer wird auch die Wirkdauer sein. Eine auf ein kleines Segment beschränkte Substanzmenge wird länger wirken, weil die Konzentration in jedem Nerven höher liegt.

Vasokonstriktoren

Man hat angenommen, daß der Zusatz von Vasokonstriktoren die Anästhesiedauer verlängert. Besonders in den Vereinigten Staaten war der Gebrauch von Phenylephrin und Adrenalin deswegen weit verbreitet. Vasokonstriktoren als Additiv zu Lidocain, Bupivacain und Amethocain haben keinen Einfluß auf die Gesamtausbreitung der Blockade (*Chambers* et al. 1981b, 1982a,b). Die gleichen Studien zeigten auch, daß Adrenalin die Wirkdauer dieser Substanzen in hyperbarer Zubereitung nicht signifikant verlängern kann. Phenylephrin dagegen führte zu einem signifikanten Anstieg der Wirkdauer von Amethocain, nicht jedoch von Lidocain oder Bupivacain. Obwohl offensichtlich der Zusatz von Vasokonstriktoren gelegentlich in einem verlängerten Block resultiert, ist der Effekt doch minimal und

ein genereller Einsatz kann nicht empfohlen werden. Eine längere Wirkdauer sollte über die Auswahl eines geeigneten Lokalanästhetikums in höherer Dosis erreicht werden.

Der Allgemeinzustand des Patienten

Es ist wahrscheinlich, daß bei Patienten in schlechtem physischem Zustand sowohl die Ausbreitung größer als auch die Wirkdauer verlängert sein wird. Weder das Alter des Patienten (*Pitkanen* et al. 1984) noch der pH des Liquor (*Park* et al. 1975) scheinen dagegen die Ausbreitung zu beeinflussen.

Techniken

Es sollte die Technik ausgewählt werden, die am geeignetsten ist, einen Block ausreichender Qualität, Ausdehnung und Dauer für die geplante Operation zu produzieren, ohne jedoch das Risiko einer unnötigen Ausbreitung in den Bereich des oberen thorakalen Sympathikus einzugehen (Abb. 7.6). Weil die Spinalanästhesie gewöhnlich in Single-Shot-Technik durchgeführt wird, ist es zur Gewährleistung einer befriedigenden Anästhesie ratsam, eine großzügige Dosierung zu wählen.

		Sattelblock	Obere lumbale Blockade		Mittlere thorakale Blockade
meist blockiert					
nicht immer blockiert					
Lösung		jede hyperbare	normales Bupivacain	normales Amethocain	jede hyperbare
Volumen (ml)		1	3	2	2-3
Lagerung		im Sitzen (für 5 min.)	Der Patient wird nach der Injektion auf den Rücken gelegt		

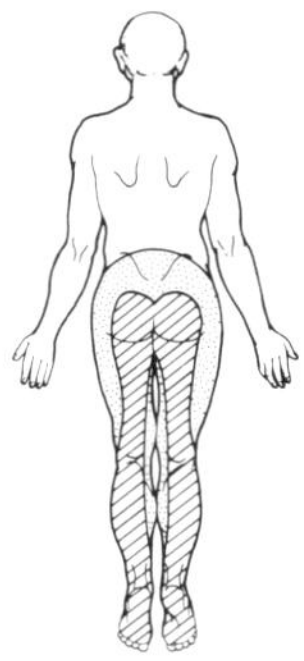

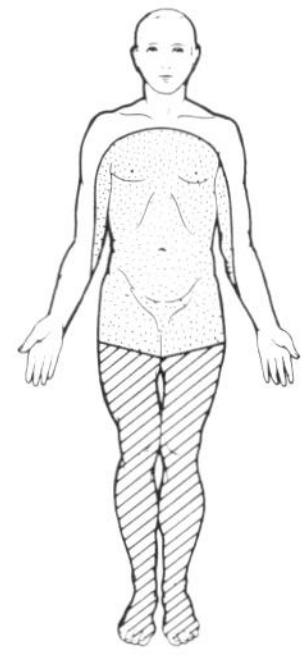

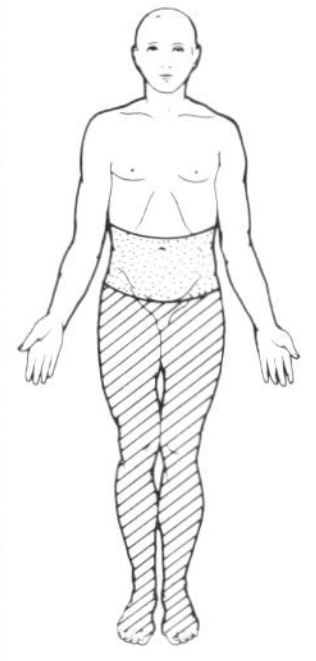

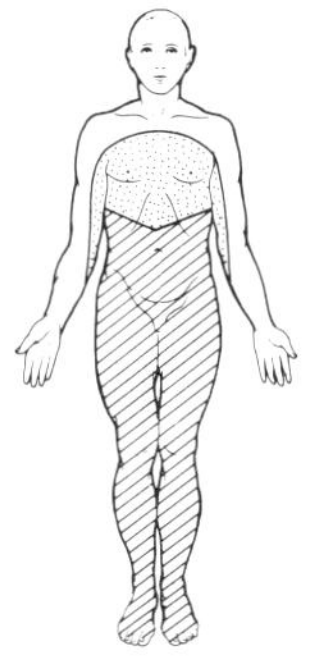

Abb. 7.6 Techniken der Spinalanästhesie

Sattelblock

Wenn die maximal erforderliche Blockadehöhe bei S1 liegt, injiziert man ein kleines Volumen eines hyperbaren Lokalanästhetikums, z. B. bis zu 1 ml, und läßt den Patienten für weitere 5 Minuten sitzen. Als Nachteil müssen die Risiken eines venösen Poolings, einer Reduktion des Herzzeitvolumens und einer Abnahme des Blutdrucks in Kauf genommen werden. Das Hüftgelenk liegt nicht im Blockadebereich, was Beschwerden des Patienten zur Folge haben kann, wenn er in Lithotomiestellung gelagert wird. Als Alternative können dem liegenden Patienten 3 ml glukosefreies Bupivacain 0,5% appliziert werden; dies führt aber zu einem *erheblich* höheren Blockadeniveau als es eigentlich für Eingriffe im Bereich des Dammes erforderlich ist.

Obere lumbale Blockade

Für Blockaden bis zu L1 reichen normalerweise 3 ml glukosefreies Bupivacain 0,5% aus, welche Lagerung auch gewählt wird. Ein besonderer Vorteil ist, daß man bei Schmerzen des Patienten z. B. durch eine Schenkelhalsfraktur die Spinalanästhesie in Seitenlage unter Entlastung der schmerzhaften Seite durchführen kann. Wie bereits erwähnt, kommt es beim Gebrauch normalen Bupivacains gelegentlich zu hohen Blockaden; die Wirkung isobaren Amethocains ist hierbei besser vorhersagbar (*Wildsmith & Rocco* 1985). Diese Substanz steht in der Bundesrepublik Deutschland jedoch nicht zur Verfügung. Eingriffe kürzerer Dauer können auch mit 2%igem, glukosefreiem Lidocain (3–4 ml) durchgeführt werden, der Effekt ist allerdings, genauso wie bei Bupivacain, nicht so exakt einschätzbar.

Mittlere thorakale Blockade

Alle Operationen im unteren Abdomen inklusive Herniotomien erfordern ein sich bis in den mittleren thorakalen Bereich erstreckendes Anästhesieniveau, wobei hyperbare Lösungen vorzuziehen sind. Hyperbares Bupivacain (2–3 ml) ist geeignet, und der Patient sollte nach der Injektion in Seitenlage auf den Rücken gedreht werden. Die Blockadehöhe kann durch eine leichte Kopftieflage weiter ausgedehnt werden. Bei einem Teil der Patienten ist eine leichte Hypoten-sion unvermeidlich; daher müssen Vorbereitungen für deren Prävention und Therapie getroffen werden.

Nebenwirkungen

Kardiovaskulär

Der Sympathikus tritt in der Höhe von T1 bis L2 aus, deswegen stellt das Blockadeniveau für das Ausmaß der peripheren Vasodilatation und der Hypotension einen wichtigen Faktor dar. So kann bei Abnahme des venösen Rückflusses oder der sympathischen Innervation des Herzens eine ungehinderte parasympathische Überaktivität zu einer plötzlichen extremen Hypotension und Asystolie führen. Dies ist selbst bei Blöcken mit weniger kranialer Ausdehnung möglich und tritt eher bei wachen Patienten in Erscheinung. Im Gegensatz zur Periduralanästhesie ist jedoch die Menge des absorbierten Lokalanästhetikums oder Vasokonstriktors zu klein, um die kardiovaskulären Veränderungen negativ zu beeinflussen. Die Prävention und Therapie einer Hypotension wird in Kapitel 5 diskutiert.

Respiratorisch

Es ist unwahrscheinlich, daß die Spinalanästhesie die Ruheventilation beeinflußt oder Änderungen der Blutgase bewirkt. Hohe Spinalanästhesien jedoch führen zu einer 20%igen Abnahme der inspiratorischen Kapazität und einer deutlichen Reduktion des exspiratorischen Reservevolumens (*Egbert* et al. 1961; *Freund* 1969). Der Patient hat unter Umständen Schwierigkeiten, tief einzuatmen und effektiv abzuhusten, auch kann sich ein Gefühl von Dyspnoe einstellen. Eine Apnoe ist selten und tritt gewöhnlich infolge einer Hypotension und Hirnstammischämie auf, obwohl auch durch eine bilaterale Beteiligung der Wurzeln des Nervus phrenicus ein Atemstillstand möglich ist, wenn der Block obere zervikale Segmente erreicht. Das Management einer „totalen Spinalanästhesie" wird in Kapitel 8 diskutiert.

Gastrointestinal

Es kommt zu Kontraktionen im Bereich des Dünndarms, die Peristaltik läuft bei relaxierten Sphinktern weiter ab. Obere abdominale und intraperitoneale Stimuli, die durch unblockierte vagale Afferenzen fortgeleitet werden, können als Schmerz empfunden werden und so zu Übelkeit und Erbrechen führen (*Ratra* et al 1972). Die Gabe von Sauerstoff und Atropin ist hilfreich in der Vorbeugung oder Behandlung der Übelkeit, die aber genauso ein Frühsymptom der Hypotension sein kann.

Andere Effekte

Der Blutverlust wird reduziert und die Streßantwort verzögert. Es scheint, daß die Inzidenz tiefer Venenthrombosen ebenso wie allgemein die Frühmorbidität und -mortalität im Vergleich zur Allgemeinanästhesie verringert ist.

Komplikationen

Die meisten Komplikationen, mit Ausnahme der Kopfschmerzen, sind sehr selten und lassen sich in der Regel verhüten.

Kopfschmerzen

Kopfschmerzen sind ein sehr verbreitetes Symptom nach chirurgischen Eingriffen, und man darf nicht davon ausgehen, daß jeder einer lumbalen Punktion folgende Kopfschmerz auch auf diese zurückzuführen ist.

Durapunktion

Die Durapunktion ist die wichtigste Ursache für Kopfschmerz, der sich durch ein Liquorleck vom Subarachnoidal- in den Periduralraum erklären läßt. Ein niedriger Liquordruck ermöglicht ein Absinken des Gehirns und damit einen Zug an der Dura, dem Tentorium, den venösen Sinus und den meningealen bzw. zerebralen Blutgefäßen, ebenso wie an den Nervenendigungen. Dies resultiert im klassischen Kopfschmerz, der hauptsächlich okzipital lokalisiert ist, in frontale und orbitale Regionen ausstrahlt und oft von einem zervikalen Muskelspasmus begleitet wird. Dieser Kopfschmerz ist lagerungsabhängig und verschlechtert sich bei Anheben des Kopfes bzw. bessert sich in Flach- oder Kopftieflage. Er kann von Übelkeit, Erbrechen, Photophobie, Schwindel und Lähmungen der Hirnnerven – speziell des

IV. – begleitet werden. Die Schmerzen sind unter Umständen sehr stark und dauern einige Tage. Ganz selten kann es auch zur Ausbildung eines intrakranialen subduralen Hämatoms nach prolongiertem Liquorleck kommen (*Newrick & Read* 1982).

Die Inzidenz läßt sich durch den Einsatz feiner Nadeln senken. Sie liegt für eine 18 G-Nadel bei 24% (!), während eine 24 G-Nadel sie auf weniger als 1% reduzieren sollte. Die Wahrscheinlichkeit eines Kopfschmerzes wird durch multiple Durapunktionen und durch transversale – im Gegensatz zu longitudinaler – Einführung des Nadelschliffs erhöht, mit der die Durafasern eher durchtrennt als auseinandergedrängt werden (*Mihic* 1985). Es wird weiterhin angenommen, daß eine extreme Flexion der Wirbelsäule eine Spannung der Dura bewirkt und dadurch das Punktionsloch vergrößert. Eine Extension des Kopfes während der lumbalen Punktion kann die Spannung der Dura mater reduzieren. Mit steigendem Alter sinkt die Inzidenz, möglicherweise wegen der verringerten Gewebeelastizität und der damit verbundenen geringeren Dehnung der kranialen Strukturen. Junge Frauen und speziell geburtshilfliche Patientinnen scheinen eine ziemlich hohe Inzidenz aufzuweisen, und allgemein führt eine Dehydration gleich welcher Ursache zu einem niedrigen Liquordruck, der die Kopfschmerzen verstärkt.

Die Behandlung des postspinalen Kopfschmerzes. Bei allen Patienten muß nach einer Spinalanästhesie für eine gute Hydratation und die Vermeidung körperlicher Belastung in der frühen postoperativen Periode gesorgt werden. Es hat sich gezeigt, daß eine Flachlagerung des Patienten für 24 Stunden *die Inzidenz des postspinalen Kopfschmerzes nicht reduziert* (*Caarbaat & Van Crevel* 1981), dagegen ist allgemein akzeptiert, daß sich ein Patient mit Kopfschmerzen nach duraler Punktion zu deren Linderung aus eigenem Antrieb flach hinlegt. Methoden, die den periduralen Druck erhöhen, wie zum Beispiel eine vornübergeneigte Haltung oder eine feste abdominelle Bandage, können den Druckgradienten verringern und das Liquorleck reduzieren. Die Patienten sollten ein leichtes Analgetikum erhalten und dazu aufgefordert werden, viel zu trinken. Wenn sich die Kopfschmerzen nicht innerhalb von ein bis zwei Tagen legen und den Patienten behindern, ist ein periduraler Blut-Patch in Erwägung zu ziehen; die Technik dazu wird in Kapitel 8 beschrieben. Ein Blut-Patch kann von vorübergehenden neurologischen Problemen in niedriger Inzidenz begleitet sein, wie zum Beispiel Rückenschmerzen, Parästhesien, Taubheit und Zeichen einer meningealen Irritation. Langdauernde Folgen dürften jedoch nicht eintreten, und auch eine nachfolgende Periduralanästhesie verläuft meist problemlos.

Andere Ursachen für Kopfschmerzen

Eine weitere, sehr seltene Ursache für Kopfschmerzen ist die Meningitis. Sie ist normalerweise aseptischen (chemischen) Ursprungs und wird von einer Arachnoiditis adhaesiva begleitet, deren Ursache in der Injektion einer falschen Lösung liegt. Der Kopfschmerz betrifft den ganzen Kopf, der zu zerspringen scheint, ist konstant und nicht durch die Lagerung zu beeinflussen. Normalerweise finden sich begleitend Zeichen eines Meningismus oder einer Meningitis.

Meist jedoch ist der Kopfschmerz zufällig und läßt sich auf Ursachen zurückführen, die in keinem Zusammenhang mit der Spinalanästhesie stehen. Ängstliche Patienten, speziell mit Neigung zu Migräne, entwickeln häufig Kopfschmerzen in der unmittelbaren postoperativen Phase.

Harnretention

Die sakralen autonomen Fasern benötigen die längste Zeit zur Funktionswiederherstellung, und Kontraktionen des Musculus detrusor setzen sehr spät wieder ein. Dies verhindert unter Umständen eine Miktion (*Axelsson* et al. 1974). Außerdem ist es schwierig, im Bett in flacher Rückenlage Urin zu lassen – in dieser Position sollte der Patient aber verbleiben, bis kein Risiko einer lageabhängigen Hypotension mehr besteht. Eine Volumenvorgabe gilt als wichtige Ursache einer Blasenüberdehnung und ist zu vermeiden, wenn nicht aus anderen Gründen sowieso ein Blasenkatheter gelegt werden muß.

Rückenschmerzen

Es handelt sich dabei um ein häufiges postoperatives Symptom. Es konnte gezeigt werden, daß Rückenschmerzen nach Allgemein- und Spinalanästhesien gleich häufig auftreten (*Brown & Elman* 1961).

Neurologische Komplikationen

Neurologische Komplikationen sind extrem selten (*Dripps & Vandam* 1954). Alle neurologischen Probleme nach Spinalanästhesien sollten durch einen kompetenten Neurologen identifiziert und sorgfältig untersucht werden. Bei der überwiegenden Mehrzahl wird man keinen Zusammenhang mit dieser Technik finden (*Marinacci* 1960). Sie können aber durch die Injektion ungeeigneter Chemikalien oder Medikamente oder durch die Induktion einer Infektion entstehen. Das mögliche Ergebnis ist eine adhäsive proliferative Arachnoiditis oder Myelitis transversa, die gewöhnlich die Cauda equina initial befallen („Cauda equina Syndrom"), sich oft aber auch höher ausbreiten. Zu den Symptomen zählen Schmerzen, Sphinkterstörungen, sakrale Analgesie und eventuell Taubheit und Schwäche im Bereich der Beine. Der Beginn verläuft entweder schnell oder langsam, der klinische Verlauf ist statisch oder progredient bis zur Heilung oder zum Defekt.

Eine rasche chirurgische Behandlung ist bei Hämatomen, Abszessen oder Tumoren mit neurologischen Zeichen erforderlich. Peridurale Abszesse entstehen häufiger durch hämatogene Aussaat als durch die lokale Induktion einer Infektion. Eine traumatische Schädigung von Nervenwurzeln kann auf eine Spinalanästhesie folgen, ist aber wesentlich häufiger durch inkorrekte Lagerung, Druck oder direkt durch die Operation bedingt.

Komplikationen lassen sich gelegentlich auch auf vaskuläre Probleme zurückführen – das „Arteria spinalis anterior-Syndrom". Dieses Syndrom kann auf hypotensive Perioden folgen, speziell bei älteren Patienten, aber auch durch intraoperative Gefäßligaturen entstehen.

Eine häufiger berichtete wichtige neurologische Komplikation ist ein permanenter Hirnschaden durch eine prolongierte hypotensive Phase. Obwohl damit eher bei einer totalen Spinalanästhesie als Folge einer unabsichtlichen duralen Punktion während einer versuchten Periduralanästhesie zu rechnen ist, kann sie genauso unter einer behutsam durchgeführten Spinalanästhesie auftreten. Ein sorgfältiges Monitoring und eine adäquate Therapie des niedrigen Blutdrucks sollte die Inzidenz verringern.

Literatur

Axelsson, K.H., Mollefors, K., Olsson, J.O., Lingardh, G., Widman, B. (1974): Bladder function in spinal anaesthesia. Linkoping University Medical Dissertation 184: v3–v21

Axelsson, K.H., Edstrom, H.H., Sundberg, A.E.A., Widman, G.B. (1982): Spinal anaesthesia with hyperbaric 0,5% bupivacaine: effect of volume. Acta Anaesthesiologica Scandinavica 26: 439–445

Axelsson, K.H., Edstrom, H.H., Widman, G.B. (1984): Spinal anaesthesia with glucose-free 0,5% bupivacaine: effects of different volumes. British Journal of Anaesthesia 56: 271–278

Barker, A.E. (1907): A report on clinical experiences with spinal analgesia in 100 cases. British Medical Journal i: 665–674

Brown, E.M., Elman, D.S. (1961): Postoperative backache. Anesthesia and Analgesia; Current researches (Cleveland) 40: 683–685

Brown, D.T., Wildsmith, J.A.W., Covino, B.G., Scott, D.B. (1980): Effect of baricity on spinal anaesthesia with amethocaine. British Journal of Anaesthesia 52: 589–596

Burm, A.G., Van Kleef, J.W., Gladines, M.P. (1983): Plasma concentrations of lidocaine and bupivacaine after subarachnoid administration. Anesthesiology 59: 191–195

Caarbaat, P.A.T., Van Crevel, H. (1981): Lumbar puncture headache: controlled study on the preventive effects of 24 hours bed rest. Lancet ii: 1133–1134

Chambers, W.A., Edstrom, H.H., Scott, D.B. (1981a): Effect of baricity on spinal anaesthesia with bupivacaine. British Journal of Anaesthesia 53: 279–282

Chamberg, W.A., Littlewood, D.G., Logan, M.R., Scott, D.B. (1981b): Effect of added epinephrine on spinal anesthesia with lidocaine. Anesthesia and Analgesia 60: 417–420

Chambers, W.A., Littlewood, D.G., Edstrom, H.H., Scott, D.B. (1982a): Spinal anaesthesia with hyperbaric bupivacaine. Effects of concentration and volume administered. British Journal of Anaesthesia 54: 75–80

Chambers, W.A., Littlewood, D.G., Scott, D.B. (1982b): Spinal anesthesia with hyperbaric bupivacaine: effect of added vasoconstrictors. Anesthesia and Analgesia 61: 49–52

Cope, R.W. (1954): The Woolley and Roe case: Woolley and Roe versus Ministry of Health and others. Anaesthesia 9: 249–270

Cummings, G.C., Bamber, D.B., Edstrom, H.H., Rubin, A.P. (1984): Subarachnoid block with bupivacaine. A comparison with cinchocaine. British Journal of Anaesthesia 56: 573–579

Dripps, R.D., Vandam, L.D. (1954): Longterm follow-up of patients who received 10098 spinal anesthetics. I: Failure to discover major neurological sequelae. Journal of the American Medical Association 156: 1486–1491

Egbert, L.D., Tamersoy, K., Deas, T.C. (1961): Pulmonary function during spinal anesthesia: the mechanism of cough depression. Anesthesiology 22: 882–885

Freund, P.G. (1969): Respiratory effects of subarachnoid and epidural block. In: Bonica, J.J. (ed): Clinical anesthesia 2 Regional anesthesia: recent advances and current status. FA Davis, Philadelphia, pp. 98–107

Hart, J.R., Whiteacre, R.J. (1951): Pencil point needle in prevention of postspinal headache. Journal of the American Medical Association 147: 657–658

Kalso, E., Tuominen, M., Rosenberg, P.H. (1982): Effect of posture and some CSF characteristics on spinal anaesthesia with isobaric 0.5% bupivacaine. British Journal of Anaesthesia 54: 1179–1184

Marinacci, A.A. (1960): Neurological aspects of complications of spinal anesthesia with medicolegal implications. Bulletin of the Los Angeles Neurological Society 24: 170–192

Messahel, F.M., Robinson, J.J., Mathews, E.T. (1983): Factors affecting cerebrospinal fluid flow in two spinal needles. British Journal of Anaesthesia 55: 169–175

Mihic, D.N. (1985): Postspinal headache and relationship of needle bevel to longitudinal dural fibres. Regional Anesthesia 10: 76–81

Newrick, P., Read, D. (1982): Subdural haematoma as a complication of spinal anaesthetic. British Medical Journal 285: 341–342

Park, W.Y., Balingit, P.E., Macnamara, T.E. (1975): Effects of patient age, pH of cerebrospinal fluid and vasopressors on onset and duration of spinal anesthesia. Anesthesia and Analgesia, Current Researches (Cleveland) 54: 455–463

Pitkanen, M., Haapaniemi, L., Tuominen, M., Rosenberg, P.H. (1984): Influence of age on spinal anaesthesia with isobaric 0.5% bupivacaine. British Journal of Anaesthesia 56: 279–284

Ratra, C.K., Badola, R.P., Bhargave, K.P. (1972): A study of factors concerned in emesis during spinal anaesthesia. British Journal of Anaesthesia 44: 1208–1211

Wildsmith, J.A.W., McClure, J.H., Brown, D.T., Scott, D.B. (1981): Effects of posture on the spread of isobaric and hyperbaric amethocaine. British Journal of Anaesthesia 53: 273–278

Wildsmith, J.A.W., Rocco, A.G. (1985): Current concepts in spinal anesthesia. Regional Anesthesia 10: 117–121

8 Lumbale und thorakale Periduralanästhesie

E.N. Armitage

Obwohl seit der ersten Periduralanästhesie in Großbritannien bereits mehr als 40 Jahre vergangen sind, hat sich diese Technik erst in den letzten Jahren als Alternative oder Ergänzung zu einer Allgemeinanästhesie bei operativen Eingriffen etabliert. Die Entwicklung langwirkender Lokalanästhetika und wachsende Kenntnisse in der Physiologie der Regionalanästhesie gewährleisten ihre praktische Durchführbarkeit und Sicherheit. Diese Technik verdankt ihre Popularität jedoch noch zwei weiteren Faktoren, die zwar nicht exklusiv dem Periduralblock vorbehalten sind, aber für ihn in besonderem Maße zutreffen.

Erstens eignet sich eine Periduralanästhesie auf lumbalem und unterem thorakalen Niveau für die meisten gynäkologischen bzw. urologischen Eingriffe und für einige abdominalchirurgische bzw. orthopädische Operationen. Der mit der Durchführung vertraute Anästhesist ist deswegen in der Lage, sowohl für einen großen Teil der Chirurgie als auch für die Geburtshilfe eine Anästhesie anzubieten. Zweitens sind die Einführung eines Katheters in den Periduralraum und seine nachfolgende Versorgung vergleichsweise einfach. Die vorteilhafte Wirkung einer Blockade läßt sich deshalb entweder durch wiederholte Injektionen oder durch die kontinuierliche Infusion eines Lokalanästhetikums bis in die postoperative Periode hinein fortsetzen.

Das bedeutet allerdings nicht, daß diese Methode keine Nachteile aufzuweisen hätte. Vorbestehende neurologische Erkrankungen, Gerinnungsstörungen und eine Low-dose-Heparintherapie wiegen als Kontraindikationen für einen Periduralblock schwerer als bei anderen regionalen Techniken; und obwohl die Periduralanästhesie für einen wesentlichen Teil der großen Chirurgie sehr nützlich ist, bleiben viszerale Sensationen doch unblockiert. Eine Allgemeinanästhesie – bei vielen peripheren Blöcken überflüssig – ist in diesen Fällen als Ergänzung erforderlich.

Ausrüstung

Die grundlegenden Voraussetzungen für einen Block wurden bereits in Kapitel 5 beschrieben. Für eine Periduralanästhesie wird mehr Zubehör (das meiste davon eigens zu diesem Zweck konstruiert) als für andere Blöcke benötigt, und auch die individuellen Präferenzen des Anästhesisten variieren von Fall zu Fall.

Nadeln

Die *Tuohy*-Nadel (Abb. 8.1) ist in Großbritannien weitverbreitet. Der Schaft hat normalerweise eine Länge von 8 cm (3 Zoll), ist in cm unterteilt und sowohl in der Größe 16 G als auch 18 G

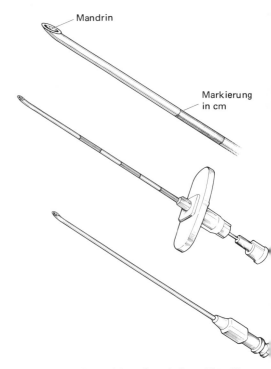

Mandrin

Markierung
in cm

Abb. 8.1 *Tuohy*-Nadeln, mit und ohne „Flügel"

erhältlich. Die Nadelwand ist dünn, so daß das Lumen einen Katheter beträchtlicher Größe aufnehmen kann. Ein Mandrin verhindert das Ausstanzen oberflächlichen Gewebes und erhöht die Festigkeit, damit sich die Nadel bei Änderung der Punktionsrichtung nicht verbiegt. Die Spitze ist relativ stumpf und so geformt, daß ein Katheter mit einem Winkel von ungefähr 20° austritt.

Diese Form hat aber den entscheidenden Nachteil, daß der Katheter nicht ohne das Risiko einer Dissektion durch die Nadel zurückgezogen werden kann (Abb. 8.2). Wenn ein Rückzug des Katheters nötig sein sollte, muß dies simultan mit der Nadel geschehen. Manche Anästhesisten glauben, daß eine mit „Flügeln" versehene Kanüle eine bessere Kontrolle beim Einführen ermöglicht.

Die *Crawford-Nadel* (Abb. 8.3) besitzt einen kurzen Schliff konventioneller Art. Weil der Katheter gerade aus der Spitze austritt, stößt er auf die Dura, solange die Nadel nicht in einem entsprechenden Winkel eingeführt wird. Diese und andere Periduralkanülen ähnlicher Ausführung eignen sich besser für den paramedianen Zugang, der einen spitzeren Winkel ermöglicht als das Vorgehen in der Mittellinie.

Einmal-Kanülen gibt es von verschiedenen Herstellern (z. B. Portex, Steriseal, Abbott). Sie zeichnen sich durch eine durchgehend hohe Qualität aus, sind garantiert steril und werden von der Mehrheit der Anästhesisten verwendet. Manche Praktiker meinen jedoch, daß einzelne Gewebeschichten mit einer nicht zu scharfen Nadel leichter zu identifizieren sind und ziehen eine stumpfere, wiederverwendbare Kanüle vor.

Spritzen

Wenn zur Identifikation des Periduralraumes die Widerstandsverlust-Methode verwendet werden soll, gewinnt das reibungslose Gleiten des Stempels über die gesamte Länge große Bedeutung. Traditionell werden wiederverwendbare Glasspritzen dazu eingesetzt und sind auch ausgezeichnet dafür geeignet, wenn sie sorgfältig instandgehalten werden. Bei Sterilisation der gesamten Spritze neigt der Stempel dazu, steckenzubleiben; deswegen sollten die Einzelteile auseinandergenommen werden, bevor man sie in die selbst vorbereiteten Peridural-Sets legt. Handschuhpuder kann ebenfalls die Reibung erhöhen; deshalb darf die Stempelfläche beim Zusammensetzen nicht berührt werden. Die Sicherstellung einer sorgfältigen Behandlung von Glasspritzen ist unter Umständen sehr schwierig, und viele Anästhesisten ziehen Einmalprodukte bekannt hoher Qualität vor. Sie vermitteln ein gleichbleibendes Gefühl und besitzen nicht die individuellen Eigenschaften des Glases.

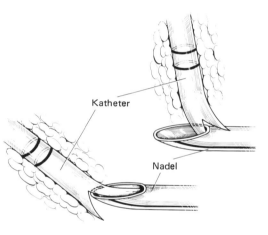

Katheter

Nadel

Abb. 8.2 Mögliche Mechanismen einer Beschädigung des Katheters, wenn er durch eine *Tuohy*-Nadel zurückgezogen wird

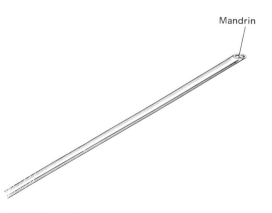

Mandrin

Abb. 8.3 *Crawford*-Nadel

Katheter

Katheter werden in zwei Größen hergestellt und passen entweder durch die 16 G- oder durch die 18 G-Nadel. Ihre Gestaltung stellt einen Kompromiß zwischen sich widersprechenden Anforderungen dar. Der innere Durchmesser sollte so groß wie möglich sein, um den Widerstand der Injektion über eine Länge von 90 cm kleinzuhalten, aber die Wandung darf nicht so dünn sein,

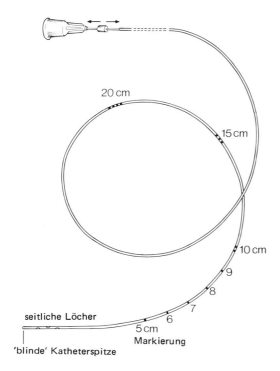

20 cm

15 cm

10 cm

9

8

7

seitliche Löcher

6

5 cm

Markierung

'blinde' Katheterspitze

Abb. 8.4 Typische Markierungen auf einem Periduralkatheter

daß der Katheter sich beim Eintritt in den Periduralraum oder beim Austritt aus der Haut verbiegt oder knickt. Die ersten Periduralkatheter besaßen an ihrem Ende eine Öffnung bzw. waren ziemlich scharf und neigten dazu, sowohl Blutgefäße als auch gelegentlich die Dura zu punktieren. Die neueren verfügen über zwei oder mehrere seitliche Löcher innerhalb der ersten zwei Zentimeter vom Ende und über eine geschlossene, abgerundete Spitze, die diese Zwischenfälle unwahrscheinlicher machen. Die seitlichen Löcher stellen jedoch Schwachpunkte dar, an denen der Katheter knicken oder brechen kann.

Die meisten Katheter sind in 5 cm-Intervallen von der Spitze ab, und einige zusätzlich bis 10 cm zentimeterweise markiert (Abb. 8.4). Der Anästhesist sollte mit dem Markierungsmuster vertraut sein, weil er so weiß, bis zu welcher Länge der Katheter bereits eingeführt wurde, und ob er bei Entnahme auch intakt ist. Am distalen Ende ist der Luer-Ansatz abnehmbar und ermöglicht so das Entfernen der Nadel.

Filter

Die primäre Funktion eines Filters liegt im Abfangen von Bakterien. Einige Ausführungen können Partikel bis zu minimal 0,22 μm zurückhalten. Damit wird der Injektion kleiner Fragmente von Ampullenglas vorgebeugt. Da sich Material im Filter ansammelt, sollte er alle 24 Stunden gewechselt werden, wenn er Bestandteil eines Infusionssystems ist.

Prüfen des Zubehörs

Man begegnet bei modernen sterilen Einwegprodukten nur selten einer Dysfunktion, aber es ist trotzdem besser, danach zu suchen, bevor mit der Durchführung der Periduralanästhesie begonnen wird. Der Stempel muß in der Spritze frei beweglich laufen, und die Spritze sollte in den Ansatz der Nadel sowie des Katheters passen. Der Mandrin muß mit dem Schliff abschließen. Der Katheter sollte leicht durch die Nadel passen und seine Durchgängigkeit bzw. die des Filters ist durch eine Injektion mit Kochsalzlösung oder mit Lokalanästhetika zu testen.

Identifikation des Periduralraums

Die Identifikation des Periduralraumes ist eindeutig der Schlüssel zur Periduralanästhesie. Mehrere Methoden sind beschrieben worden, aber die am meisten verbreitete und einfachste ist der Zugang über die Mittellinie unter Verwendung des Widerstandsverlustes mit Kochsalzlösung. Diese grundlegende Technik soll zuerst beschrieben werden; die Diskussion der Alternativen folgt später.

Standardmethode

Die Lagerung des Patienten

Anästhesierte oder stark sedierte Patienten werden mit gebeugten Knien und unter Flexion der Wirbelsäule auf die Seite gelagert. Für den weniger erfahrenen Anästhesisten ist es hilfreich, ein Kissen in die Taille des Patienten zu legen, um die Lateralflexion der Wirbelsäule zu korrigieren (Abb. 7.3). Der Rechtshänder bevorzugt normalerweise die Linksseitenlage, und die nachfolgende detaillierte Beschreibung der Periduralanästhesie geht von dieser Position aus.

Bei wachen Patienten läßt sich das Verfahren auch im Sitzen durchführen. Diese Stellung wird oft von adipösen und bronchitischen Patienten bevorzugt, die die gebeugte Seitenlage nicht tolerieren.

Identifikation des Wirbelniveaus. Eine Verbindungslinie zwischen den oberen iliakalen Rändern des Beckens kreuzt entweder den 4. Lendenwirbel oder -zwischenraum. Ausgehend von diesem Referenzpunkt lassen sich die Dornfortsätze anderer Wirbel tasten, numerieren und, wenn nötig, markieren.

Die Einführung der Nadel

Ein lumbaler Zwischenwirbelraum mit zwei leicht tastbaren Dornfortsätzen (gewöhnlich L 3/4) wird ausgewählt, und die Haut bzw. das subkutane Gewebe beim wachen Patienten mit Lokalanästhetikum infiltriert. Man markiert an einem Punkt, der in der Mittellinie im gleichen Abstand von beiden Dornfortsätzen liegt, mit einer großen scharfen Nadel die Haut. Die Dornfortsätze, überbrückt durch die interspinösen Ligamente, bilden einen Grat in der Mittellinie, und die Kanüle wird nach rechts oder links ausweichen, wenn die Haut nicht immobilisiert wird. Das erreicht man mit dem Zeige- und Mittelfinger der linken Hand, die gespreizt beidseits des Grates aufgesetzt werden und kräftigen Druck ausüben (Abb. 8.5). Die Tuohy-Nadel wird durch den

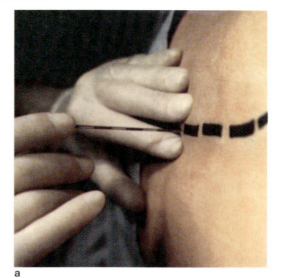

a

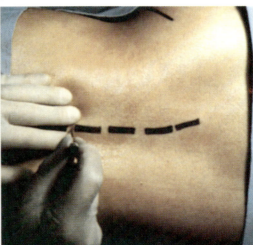

b

Abb. 8.6a/b Korrekter Winkel für das Einführen der Nadel in der Mittellinie im Lumbalbereich

Markierungspunkt auf der Haut mit aufwärts gerichtetem, zur rechten Seite des Patienten zeigendem Schliff eingeführt. Beim Verschieben im oberflächlichen Gewebe bleibt der rechte Winkel zur Haut des Patienten in allen Ebenen erhalten (Abb. 8.6a/b). Die Finger der linken Hand behalten ihre Position beidseits der Mittellinie, bis die Nadel in das Ligamentum flavum eingetreten ist.

Bei ungefähr 2 cm Eindringtiefe ist es hilfreich, das „Gewebegefühl" durch Auf- und Abführen des Ansatzes zu testen. Weil die Spitze sich dabei im oberflächlichen Gewebe relativ frei bewegen

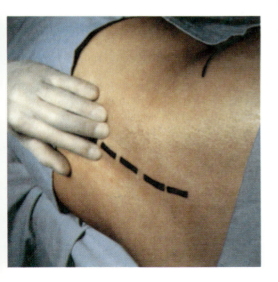

Abb. 8.5 Aufsetzpunkte der Finger zur Immobilisation der Haut über den Dornfortsätzen

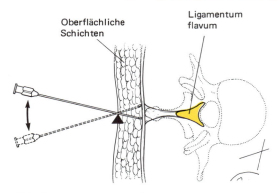

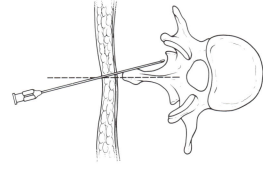

Abb. 8.7 Der Nadelansatz ist sehr mobil, solange sich die Nadel im oberflächlichen Gewebe befindet. Er verhält sich wie eine „Wippe"

Abb. 8.9 Der häufigste Fehler besteht darin, daß der Anästhesist seine Hand sinken läßt und damit die Nadel beim Vorschieben von der Mittellinie abweicht

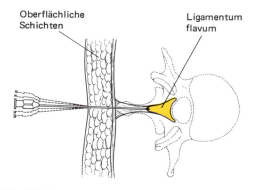

Abb. 8.8 Nur wenig Bewegung des Ansatzes ist möglich, wenn die Spitze fest im Ligamentum flavum eingebettet ist. Er verhält sich wie ein „Sprungbrett"

läßt, ähnelt die Nadel einer Wippe, deren Drehpunkt der Eintritt durch die Haut ist (Abb. 8.7). Die Kanüle fixiert sich beim weiteren Vorschieben im Ligamentum flavum, so daß sich nun das „Gefühl" beim Auf- und Abführen des Nadelansatzes ändert und durch die Fixation des Nadelschaftes an zwei Punkten einem Sprungbrett gleicht (Abb. 8.8).

Wenn dieses Zeichen auslösbar ist, lohnt es sich, noch einmal zu überprüfen, ob beim weiteren Verschieben der korrekte Winkel eingehalten wurde. Es besteht eine Tendenz, den Ansatz beim Verschieben der Kanüle leicht abzusenken mit dem Ergebnis, daß die Spitze dann aufwärts zur rechten Seite des Patienten zeigt (Abb. 8.9). Wenn das passiert ist, muß die Nadel zurückgezogen und neu eingeführt werden.

Wenn die Kanüle im richtigen Winkel liegt und die Spitze im Ligamentum flavum feststeckt, wird der Mandrin entfernt und eine Spritze mit Kochsalzlösung aufgesetzt. Um ein versehentliches Vorschieben der Nadel in diesem Stadium zu verhindern, hält man den Ansatz zwischen Daumen und Zeigefinger der linken Hand, während sich der Handrücken gegen den Rücken des Patienten abstützt.

Lokalisation des Periduralraumes

Die intervertebralen Ligamente setzen wegen ihrer Dichte sowohl dem Vorschieben der Nadel als auch der Injektion von Flüssigkeit unterschiedliche Grade von Widerstand entgegen. Die Identifikation des Periduralraums beruht auf der Tatsache, daß die unkompressible Kochsalzlösung nicht injiziert werden kann, wenn sich die Nadelspitze im Ligament befindet. Beim Eintritt in den Periduralraum wird sowohl das Vorschieben der Kanüle als auch die Injektion von Kochsalzlösung leichter, weil darin nur lockeres Gewebe enthalten ist.

Die Kanüle wird mit aufgesetzter Spritze unter ständigem Druck auf den Stempel durch den rechten Daumen vorgeschoben (Abb. 8.10). Der Anästhesist kann während dieses Manövers entweder stehen oder sitzen, wichtig ist aber, daß sich zur Kontrolle von Spritze und Nadel im Gleichgewicht befindet und eine bequeme Position innehat. Der Eintritt in den Periduralraum ist dadurch gekennzeichnet, daß die Injektion der Kochsalzlösung plötzlich möglich wird; davon reichen für gewöhnlich 5 ml aus, um die korrekte Lage der Nadel zu sichern. Während dieser Injektion dreht man Nadel und Spritze um 90° ge-

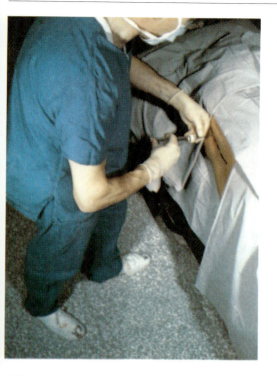

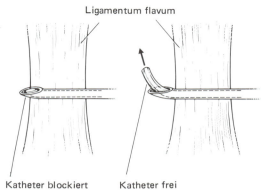

Ligamentum flavum

Katheter blockiert   Katheter frei

Abb. 8.11 Der Katheter kann nicht in den Peridural-raum passieren, solange nicht der ganze Schliff das Ligamentum flavum durchtreten hat

Abb. 8.10 Position während der Einführung der Nadel. Die linke Hand stabilisiert, gegen den Rücken gepreßt, die Kanüle und kontrolliert ihren Winkel, während die rechte Hand die treibende Kraft liefert. Die Balance wird durch den vorgesetzten linken Fuß gehalten

Die Einführung des Katheters

Sobald der Katheter 9 cm vorgeschoben wurde, hat die Spitze das Ende der Nadel erreicht. Dort gibt es beim Austritt in den Periduralraum fast immer etwas Widerstand. Er läßt sich normalerweise durch das stückweise Vorschieben zentimeterlanger Abschnitte, die direkt beim Nadelansatz gefaßt werden, überwinden. Wenn der Katheter nicht passiert, kann die Nadel vorsichtig einen weiteren Millimeter vorgeschoben werden, weil eventuell noch ein Teil des Schliffes im Ligamentum flavum liegt (Abb. 8.11).

Es leuchtet ein, daß der Katheter nicht passieren kann, solange nicht der ganze Schliff das Ligamentum flavum durchtreten hat. Eine zweite Injektion von 5 ml Kochsalzlösung ist zur „Eröffnung" des Periduralraums für die Katheterpassage ebenfalls hilfreich.

Obwohl bei dieser Beschreibung des Mittellinienzugangs wiederholt auf die Wichtigkeit des Punktionswinkels – 90° in beiden Ebenen – hingewiesen wurde, ist eine Modifikation in den Fällen möglich, in denen es Schwierigkeiten bereitet, den Katheter vorzuschieben. Durch eine erneute, eher kranial gerichtete Punktion, die normalerweise möglich ist, gemeinsam mit den beschriebenen Maßnahmen, erreicht man meist ein leichtes Passieren des Katheters. Wenn dies nicht hilft, sollte ein anderer Zwischenraum gewählt werden.

Der Periduralraum ist gut vaskularisiert und gelegentlich sieht man Blut durch den Katheter zurückfließen. In diesem Fall muß der Katheter so lange zurückgezogen werden, bis der Blutfluß

gen den Uhrzeigersinn, damit der Schliff der Kanüle (der bisher zur rechten Seite des Patienten gewiesen hat) kranial zeigt. Die Spritze wird unter Stabilisierung der Nadel mit dem Daumen und Zeigefinger der linken Hand entfernt. Möglicherweise erscheint nun ein wenig Flüssigkeit im Ansatz. Liquor cerebrospinalis kann rasch von injizierter Kochsalzlösung unterschieden werden, indem der Anästhesist sie auf seinen Arm tropfen läßt; Liquor hat Körpertemperatur, die injizierte Kochsalzlösung ist deutlich kälter.

Die Verwendung von Flüssigkeit zur Lokalisation des Periduralraumes hat den Vorteil, daß der „Jet" der injizierten Flüssigkeit beim Eintritt in den Periduralraum die Dura von der Nadelspitze wegschiebt. Manche Anästhesisten glauben, daß diese Flüssigkeit außerdem die nachfolgende Passage des Periduralkatheters durch „Schmierung" erleichtert, und es gibt Hinweise dafür, daß dadurch auch das Risiko der Punktion eines Blutgefäßes reduziert wird (*Verniquet* 1980).

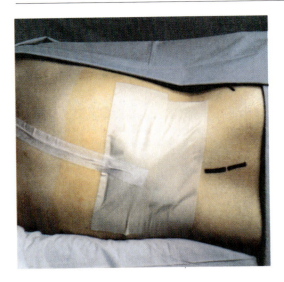

Abb. 8.12 Schutzverband für einen Periduralkatheter

sistiert, und dann mit Kochsalzlösung gespült werden, um eine Verstopfung durch ein Blutgerinnsel zu verhindern. Klare Flüssigkeit, die sich im Katheter zeigt, kann entweder Liquor oder Kochsalzlösung sein. Liquor fließt normalerweise schnell und kann leicht aspiriert werden. Ein Katheter, der entweder die Dura perforiert hat oder trotz langsamen Zurückziehens weiterhin intravenös liegt, sollte entfernt und die Punktion an einem benachbarten Zwischenraum erneut versucht werden.

Bei korrekter Lage des Katheters empfiehlt sich die Injektion einer kleinen Menge von Kochsalzlösung oder Lokalanästhetikum, um sicherzustellen, daß der Katheter noch durchgängig ist und nicht im Periduralraum abgeknickt ist. Der Katheter muß so sicher fixiert werden, daß er sich nicht versehentlich auf dem Operationstisch oder bei pflegerischen Maßnahmen auf der Station verlagern kann, darf dabei aber nicht so nah am Rücken befestigt werden, daß er am Eintrittspunkt knicken kann. Der Verband (nicht zu voluminös) muß mit zwei Streifen eines breiten, wasserabweisenden Klebepflasters befestigt werden, und der Katheter sollte den Rücken hinauf bis zur Schulter unter einem schmalen Pflasterstreifen verlaufen (Abb. 8.12).

Wenn der Patient sich wieder in Rückenlage befindet, ist erneut eine Kontrolle der Durchgängigkeit angebracht, um sicher zu sein, daß durch die Lageveränderung keine Katheterokklusion eingetreten ist. Ein in gebeugter Stellung eingeführter Katheter knickt nämlich gelegentlich an der Eintrittsstelle in die supraspinösen Ligamente, wenn der Rücken wieder gestreckt wird.

Die Test-Dosis

Der Zweck einer Testdosis liegt im Ausschluß einer intrathekalen oder intravaskulären Lage des Katheters. Die allgemeinen Prinzipien wurden in Kapitel 5 diskutiert, aber es muß nochmals betont werden, daß die Testdosis auch in der Lage sein muß, durch die entsprechend große Menge den erwünschten Testeffekt hervorzurufen. Die eventuelle Wirkung muß sich im Beobachtungszeitraum ausbilden können, und sie sollte leicht zu beobachten sein. Es gab schon Fälle, in denen Testdosen von 2 oder 3 ml 0,25%igem Bupivacain nicht zu Zeichen einer intrathekalen Injektion führten und sich erst nach Gabe der vollen Dosis eine extensive Spinalanästhesie entwickelte.

Über den Wert einer Testdosis besteht keine Übereinstimmung. Sie ist natürlich keine Hilfe und kann in die Irre führen, wenn nicht die oben aufgeführten Kriterien angesetzt werden. Sie sind nicht dazu geeignet, eine intrathekale Injektion zu erkennen, wenn bei dem Patienten eine Allgemeinanästhesie durchgeführt wird, weil es dann unmöglich ist, adäquate neurologische Informationen zu bekommen. Auf der anderen Seite führen adrenalinhaltige Lösungen bei intravaskulärer Injektion schnell zu Warnzeichen, und genau diese muß am häufigsten ausgeschlossen werden. Zum Beispiel zeigt das Auftreten von Blut im Katheter an, daß ein peridurales Gefäß verletzt wurde, und man darf nicht davon ausgehen, daß es nicht zu einer intravaskulären Injektion kommen kann, nur weil der Katheter so lange zurückgezogen wurde, bis kein Blut mehr floß. Eine fehlende kardiovaskuläre Antwort auf die Injektion einer adrenalinhaltigen Lösung gibt jedoch unter diesen Umständen Sicherheit.

Wenn der Patient bei Bewußtsein ist und eine größere Operation unter Periduralanästhesie ohne zusätzliche Allgemeinanästhesie durchgeführt werden soll, sind konzentrierte Lokalanästhetikalösungen erforderlich. In dieser Situation wird schon ein kleines Volumen genügend Substanz enthalten, um nach einer intravenösen Injektion zerebrale Symptome auslösen zu können. Jede Taubheit oder jedes Kribbeln der Zunge, Benommenheit oder Tinnitus ist ein Zeichen dafür, daß genau dies geschehen ist. *Scott* (1983) vertrat die Meinung, daß die Testdosis eher ein Ritual dar-

stellt als praktischen Wert besitzt, und er hat
empfohlen, die Injektionen langsam (10 ml/min)
mit mehreren Aspirationstests durchzuführen.
Ein kontinuierlicher enger Kontakt zum Patienten ist aufrechtzuerhalten, und sobald Zeichen
oder Symptome von Toxizität auftreten, muß die
Injektion unterbrochen werden, bevor eine Dosis
verabreicht wird, die möglicherweise zu einer
stärkeren Reaktion führt.

Alternative Methoden

Lokalisation des Periduralraums

Widerstandsverlust mit Luft

Vertreter dieser Methode weisen darauf hin, daß
es sich beim Austreten irgendwelcher klarer Flüssigkeit aus der Periduralnadel zu jedem Zeitpunkt um Liquor handeln muß; diese Annahme
trifft aber nicht zu, wenn zur Infiltration der Haut
und tieferer Schichten vor Einführung der Periduralnadel großzügige Mengen von Lokalanästhetikum verwendet wurden. Es ist möglich, daß
diese Flüssigkeit beim Entfernen des Mandrins
zurückfließt und irrtümlich für Liquor gehalten
wird; der Patient wird dann wie bei einer duralen
Punktion behandelt, obwohl sie in Wirklichkeit
gar nicht eingetreten ist.

Der Nachteil beim Einsatz der Widerstandsverlust-Methode mit Luft liegt darin, daß Luft im
Gegensatz zu Kochsalzlösung kompressibel ist
und daß ein „Federn" des Stempels im Kolben
selbst bei Lage der Nadel im Ligamentum flavum
möglich ist. Tatsächlich neigt man beim Verwenden von Luft unter dem Verschieben des Spritze-
Nadel-Systems zu solchen intermittierenden Fe-
derbewegungen des Stempels, so daß meistens
keine glatte, gleichmäßige Bewegung resultiert.
Diejenigen, die regelmäßig Flüssigkeit verwenden, halten den Übergang für deutlich besser un-
terscheidbar als mit Luft, obwohl nach wie vor
der Widerstandsverlust mit Luft die Methode der
Wahl vieler erfahrener Anästhesisten bleibt.

Die Methode nach Doughty

Diese Methode ist deswegen von Bedeutung,
weil sie von *Doughty* über viele Jahre hinweg erfolgreich gelehrt wurde und nun weitverbreitet
durch Anästhesisten eingesetzt und gelehrt wird,
die durch ihn ausgebildet wurden. Sie ist wahr-

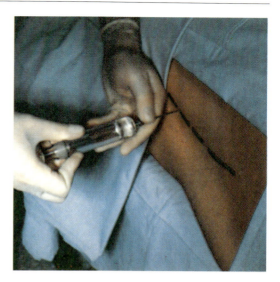

Abb. 8.13 Position der Hände bei der
Doughty-Methode

scheinlich die einzige Technik, die wärmstens für
den Einsatz durch in Ausbildung befindliche
Anästhesisten empfohlen wurde. Der Anästhesist steht dabei kaudal gewendet seitlich zum Patienten.

Diese Technik besteht aus drei Komponenten
(Abb. 8.13). Der Daumen, Zeigefinger und Mittelfinger der rechten Hand halten den Kolben der
Spritze und sind für das Vorschieben des Spritze-
Nadel-Systems durch das Ligamentum flavum in
den Periduralraum verantwortlich. Der Daumen
und Zeigefinger der linken Hand führen den Ansatz der Spritze, um die Vorwärtsbewegung zu
kontrollieren; die für diese wichtige Funktion nötige Stabilität erreicht man durch festes Preßen
des linken Unterarms und der Hand gegen den
Rücken des Patienten. Den Widerstandsverlust
ermittelt man über den durch die Basis des rechten Zeigefingers oder die Innenfläche der rechten
Hand ausgeübten Druck auf den Spritzenstem-
pel. Dieser Druck unterscheidet sich von dem
durch den Daumen und die Finger der rechten
Hand angewandten und trägt nicht zum Verschieben der Nadel bei.

Die Menge der Flüssigkeit in der Spritze muß
so beschaffen sein, daß der Stempel in die Hand
des Anästhesisten „paßt" und bequem in Kontakt mit der Basis des Zeigefingers oder, wenn
dies vorgezogen wird, mit der Palmarfläche der
Hand steht. Das optimale Flüssigkeitsvolumen
hängt demnach von der Größe der Hand des
Anästhesisten ab. Diese Methode führt, didak-

tisch gelehrt und sorgfältig überwacht, nur bei etwa 0,4% der Fälle zu einer versehentlichen Durapunktion.

Unterdruck

Traditionell wird angenommen, daß im Periduralraum ein Unterdruck herrscht, der sich auf die
Übertragung des intrapleuralen Druckes durch
die Foramina intervertebralia zurückführen läßt
(*Macintosh & Mushin* 1947). Es wurde auch
schon vermutet, daß der Unterdruck einfach
durch das Ausbeulen der Dura mit der Nadelspitze entsteht (*Aitkenhead* et al. 1979). Was auch immer der Fall ist, Luft oder Flüssigkeit neigen dazu, durch die Nadel angesaugt zu werden, sobald
die Spitze in den Periduralraum eintritt. Zwei
Techniken sind beschrieben worden, die dies aus-
nützen:
    Bei der Methode des *„hängenden Tropfens"*
(*Soresi* 1932) wird ein Flüssigkeitstropfen in den
Ansatz der Nadel gegeben, wenn die Spitze sich
in den Ligamenten befindet. Sobald sie in den Periduralraum eintritt, wird der Tropfen angesaugt.
Bei der *Ballon*methode (*Macintosh* 1950) ist ein
kleiner Ballon an der Nadel befestigt und wird
durch eine seitliche Öffnung aufgeblasen. Der
Ballon erschlafft dann bei der Punktion des Periduralraumes. Diese Techniken sind oft und erfolgreich eingesetzt worden, sind aber erheblich
komplizierter als das Vorgehen nach der Widerstandsverlust-Methode.

Paramedianer (lateraler oder schräger) Zugang

Der relativ leichte Mittellinienzugang wird als
Methode für Anfänger empfohlen und bietet bei
den meisten Patienten eine zufriedenstellende
Möglichkeit, den Periduralraum zu erreichen. Es
existieren jedoch einige Nachteile, die über den
paramedianen Zugang vermieden werden können.

Vorteile

Die „paramediane" Nadel verläuft zwischen den
Laminae benachbarter Wirbel. Kalzifizierte Li-
gamenta interspinosi werden auf diese Weise umgangen, und da der Weg der Nadel nicht durch
den Raumumfang zwischen den Dornfortsätzen
diktiert wird, bleibt mehr Platz zum Manövrie-
ren. Die Größe des kranialen Winkels, in dem die

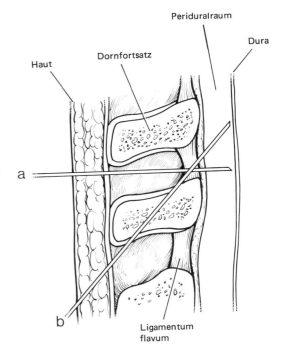

Abb. 8.14 Nadelwinkel für den Zugang (a) in der Mittellinie und (b) paramedian. Zu beachten ist der Abstand vom Ligamentum flavum bis zur Dura, der beim
paramedianen Zugang fast doppelt so groß ist wie bei
dem über die Mittellinie

Kanüle eingeführt wird, kann durch den Anästhesisten gewählt werden – er hängt nicht von der
Position des Patienten oder dem Winkel der
Dornfortsätze ab. Diese Faktoren machen den
paramedianen Zugang zur Methode der Wahl für
den thorakalen Periduralblock.
    Es ist weniger wahrscheinlich, daß die Nadel
die Dura perforiert, weil sie den Periduralraum
schräg durchläuft. So ist der Abstand vom Punkt
des Nadelaustritts aus dem Ligamentum flavum
bis zum Kontakt mit der Dura größer als beim
Zugang über die Mittellinie (Abb. 8.14). Die
Wahrscheinlichkeit einer Duraperforation läßt
sich durch die Verwendung einer Crawfordnadel
weiter senken, die mit anterior weisendem Schliff
eingeführt wird (Abb. 8.14). Diese Methode ist
mit der Tuohy-Nadel nicht durchführbar, weil die
gebogene Spitze den Katheter direkt auf die Dura richten würde.
    Die Einführung des Katheters in den Peridu-
ralraum gelingt gewöhnlich sehr leicht, weil der
kraniale Winkel der Nadel das Hinaufgleiten des
Katheters erleichtert. Daraus folgt, daß, obwohl
die endgültige Position der Spitze ohne radiologi-

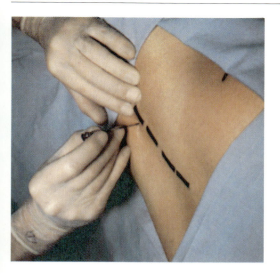

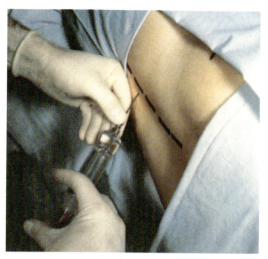

Abb. 8.15 Primäre Position der Nadel beim paramedianen Zugang. Die Spitze befindet sich ungefähr 1 cm außerhalb der Mittellinie

Abb. 8.16 Endgültiger Winkel der Nadel beim paramedianen Zugang. Beachtenswert ist die sowohl kraniale als auch mediale Richtung

sche Verifizierung nicht präzise bekannt ist, der Katheter mit geringer Wahrscheinlichkeit auf die Dura trifft oder Schleifen bzw. Knoten bildet.

Beim paramedianen Zugang wird die Lamina sorgfältig lokalisiert und die Nadel tastend bis ins Ligamentum flavum weitergeführt. Diese knöcherne Landmarke verleiht beim adipösen Patienten Sicherheit und ermöglicht, wenn sie einmal gefunden ist, eine Korrektur des Winkels und ein weiteres Vorschieben mit Gewißheit. Denn es ist für einen Anästhesisten zermürbend, wenn die Nadel in der Mittellinie im Rücken eines adipösen Patienten weiter und weiter verschwindet, ohne daß sich ein Zeichen des Widerstandsverlustes zeigt bzw. keine Information darüber möglich ist, wo sich die Spitze in Relation zum Periduralraum befindet.

Technik

Der paramediane Zugang zum Periduralraum unterscheidet sich von dem über die Mittellinie dadurch, daß keiner der letztendlich erforderlichen Punktionswinkel ein rechter Winkel ist. Die Haut oberhalb der Dornfortsätze wird mit dem Daumen und Mittelfinger der linken Hand immobilisiert (Abb. 8.5), die Hautpunktion dann aber ca. 1 cm links der Mittellinie durchgeführt (Abb. 8.15). Die Nadel wird anschließend senkrecht zur Haut eingeführt, bis sie die linke Lami-

na vertebralis trifft, und die Tiefe wird mittels der Zentimetermarkierungen festgestellt.

Nun ist es erforderlich, die Nadel sowohl in kranialer als auch medialer Richtung zu korrigieren (Abb. 8.16), wobei jede Winkeländerung separat erfolgt.

Als erstes muß die Nadelspitze an der Lamina in kranialer Richtung entlanggeführt werden, bis sie sie schließlich verläßt und ins Ligamentum flavum zwischen der gewählten und der darüberliegenden Lamina eintritt. Bei der Durchführung dieses Manövers ist es wichtig, daß die Nadel vor jeder kranial gerichteten Sondierung der Lamina ungefähr 1 cm zurückgezogen wird. Versuche, die Nadel ohne Rückzug neu auszurichten, werden sie verbiegen und dadurch die zur Penetration der Gewebsschichten erforderliche Kraft deutlich erhöhen. Es wird sich dann zeigen, daß, je weiter kaudal die Position der Nadel in Relation zur Lamina vertebralis war, desto größer die kraniale Neigung sein wird, wenn sie schließlich die Lamina verläßt. Das Erreichen dieses wichtigen Winkels ändert jedoch nichts an der paramedianen Lage der Nadelspitze. Wenn sie nun ohne weitere Änderungen des Winkels vorgeschoben würde, bliebe die Nadelspitze weiterhin ungefähr 1 cm außerhalb der Mittellinie und würde in den lateralen Teil des Periduralraums eintreten (oft reich an venösen Plexus) oder ihn sogar verfehlen.

Das zweite Ziel muß deswegen sein, die Nadel so umzudirigieren, daß ihre Spitze 1 cm nach medial geführt wird und den Periduralraum in der Mittellinie trifft. Für die korrekte Einschätzung dieses Winkels ist Erfahrung nötig. Er wird am größten sein bei schlanken Patienten, bei denen der Abstand zwischen Haut und Periduralraum kurz ist, sowie in Fällen, bei denen der Anästhesist einen großzügigen paramedianen Zugang gewählt und mit der Nadel in einiger Entfernung von der Mittellinie punktiert hat. Dagegen wird der Winkel bei adipösen Patienten am kleinsten ausfallen, bei denen die Korrektur um 1 cm über eine große Distanz durchgeführt werden muß; und natürlich auch bei Wahl eines knappen paramedianen Zugangs mit Punktion nahe der Mittellinie.

Zum Zweck der Erklärung wurden diese Winkel separat beschrieben; außerdem ist es für den Anfänger hilfreich, sich auf einen nach dem andern zu konzentrieren. Mit zunehmender Erfahrung und Sicherheit ist es jedoch möglich, beide simultan aufzusuchen und so die Sondierung der Lamina einzuschränken. In einfachen Fällen ist der erfahrene Anästhesist in der Lage, nach initial senkrechter Lokalisation der Lamina die Nadel korrekt angewinkelt in das Ligamentum flavum zu führen.

Thorakale Periduralanästhesie

Wenn obere abdominelle oder thorakale Eingriffe durchgeführt werden sollen, müssen die Periduralnadel und der Katheter im thorakalen Bereich gelegt werden, damit das resultierende anästhesierte Gebiet zum Operationsfeld „paßt". Der schräge Verlauf der thorakalen Dornfortsätze bedeutet, daß eine in Mittellinie punktierte Nadel kranial gerichtet werden muß, um zwischen ihnen durchzulaufen; da oft nur wenig Raum zur Verfügung steht, ziehen viele Anästhesisten zum Erreichen des Periduralraumes den paramedianen Zugang vor. Eine exakte Bestimmung des thorakalen Niveaus durch das vom Lendenbereich ausgehende Zählen der Dornfortsätze ist nicht immer einfach. Es bereitet oft weniger Schwierigkeiten, vom vorragenden siebten Halswirbel nach unten zu zählen.

Die Technik sollte nur dann eingesetzt werden, wenn der Anästhesist sowohl mit dem Standardzugang im lumbalen Bereich als auch mit dem anästhesiologischen Management großer Eingriffe vertraut ist.

Faktoren mit Einfluß auf die Ausbreitung

Es ist selbstverständlich wichtig, alle Faktoren zu identifizieren, die die Ausbreitung eines Lokalanästhetikums im Periduralraum beeinflussen können, und ihre Wirkung nach Möglichkeit zu präzisieren. Anatomische Unterschiede und physiologische Effekte im Periduralraum, das Alter, die Größe, das Gewicht und die Lagerung des Patienten, die Injektionsgeschwindigkeit, die Richtung des Nadelschliffs zum Zeitpunkt der Injektion und die Menge der injizierten Substanz sind alle diesbezüglich untersucht worden. Beim einzelnen Patienten kommt es jedoch zu Interaktionen zwischen diesen Faktoren, so daß es schwierig ist, die Wirkung einer verabreichten Dosis eines Lokalanästhetikums genau vorherzusagen.

Peridurale Anatomie

Der Vertebralkanal besitzt einen dreieckigen Querschnitt. Studien mit Harz an Leichen haben gezeigt, daß die Dura im Lumbalbereich dazu neigt, den „Winkeln" des Dreiecks eng anzuliegen, und daß so der Periduralraum an diesen Punkten sehr schmal ist. Er verfügt deswegen über ein ventrales und zwei dorsolaterale Kompartimente und stellt sicherlich keine uniforme Röhre dar, die eine zylindrische Theka umgibt (*Husemeyer & White* 1980). Unter Berücksichtigung dieser Fakten und der Tatsache, daß gelegentlich fibröse Septen vorhanden sind, überrascht es vielleicht, daß sich Lokalanästhetika so gleichmäßig und beständig ausbreiten, wie sie es tun.

In der zervikalen Region ist die Beziehung der Dura zum Ligamentum flavum so eng wie sonst kaum, und an manchen Stellen finden sich sogar Adhärenzen der Dura zum Periost. Konsequenterweise ist der zervikale Periduralraum recht schmal und in manchen Fällen kaum mehr als ein potentieller Raum. Dies könnte die Ursache für die klinische Beobachtung sein, daß selbst bei profunder Blockade der thorakalen Segmente die zervikalen selten betroffen sind (*Grundy* et al. 1978a).

Peridurale Physiologie

Der Unterdruck im Periduralraum, der sich auf die Übertragung des negativen intrathorakalen Drucks über die Foramina intervertebralia zurückführen läßt, ist im oberen und mittleren Thorakalbereich am größten und mit zunehmendem

Abstand vom Thorax in der lumbalen und sakralen Region am geringsten. In sitzender Position bzw. mit gebeugter Wirbelsäule herrscht ein stärker negativer Druck als im Liegen oder mit gestreckter Wirbelsäule. Andererseits ist es möglich, daß bei Zuständen mit abnormen intrathorakalen Drücken, z. B. bei chronisch obstruktiven Lungenerkrankungen und bei Patienten mit gesteigertem intraabdominalen Druck, kein Unterdruck im Periduralraum vorliegt.

Dieser negative Druck beeinflußt die Ausbreitung injizierter Lösungen, besonders ihre Tendenz, die Foramina intervertebralia zu durchtreten. Man vermutet, daß die Ausbreitung ein biphasischer Prozeß ist und sich zuerst auf diesen negativen Druck und später auf den durch die Injektion erzeugten positiven Druck zurückführen läßt (*Park* et al. 1982a).

Eine fortgeschrittene Schwangerschaft übt beträchtliche Effekte auf den Periduralraum aus, die zum Teil im Anstieg des venösen Druckes über den partiellen Verschluß der Vena cava inferior durch den graviden Uterus begründet liegen. Daraus entsteht nicht nur eine Ausdehnung der periduralen Venen, sondern auch derjenigen, die die Foramina intervertebralia umgeben, die dadurch dann wirkungsvoll verschlossen werden. Die verabreichte Dosis eines Lokalanästhetikums wird deswegen weniger wahrscheinlich den Periduralraum verlassen. Während der Wehen fördern die uterinen Kontraktionen die Vergrößerung der periduralen Venen und produzieren einen positiven Druckanstieg im Periduralraum von 10–20 cm Wassersäule.

Patientenbezogene Faktoren

Alter

Bromage (1969) führte das Konzept der „segmentalen Dosierung" ein, definiert als die Substanzmenge, die zur Blockade eines Segmentes erforderlich ist. Er zeigte, daß das Maximum, 1,5 ml Lidocain 2%, ungefähr im Alter von 19 Jahren erforderlich ist, und daß die notwendige Dosis dann linear mit steigendem Alter abnimmt. *Sharrock* (1978) fand jedoch bei Verwendung von Bupivacain 0,75% mit Adrenalin heraus, daß die erforderliche Segmentdosis bei Patienten zwischen 20 und 40 Jahren tatsächlich konstant ungefähr 1,3 ml betrug; bei Patienten über 60 Jahren aber existierte keine Korrelation zwischen der Ausbreitung des Lokalanästhetikums und der verabreichten Dosis. In der Tat produzierten 10

ml oder weniger bei einigen Angehörigen dieser Altersgruppe nach Injektion bei L 2/3 Blöcke bis T4 oder höher; die segmentale Dosis variierte dabei von 0,35 bis 1,2 ml.

Dieser Unterschied zwischen jung und alt läßt sich eventuell auf die Tatsache zurückführen, daß die Foramina intervertebralia mit steigendem Alter zum Verschluß neigen. Man kann beobachten, daß sich bei jungen Patienten peridural injiziertes Röntgenkontrastmittel lateral in die paravertebrale Region ausbreitet, und so ist es zumindest möglich, daß das Lokalanästhetikum einen Teil seiner Wirkung dort ausübt. Bei älteren Patienten tritt dies nicht auf, und die peridurale Ausbreitung ist deswegen wahrscheinlich ausgedehnter. Es steht mehr Substanz zur Diffusion durch die Dura in den Liquor zur Verfügung, was möglicherweise erklärt, warum eine vergleichsweise kleine peridurale Dosis manchmal zu einem extensiven Block führt (*Sharrock* 1978).

Körpergröße

Obwohl große Patienten eher eine hohe Dosis für die Blockade einer vorgegebenen Anzahl von Segmenten benötigen, kann von einer Korrelation zwischen Dosis und Körpergröße nur begrenzt ausgegangen werden. So wurde in der Tat ausgerechnet, daß bei der Gabe der gleichen Dosis an zwei Patienten, die sich um 30 cm in der Körpergröße unterschieden, der resultierende Block beim kleineren Patienten nur ein Segment höher lag (*Grundy* et al. 1978a).

Körpergewicht

Das zusätzliche Fett liegt bei adipösen Patienten im wesentlichen subkutan, aber überall, wo Fettgewebe vorhanden ist, gibt es vergrößerte Depots. Man könnte annehmen, daß eine solche Zunahme des Fettgewebes im Periduralraum die Ausbreitung von Medikamenten beeinflußt. Die Ausdehnung von 20 ml Bupivacain 0,75% wurde bei Frauen untersucht, die einen Kaiserschnitt erhalten sollten; darunter schlanke und sehr adipöse Patientinnen. Das Lokalanästhetikum wurde zuvor entweder in sitzender oder liegender Position injiziert. Es stellte sich heraus, daß die Lagerung bei der Gruppe der schlanken Patientinnen keinen Einfluß auf die Höhe des Blocks ausübte, dagegen bei adipösen Patientinnen die sitzende Position zu niedrigeren Blockaden führte (*Hodgkinson & Husain* 1981).

Lagerung

Lagerung und Schwerkraft sind bei der Kontrolle der Ausbreitung des Lokalanästhetikums im Periduralraum von begrenztem Wert. Bei Patienten, die 2% Lidocain mit Adrenalin erhielten und bei denen die laterale Position beibehalten wurde, entwickelte sich die Blockade auf der unten liegenden Seite früher und dauerte etwa 20 Minuten länger, dehnte sich aber nur ein bis zwei Segmente weiter aus als auf der oben liegenden Körperhälfte (*Apostolon* et al. 1981). Eine andere Studie führte unter Verwendung von Bupivacain 0,75% ohne Zusatz zu ähnlichen Ergebnissen (*Grundy* et al. 1978b). Trotzdem reicht der Lagerungseffekt aus, um einen gewissen klinischen Nutzen daraus ziehen zu können. Es kommt zum Beispiel gelegentlich vor, daß ein Hautgebiet, meist in der Leistengegend, empfindlich bleibt, während die kranial und kaudal gelegenen Bereiche analgetisch sind. Wenn man nun den Patienten so auf die Seite dreht, daß das „fehlende" Segment unten liegt, und eine weitere Injektion gibt, erreicht man oft auch dort eine Anästhesie. Die Lagerung läßt sich auch einsetzen, um eine perineale Analgesie bei einer lumbalen Periduralanästhesie zu erzielen.

Applikationsbedingte Faktoren

Injektionsgeschwindigkeit

Die Injektionsgeschwindigkeit hat nur einen geringen Einfluß auf die Ausbreitung des Lokalanästhetikums im Periduralraum. Unter Verwendung von Bupivacain 0,75% ohne Zusatz bewirkte eine Verdreifachung der Geschwindigkeit eine durchschnittliche Blockadeausbreitung, die weniger als ein Segment höher lag (*Grundy* et al. 1978a).

Richtung des Nadelschliffs

Bei Patienten unter 40 Jahren zeigt die Ausbreitung bei kranial oder kaudal gerichtetem Nadelschliff keinen Unterschied. Oberhalb 40 Jahre zeigt sich eine Tendenz zu mehr kranialer Ausdehnung bei kranial gerichtetem Schliff; die Differenz ist jedoch gering und beträgt nie mehr als zwei Segmente (*Park* et al. 1982b).

Substanzmenge

Die durch eine bestimmte Substanz produzierte Ausdehnung der sensorischen Blockade wird im wesentlichen durch die Substanzmenge und weniger durch das Volumen festgelegt. Dieses Prinzip gilt jedoch nicht für extreme Mengen bzw. Volumina, noch trifft es für den Umfang der motorischen Blockade zu, weil dieser in engem Zusammenhang mit der Substanzkonzentration steht. Die Charakteristika der einzelnen Lokalanästhetika werden unten berücksichtigt.

Das klinische Profil der Blockade

Die Anschlagzeit, Dauer und Qualität eines Blocks werden durch die intrinsischen Eigenschaften des individuellen Lokalanästhetikums, die Konzentration und den Effekt eines eventuell zugesetzten Vasokonstriktors bestimmt. Zwischen den Substanzen gibt es eine große Variationsbreite in bezug auf Anschlagzeit, Wirkdauer und Ausprägung der motorischen Blockade. Eine gesteigerte Konzentration und der Zusatz von Adrenalin erhöhen gewöhnlich die Anschlagsgeschwindigkeit eines Blocks, verlängern seine Dauer und verbessern die Qualität. Die Karbonierung der Lösung hat ähnliche Effekte (Kap. 4).

Methoden der klinischen Bewertung

Ein Großteil der Arbeiten zur Definition und zum Vergleich der Charakteristika der Lokalanästhetika führte zu nicht beweiskräftigen und manchmal widersprüchlichen Resultaten, weil zur Bewertung unterschiedliche Kriterien eingesetzt wurden. Die wichtigsten klinischen Eigenschaften eines Lokalanästhetikums können jedoch dargestellt werden, wenn man das typische Muster von Beginn und Regression eines Periduralblocks versteht (Abb. 8.17).

Anschlagzeit

Jede gründliche Bewertung sollte nicht nur die Zeit bis zum Beginn der Analgesie (definiert als Unfähigkeit, einen Nadelstich zu spüren) sondern auch bis zur Anästhesie (definiert als Unvermögen, eine Berührung zu spüren) berücksichtigen. Diese Zeiten, bilateral für jedes betroffene

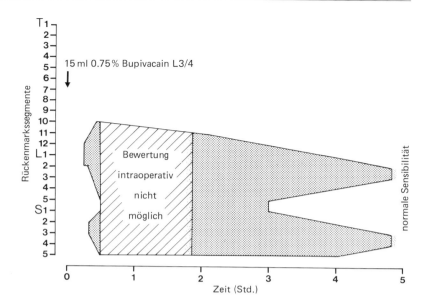

Abb. 8.17 Typisches Profil der segmentalen Latenz bzw. Wirkdauer nach Injektion von 15 ml Bupivacain 0,75%

Spinalsegment aufgetragen, ergeben das *Profil der mittleren segmentalen Latenz* für eine bestimmte Substanz.

Blockadedauer

Die Bestimmung des Zeitpunktes, an dem die bilaterale Analgesie und Anästhesie für jedes beteiligte spinale Segment zuletzt nachweisbar war, ermöglicht die Erstellung eines *Profils der mittleren segmentalen Wirkdauer*. Eine einfachere Bewertung der Wirkdauer läßt sich durch die Messung der *Zweisegment-Regressionszeit* durchführen. Dazu wird die maximale Ausbreitung des Blocks registriert und das Intervall von der Injektion bis zu dem Zeitpunkt gemessen, an dem die Blockade zwei Segmente vom Maximum nachgelassen hat. Diese Methode ist dann gültig, wenn sie bei Patienten angewandt wird, die während des Verfahrens durchgängig bei Bewußtsein waren. Wenn sie jedoch zusätzlich zur Periduralanästhesie eine Allgemeinanästhesie erhalten haben und eine größere Operation durchgeführt wurde, kann die Zweisegmentregression vor dem Ende des Eingriffs eingetreten sein, oder aber, bevor der Patient ausreichend wach war, um bei der Bewertung mitzuarbeiten. In solchen Fällen muß stattdessen die Vier- oder Sechssegmentregression eingesetzt werden.

Eine rein klinische Annäherung an die Bewertung der Blockadedauer besteht in der Feststellung des Zeitpunkts, ab dem der Patient erstmals über Schmerzen klagt. Der Vergleich verschiedener Substanzen mittels dieser Methode ist nur dann zulässig, wenn chirurgische Faktoren wie die Art des Schnittes und der Operationstyp standardisiert sind, und diese Methode besitzt nicht die Präzision der Bewertung durch das Wirkdauerprofil und die Segmentregression. Sie verschafft dem Anästhesisten aber die wertvollste aller Informationen – nämlich den Zeitpunkt, zu dem der Patient wahrscheinlich eine Repetitionsdosis oder eine alternative Form der Analgesie benötigt.

Dichte der motorischen Blockade

Der Grad der motorischen Blockade wird gewöhnlich mit einer Skala von 0–3 bewertet: dabei entspricht (0) keinem motorischen Block, (1) der Unfähigkeit, das ausgestreckte Bein zu heben, (2) einer zusätzlich fehlenden Knieflexion und (3) ergänzend dem Unvermögen einer Flexion im Sprunggelenk. Letzteres gilt als Indikator einer totalen Paralyse der beeinflußten Muskeln.

Lokalanästhetika im Periduralraum

Lidocain

Lidocain 1% führt zu Analgesie, für eine akzeptable Muskelrelaxation ist aber die 2%ige Lösung erforderlich. In Großbritannien wird 1,5%iges Lidocain ohne Konservierungsmittel speziell für die peridurale Anwendung vertrieben. Mit dieser Konzentration erreicht man sowohl eine Anästhesie als auch Analgesie; man kann sich allerdings nicht darauf verlassen, daß sie in allen Fällen eine ausreichende Muskelrelaxation produziert.

Die Anschlagzeit ist kurz und unter Verwendung der 2%igen Lösung läßt sich ungefähr nach 6 Minuten eine Analgesie in den der Injektionsstelle benachbarten Dermatomen nachweisen. Leider ist die Wirkdauer ebenfalls kurz, läßt sich aber durch den Zusatz von Adrenalin (1:200.000) um ca. 50% verlängern. Selbst dann findet die Zweisegmentregression zwischen 1 1/2 und 2 Stunden nach der Injektion der 2%igen Lösung statt.

Prilocain

In einigen Ländern ist Prilocain, das am wenigsten toxische Lokalanästhetikum, als 2%ige Lösung erhältlich. Die Anschlagzeit ist, verglichen mit 2%igem Lidocain, länger – eine Blockade stellt sich nach 9 Minuten ein und ist innerhalb von 20 Minuten komplett. Die Wirkdauer übersteigt die von Lidocain, und die Sechssegmentregressions-Zeit liegt zwischen 2 1/2 und 3 Stunden. Klinisch gesehen reicht die motorische Blockade aus; sie ist aber selten komplett.

Bupivacain

Diese langwirkende Substanz ist als 0,25%ige, 0,5%ige bzw. 0,75%ige Lösung erhältlich. Die Lösungen mit einer Konzentration von 0,25% und 0,5% sind auch mit einem Adrenalinzusatz (1:200.000) im Handel. Die höheren Konzentrationen führen zu exzellenter Analgesie, Anästhesie und Muskelrelaxation. Bupivacain 0,75% eignet sich besonders für die chirurgische Anästhesie beim wachen Patienten, weil sie zu einem prolongierten sensorischen und motorischen Block führt (Abb. 8.17).

Bupivacain ohne Zusatz benötigt bis zum Wirkungseintritt eine vergleichsweise lange Zeit, und weil dies der einzige Nachteil einer sonst aus-gezeichneten Substanz ist, wurden Anstrengungen zu ihrer Verbesserung unternommen. Die ersten Berichte darüber, daß eine Karbonierung zu einem schnelleren Wirkungseintritt und einer besseren sensorischen und motorischen Blockade führt, konnten nicht bestätigt werden (*Brown* et al. 1980); der Zusatz von Adrenalin zur 0,75%igen Lösung erniedrigt dagegen die Anschlagzeit signifikant, und eine Analgesie läßt sich nach 5 Minuten nachweisen (*Sinclair & Scott* 1984). Normales Bupivacain 0,75% sorgt für 4–6 Stunden Analgesie; diese schmerzfreie Periode kann mit dem Zusatz von Adrenalin auf 6 1/2 bis 8 Stunden gesteigert werden.

Wirkungen von Adrenalin

Zusätzlich zur Wirkung auf das klinische Profil einer Substanz kann Adrenalin in den für die Periduralanästhesie gewöhnlich eingesetzten Konzentrationen (20 ml 1:200.000 enthält 100 μg) systemische Effekte hervorrufen und zu einem Anstieg der Herzfrequenz, des Herzzeit- und Schlagvolumens sowie einem Absinken des mittleren arteriellen Drucks und des totalen peripheren Widerstands führen. Dies sind beta-adrenerge Wirkungen. Die alpha-adrenergen Auswirkungen von Adrenalin zeigen sich systemisch nicht, vermutlich weil zur Auslösung höhere Konzentrationen nötig sind (*Goodman & Gilman* 1975).

Beim Einsatz adrenalinhaltiger Lokalanästhetika für die Periduralanästhesie ist der gleichzeitige Gebrauch halogenierter Inhalationsanästhetika wegen des Risikos kardialer Arrhythmien theoretisch kontraindiziert. In der Praxis treten sie anscheinend nicht auf, vermutlich deswegen, weil bei einer gut wirkenden Periduralanästhesie nur minimale Konzentrationen eines Inhalationsanästhetikums benötigt werden. Sinclair und Scott (1984) verwendeten 0,5% Halothan in einer Mischung aus Lachgas und Sauerstoff und kamen zu der Ansicht, daß 100 μg Adrenalin kaum zu schädlichen systemischen Effekten führen.

Das Management einer Periduralanästhesie

Die operative Periode

Periduralanästhesie beim wachen Patienten

Wenn Operationen am wachen Patienten durchgeführt werden sollen, muß für eine umfassende Anästhesie des Operationsfeldes gesorgt werden. Bupivacain (0,75%) führt zu einer ausgeprägten und zuverlässigen Anästhesie und gilt als Substanz der Wahl. Das Lokalanästhetikum sollte auf geeignetem vertebralem Niveau injiziert werden, so daß die Ausdehnung der Anästhesie zur Operation „paßt". Es ist wichtig, daß der Anästhesist nicht nur die Innervation des Hautschnittareals, sondern auch der Strukturen berücksichtigt, die bei der Operation betroffen sind. Zum Beispiel reichen 10 ml injizierter Lösung bei L1/2 für eine inguinale Herniotomie aus, für eine abdominelle Hysterektomie aber sind 15–20 ml notwendig, um sicherzustellen, daß auch perineale Sensationen blockiert werden. Für Eingriffe an den unteren Extremitäten sollten 10–15 ml bei L3/4 injiziert werden.

„Balancierte" Periduralanästhesie

Es wird eine Allgemeinanästhesie durchgeführt und Muskelrelaxantien verabreicht. Das Ziel der Periduralanästhesie bei dieser Technik ist die Analgesie. Bupivacain 0,25% wird ohne Zusätze 5 ml-weise injiziert. Diese Technik hat mehrere Vorteile. Der Anästhesist kann sicher sein, daß beim Patienten freie Atemwege gewährleistet sind und die pulmonale Ventilation adäquat ist. Die Tatsache, daß Analgesie und Muskelrelaxation mit zwei verschiedenen Substanzen erzielt werden, macht diese Methode vielseitig und elegant. Es wird erheblich weniger Lokalanästhetikum benötigt, als wenn von einer Substanz gleichzeitig beide Wirkungen erwartet werden. Für Patienten mit Oberbauch- bzw. Thoraxeingriffen ist diese Technik genauso gut geeignet wie für solche, deren spontane Ventilation wegen Adipositas oder Kopftieflage beeinträchtigt sein könnte.

Scott (1975) empfiehlt für Operationen am unteren Abdomen und für größere orthopädische Eingriffe überzeugend die Gabe einer Induktionsdosis von Thiopental und eine Inhalationsnarkose mit Lachgas, Sauerstoff und Halothan 0,5%, nachdem die Periduralanästhesie mit 20 ml Lidocain 2% eingeleitet wurde. Traditionelle Ängste, daß eine zusätzliche Allgemeinanästhesie bei einer extensiven Periduralblockade zu einer ausgeprägten Hypotension führen könnte, scheinen nicht gerechtfertigt zu sein. Signifikante Abfälle sowohl des systolischen als auch des diastolischen Blutdrucks kommen vor (Kap. 5), die Behandlung mit Vasopressoren ist jedoch nicht grundsätzlich nötig.

Die Kenntnis der Prinzipien, Praxis und Einschränkungen der Periduralanästhesie und des Verhaltens der Medikamente im Periduralraum ist unerläßlich, wenn der Anästhesist annehmbare und beständige Ergebnisse erreichen will; aber eine ergänzende Sedierung, Allgemeinanästhesie und systemische Opioide können trotzdem irgendwann bei der Betreuung eines Patienten erforderlich sein. Deren Einsatz beruht auf der Anerkennung der Tatsache, daß es um die Behandlung des ganzen Patienten geht, auch wenn der Block nicht unbedingt versagt haben muß, und daß es einige Ursachen von Beschwerden gibt, die aus intrinsischen Gründen durch eine Periduralanästhesie nicht zu beheben sind. Zum Beispiel verursachen afferente Reize aus dem Plexus coeliacus unter Umständen Beschwerden, und eine zusätzliche Sedierung oder Analgesie verstärkt in diesen Fällen eher die Wirkung des Blocks, als daß sie sie abschwächt. Die Wahl der Substanzen wurde in Kap. 5 diskutiert.

Die postoperative Periode

Wenn man die Möglichkeiten einer Periduralanästhesie voll in die Tat umsetzen möchte, sollte man sie, wann immer möglich, in der postoperativen Phase fortsetzen und nach großen Operationen für ein oder zwei Tage zur Analgesie verwenden. Eine kontinuierliche Analgesie ist leider nur schwierig zu verwirklichen; der Erfolg hängt dabei in großem Maße von dem verfügbaren Personal ab, das sie steuert und überwacht.

Intensivstationen und Aufwachräume sind gut besetzt, und Patienten können aus der Hand von Anästhesisten oder gut ausgebildeten und erfahrenen Schwestern Repetitionsdosen in regelmäßigen Abständen erhalten. Zweifelsohne lassen sich die besten Resultate dort erzielen, wo diese Einrichtungen zur Verfügung stehen. Das Ziel ist es, den Schmerz eher zu *verhindern* als ihn zu lindern – ein Verfahren, das eine gewissenhafte Einstufung, frühzeitiges Handeln und sorgfältige Beobachtung verlangt. Die stündliche Gabe von 4 ml Bupivacain 0,5% (entspricht 20 mg/h) sorgt gewöhnlich für eine komplette Analgesie. Dosis-anpassungen sind entsprechend der Reaktion des Patienten möglich.

Manche Krankenhäuser verfügen über eine Gruppe von Schwestern, deren *einzige* Verant-wortung in der Sicherstellung einer wirkungsvol-len Analgesie bei postoperativen Patienten liegt, und diese Schwestern können mit der Repetition und Überwachung von Periduralblockaden fort-fahren, wenn die Patienten auf eine allgemeine chirurgische Station verlegt werden.

Die meisten Stationsschwestern sind nicht ge-neigt und auch nicht autorisiert, Repetitionsdo-sen für eine Periduralanästhesie zu verabreichen, und es ist ausreichend bewiesen worden, daß, wenn die Analgesie dem Ermessen des allgemei-nen Pflegepersonals überlassen bleibt, bei Bedarf keine entsprechenden Medikamente gegeben werden. Die Notwendigkeit, andere Pflegeaufga-ben zu erfüllen, gekoppelt mit der zeitraubenden Verwaltungsroutine, Medikamente zu dokumen-tieren und zu kontrollieren, wirkt gegen die Be-reitstellung einer effektiven Analgesie.

In Großbritannien ist es in den meisten Be-zirkskrankenhäusern nicht möglich, alle größe-ren chirurgischen Fälle postoperativ auf Intensiv-stationen zu versorgen, und nur wenige Kranken-häuser verfügen über geeignete Aufwachräume zur Langzeitbetreuung oder über „Schmerz-schwestern". Unter solchen Umständen müssen die Vorkehrungen für die kontinuierliche Effekti-vität eines Periduralblocks eher das ärztliche als das pflegerische Personal miteinbeziehen, und die direkte Verantwortlichkeit muß beim Anäs-thesisten liegen.

Dosierungsschemata

Eine Periduralanästhesie kann entweder mit wie-derholten Bolusinjektionen oder der kontinuier-lichen Infusion eines Lokalanästhetikums fortge-setzt werden.

Bolusinjektionen. Unter Verwendung einer Pumpe, die Bolusinjektionen zu variablen Zeit-punkten verabreichen konnte, fanden *Scott* und seine Kollegen (1982) heraus, daß 8 ml Bupiva-cain 0,5% ohne Zusätze, im 2–Stunden-Abstand gegeben, zu nahezu kompletter Analgesie in al-len Fällen führte, obwohl dieses Regime die Ten-denz zeigte, eine unterschiedlich ausgeprägte Hypotension auszulösen. *Schweitzer* (persön-liche Mitteilung) kam in der Folge zu dem Ergeb-nis, daß 3–4 ml Bupivacain 0,5% in stündlichen Abständen eine gleichmäßigere und besser aus-

geprägte Analgesie hervorrufen. Leider sind Pumpen, die Bolusinjektionen in variablen Zeit-intervallen verabreichen können, nicht im Han-del erhältlich.

Infusionen. Infusionspumpen mit einstellbarer Geschwindigkeit können verwendet werden, um einen gleichmäßigen Fluß eines Lokalanästheti-kums zu applizieren. Die Pumpe muß genau ar-beiten bzw. zuverlässig sein und genügend Kraft besitzen, um den Widerstand des dünnen, 90 cm langen Periduralkatheters überwinden zu kön-nen.

Als Infusion verabreichte Flüssigkeiten breiten sich anders aus als bei Bolusgabe. Im letzteren Fall ist der Injektionsdruck hoch und der Flüssig-keitsaustritt aus dem Periduralkatheter geschieht in Form eines Jets. Zum Zeitpunkt der Injektion ist also der Druck für die Ausbreitung der Lösung weg vom Katheterende verantwortlich. Die Aus-breitung zu weiter entfernt liegenden Abschnit-ten erfolgt über die Diffusion entlang des Kon-zentrationsgradienten. Bei der Infusion tritt die Flüssigkeit mit einem niedrigen Druck aus dem Katheter aus. Die physikalische Ausbreitung wird in solchen Fällen durch eine Erhöhung der Flüssigkeitsgeschwindigkeit und durch die Infu-sion vergleichsweise großer Volumina gefördert.

Der Unterschied zwischen „Druck-" und „Fluß-Ausbreitung" hat klinische Folgen. Bei letzterer muß die Konzentration des Lokalanäs-thetikums niedrig liegen, weil hohe Flußraten er-forderlich sind, wenn man toxische Reaktionen vermeiden will. Ein brauchbares Regime zu Be-ginn ist die Infusion von Bupivacain 0,1% ohne Zusätze mit 20 ml pro Stunde, und nach einigen Stunden wird sich dann zeigen, ob diese Ge-schwindigkeit korrigiert werden muß. Wenn die Blockade zurückgeht, sollte ein Bolus von der Pumpe gegeben werden, bevor sie auf eine höhe-re Infusionsrate eingestellt wird – einfach nur die Pumpe nachzustellen, reicht nicht aus. Infusions-lösungen mit 500 ml 0,1%igem Bupivacain kön-nen in der Krankenhausapotheke hergestellt werden und sind vielleicht zukünftig auch im Handel erhältlich.

Selbst bei der Infusion des verdünnten Lokal-anästhetikums ist eine gewisse Schwäche der un-teren Extremität möglich. Das liegt vermutlich daran, daß eine kontinuierliche Infusion schließ-lich auch motorische Fasern blockiert, während bei intermittierenden Injektionen diese Fasern entweder nicht betroffen werden oder sich zwi-schen den Repetitionsdosen erholen. Die Patien-ten sollten auf die Möglichkeit dieser motori-schen Blockade hingewiesen werden, und gleichzeitig sollte man ihnen versichern, daß kurz nach Reduktion der Infusionsrate die volle Muskelfunktion wiederhergestellt sein wird.

Die Schwerkraft übt mehr Einfluß auf die „Fluß"- als auf die „Druck"-Ausbreitung aus. Es ist wichtig, die Katheterspitze am kranialen segmentalen Ende der zu erwartenden chirurgischen Inzision zu plazieren, wenn dieser Teil der Wunde mit einer Infusion schmerzfrei gehalten werden soll, weil mit der Zeit die Schwerkraft die kaudalen Segmente begünstigt (*Dawkins* 1966; *Roß* et al. 1980). *Schweitzer* (persönliche Mitteilung) hat gezeigt, daß bei intermittierender Bolusgabe, ausgehend vom Injektionsort, das Verhältnis von kranialer und kaudaler Ausbreitung ungefähr 2:1 beträgt (64% kranial, 36% kaudal) und nach 24 Stunden noch unverändert ist. Unter Infusion von Bupivacain 0,1% mit 20 ml/h ändert sich der Quotient nach 24 Stunden auf 4:3 (58% kranial, 42% kaudal). Wenn Bupivacain mit 10 ml/h infundiert wird, kehrt sich das Verhältnis zu 1:2 um; dabei breiten sich nach 24 Stunden nur 35% kranial aus.

Zusätzliche Analgesie

Manchmal wird eine ergänzende Analgesie notwendig, um Symptome zu behandeln, die außerhalb der Reichweite der Periduralanästhesie liegen. Darin eingeschlossen sind die Angst vor der Operation, eine lärmbedingte Schlaflosigkeit und die Erfordernis häufiger postoperativer Untersuchungen, und auch der Schulterschmerz, von dem man glaubt, daß er auf das Pneumoperitoneum zurückzuführen ist. Diese Probleme werden „automatisch" bei den Patienten gelöst, die konventionelle Opioid-Analgetika erhalten; wenn man aber kleine Dosen davon mit einer gut geführten Periduralanästhesie kombiniert, ist das Gesamtergebnis hervorragend.

Peridurale Opioide (s. Kap. 3). In den letzten Jahren erschienen Berichte mit der Behauptung, daß die peridurale Injektion von Opioiden eine exzellente und langdauernde postoperative Analgesie ergibt, ohne sympathische oder motorische Funktionen zu beeinflussen. Leider konnten anfängliche vielversprechende Berichte über diese Technik nicht bestätigt werden; der Übergang von tierexperimentellen Studien zu einem weitverbreiteten Einsatz bei chirurgischen Patienten ging sehr schnell vonstatten, und anekdotische Berichte überwiegen bei weitem sorgfältig kontrollierte Studien. Um festzulegen, welche Opioide und welche Dosierungen sowohl geeignet als

auch sicher sind, braucht man eine größere Anzahl dieser Studien. Es existieren individuell abweichende Antworten der Patienten, sowohl in bezug auf die Wirkdauer als auch auf den Grad der zentralen Depression. All dies bewegte einige Autoritäten zu der Feststellung, daß diese Technik nicht wirklich sicher ist, solange die Patienten nicht in Intensivpflegebereichen überwacht werden (*Morgan* 1982). Sie ist deswegen gerade für die Patienten auf allgemeinen chirurgischen Stationen ungeeignet, denen sie so viel bieten könnte.

Morphin war die erste Substanz, die beim Menschen peridural eingesetzt wurde. Seine relativ schlechte Lipidlöslichkeit ist wahrscheinlich sowohl für die lange Wirkdauer – die Eigenschaft, die mehr als alle anderen die periduralen Opioide als einen großen klinischen Fortschritt hervorhob – als auch für das Auftreten seiner schwerwiegenderen Nebenwirkungen, einer verzögerten respiratorischen und zentralnervösen Depression, verantwortlich. Nach anfänglichen Berichten, daß 20 mg für eine exzellente Analgesie ausreichen, werden nun allgemein 10 mg in 10 ml Kochsalzlösung verwendet. Bis zum Wirkungseintritt vergehen jedoch 30 Minuten, und eine adäquate Schmerzlinderung kann ausbleiben. Eine prophylaktische Gabe ist effektiver. *Chambers* et al. (1981) stellten fest, daß 10 mg Morphin in Kombination mit Bupivacain eine Analgesie erzeugten, die durchschnittlich knapp unter 12 Stunden dauerte, obwohl die Streuung sehr breit war und von etwas mehr als 4 bis zu 19 Stunden reichte. Bei einer Patientin dieser Studie verzögerte sich die Rückkehr des Bewußtseins nach der Anästhesie , und die Atemfrequenz betrug 10/min. Sie war bis zur Gabe von Naloxon nicht erweckbar. Pruritus ist eine Nebenwirkung der meisten periduralen Opioide, tritt aber bei Morphin am häufigsten auf, selbst dann, wenn konservierungsmittelfreie Lösungen verwendet werden (*Weddell & Ritter* 1980). Eine Urinretention ist dosisabhängig, mit einer Inzidenz von bis zu 90% bei einer Untersuchungsreihe (*Bromage* 1981).

Diamorphin und Fentanyl sind beide sehr gut fettlöslich und haben kurze Anschlagzeiten. Diamorphin beginnt innerhalb von 15 Minuten nach Injektion zu wirken, eine Dosis von 0,1 mg/kg KG ruft eine Wirkung hervor, die der Qualität der gleichen intramuskulär gegebenen Menge sehr ähnelt, doch dauert sie bedeutend länger (*Jacobson* et al. 1983). Es hat sich gezeigt, daß Diamorphin in der Dosis von 5 mg auf 10 ml Kochsalzlösung die Streßantwort auf Operatio-

nen, gemessen durch die Glukose- und Kortisol-
konzentrationen im Plasma, reduziert. Dieser
Effekt kann nicht auf Diamorphinplasmakonzen-
trationen zurückgeführt werden und muß demnach spinal vermittelt sein (*Cowen* et al. 1982). In
einer Studie, die die Effekte verschiedener Konzentrationen von Fentanyl untersuchte, kam
Welchew (1983) zu dem Ergebnis, daß 100 μg in
10 ml Kochsalzlösung die optimale Dosis darstellen.

Buprenorphin, ein partieller Agonist, besitzt
eine hohe Fettlöslichkeit, eine starke Affinität zu
spinalen Rezeptoren und dissoziiert langsam, so
daß es theoretisch für eine peridurale Anwendung sehr geeignet sein sollte. *Murphy* et al.
(1984) stellten fest, daß eine Dosis von 60 μg in
10 ml Kochsalzlösung eine Analgesie erzeugte,
die mit der intramuskulären Gabe von 0,15 mg/kg
KG Morphin vergleichbar ist; Nebenwirkungen
wurden dabei nicht registriert.

Über den periduralen Gebrauch wird in näch-
ster Zukunft noch nicht das letzte Wort geschrie-
ben worden sein. Vermutlich spiegelt deren au-
ßergewöhnliche Popularität eher die Unzufrie-
denheit mit den traditionellen Methoden postoperativer Analgesie wider, als die unqualifizier-
te Akzeptanz ihrer Wirksamkeit. Wo die Qualität
der Schmerzlinderung durch peridurale Opioide
mit der durch einen Periduralblock mit Lokalanästhetika verglichen wurde, hat sich letztere als
überlegen herausgestellt (*Torda & Pybus 1984*).
Ein besseres Verständnis der Handhabung einer
Periduralanästhesie in der postoperativen Periode kann sich so noch als der geeignetste Schritt
nach vorn herausstellen.

Komplikationen der Periduralanästhesie

Die Nebenwirkungen der Periduralanästhesie
wie Hypotension, Urinretention und. Schulterschmerz sind bereits erwähnt worden, und die
Komplikationen der Regionalanästhesie wurden
in Kap. 5 behandelt. Es gibt jedoch Komplikationen, die speziell bei einer Periduralanästhesie
entstehen.

Durapunktion

Die Inzidenz schwankt mit der Übung und Erfahrung des Anästhesisten, wenn die Technik aber
nach soliden Prinzipien gelehrt und vorsichtig angewendet wird, sollte eine Durapunktion nur in

weniger als einem Prozent der Fälle auftreten. In
der Regel ist eine Duraverletzung mit der Periduralnadel unübersehbar. Eine Punktion durch den
Katheter dagegen ist schwieriger zu diagnostizie-
ren, weil der Liquorfluß durch den Katheter
vergleichsweise langsam ist und unter Umständen für Kochsalzlösung oder Lokalanästhetikum
– wenn letztere für die Identifikation des Periduralraumes eingesetzt wurden – gehalten wird. Ein
akkurat im Periduralraum plazierter Katheter
muß nicht unbedingt dort verbleiben. Er kann
durch die Dura wandern, so daß nachfolgende Injektionen eher intrathekal als peridural erfolgen.

Wenn es zu einer Durapunktion kommt, entfernt man normalerweise die Nadel oder den Katheter und versucht eine erneute peridurale
Punktion an einem benachbarten Zwischenraum. Gelegentlich kommt es dadurch zu einem
weit ausgedehnten Block, vermutlich über eine
Leckage des Lokalanästhetikums durch das Duraloch, und damit einer intrathekalen Wirkung.
In diesen Fällen ist eine effektive Testdosis unter
sorgfältiger Beobachtung daher unerläßlich.

Totale Spinalanästhesie. Wenn eine durale
Punktion nicht erkannt und eine volle peridurale
Dosis in den Liquor injiziert wird, entwickelt sich
ein vollständiger und extensiver Block, der eine
komplette kardiopulmonale Reanimation erforderlich machen kann. *Corvino* et al. (1980) empfehlen für diesen Fall, daß eine dem injizierten
Lokalanästhetikum im Volumen entsprechende
Menge Liquor abgezogen werden sollte, sobald
der Fehler entdeckt wird. Ein Teil des Lokalanästhetikums befindet sich dann eventuell im Aspi-
rat, und der Rest wird durch die Bildung weiterer
Liquors schließlich verdünnt.

Symptome

Nach einer duralen Punktion treten häufig Kopfschmerzen auf. Die traditionelle und wahrscheinlich zutreffende Erklärung liegt darin, daß das Liquorleck in den Periduralraum eine Reduktion
des Liquordrucks im Bereich der Theka und damit tendentiell zum Absinken des Rückenmarks
führt. Dies wiederum übt eine verstärkte Spannung auf die tragenden Meningen aus. Klassischerweise entstehen die Kopfschmerzen, wenn
der Patient aufsitzt oder steht, und verschwinden, wenn er flach liegt. Sie betreffen gewöhnlich
den okzipitalen und medialen Bereich. Die Inzidenz erhöht sich bei der Verwendung großer Nadeln – eine 16 G Nadel führt bei bis zu 18% der
Patienten zu Symptomen (*Dripps* et al. 1961).

Behandlung

Dieser Zustand bildet sich meist innerhalb einer Woche spontan und restlos zurück. Bei leichtem Verlauf sollte mit Analgetika, hoher Flüssigkeitsaufnahme, Abführmitteln zur Erleichterung des Stuhlgangs und Bettruhe therapiert werden. Schwere Fälle bergen zusätzlich zur Unerträglichkeit der Schmerzen die Gefahr einer intrakraniellen Hämorrhagie, und deswegen empfiehlt sich ein aktives Vorgehen, um den Liquorverlust zu verhindern.

Ein *peridurales Blutpflaster (epidural blood patch)* ist die effektivste Methode, um die Punktionsstelle der Dura zu versiegeln. Dem Patienten wird unter aseptischen Bedingungen Blut entnommen und eine Probe zur mikrobiologischen Untersuchung geschickt. Das Blut injiziert man dann in einem Volumen von 15–20 ml peridural, idealerweise an dem durch die Durapunktion betroffenen Zwischenraum. Ein periduraler Verweilkatheter sollte dafür nicht verwendet werden, da die Katheterspitze mindestens einen Zwischenraum vom Duraloch entfernt liegt und sich damit möglicherweise das geronnene Blut nicht weit genug ausbreitet, um das Loch zu bedecken. Der Patient darf nach 30 Minuten Rückenlage aufstehen. *Crawford* (1980) berichtete über 98 geburtshilfliche Patientinnen, die mit dieser Methode behandelt wurden, und registrierte nur einen Fall, bei dem die Kopfschmerzen nicht gelindert wurden. Es scheint, daß die Behandlung mit einem Blutpatch den Erfolg weiterer Periduralanästhesien nicht beeinträchtigt, und sie stellt sicherlich auch keine Kontraindikation dar (*Abouleish* et al. 1975).

Wenn man die Dura bereits einmal punktiert und dann schließlich – vielleicht unter Schwierigkeiten – den Periduralraum lokalisiert und beim zweiten Versuch einen Katheter eingeführt hat, ist man vielleicht nicht mehr geneigt, noch einen periduralen Blutpatch anzulegen, damit nicht unter Umständen die Dura erneut verletzt wird. In diesem Fall kann durch den Katheter eine *peridurale Kochsalzinfusion* gegeben werden. Im System sollte ein Bakterienfilter eingebaut sein und die Infusionsgeschwindigkeit bei 60 ml/h über 24 Stunden liegen (*Crawford* 1972). Diese Methode führt zu einer Heilung in über 70% der Fälle; der Patient muß jedoch selbstverständlich im Bett bleiben, solange die Infusion läuft.

Venöse Punktion

Die Einführung von Nadel und Katheter in den Periduralraum ist eine blinde Technik, so daß eine akzidentelle Venenpunktion als Komplikation allen Anästhesisten einmal begegnet. Sie ist wahrscheinlicher, wenn die Nadel einige Millimeter seitlich der Mittellinie eintritt, weil die venösen Plexus lateral im Periduralraum liegen. Das Austreten von Blut aus der Periduralnadel ist selten. Eine venöse Punktion mittels Katheter kommt dagegen häufiger vor und findet sich in bis zu 10% der geburtshilflichen Fälle. Die Injektion von 10 ml Flüssigkeit vor dem Einführen des Katheters reduziert die Inzidenz auf bis zu 3% (*Verniquet* 1980). Eine venöse Punktion ereignet sich manchmal auch durch Wanderung der Katheterspitze in ein peridurales Gefäß, so daß bei Gabe einer Repetitionsdosis Blut entdeckt wird. Es empfiehlt sich, den Katheter mit Kochsalzlösung zu spülen und so lange zurückzuziehen, bis kein Blut mehr aspiriert werden kann. Anschließend sollte eine Testdosis mit einem adrenalinhaltigen Lokalanästhetikum injiziert werden.

Peridurales Hämatom

Die Ausbildung eines Hämatoms kann eintreten, wenn sich eine Blutung in den Periduralraum nicht direkt kontrollieren läßt. Deswegen ist eine Periduralanästhesie bei Patienten mit Gerinnungsstörungen und antikoagulativer Therapie kontraindiziert (Kap. 5). Ein Hämatom, das Druck auf Spinalnerven ausübt, führt unter Umständen zu neurologischen Symptomen und Zeichen, die einem periduralen Block ähneln. Wenn der Sensibilitätsverlust und die motorische Schwäche der unteren Extremität die erwartete Dauer des Blocks überschreiten, sollte frühzeitig ein Neurologe zu Rate gezogen und entsprechende Untersuchungen durchgeführt werden.

Hypotension

Die Diskussion der Physiologie und der Bedeutung der aus einer Regionalanästhesie resultierenden Hypotension in Kapitel 5 liefert eine Basis für die Beurteilung, welcher Grad von Hypotension im individuellen Fall akzeptabel ist. Ein gewisses Absinken des systolischen Blutdrucks, meist von einer Reduktion der Herzfrequenz begleitet, ist bei einer Periduralanästhesie üblich; daraus resultiert ein niedriges Frequenz-

Druck-Produkt. Auf das normale Myokard hat dies eine vorteilhafte Wirkung, weil damit ein niedriger myokardialer Sauerstoffbedarf verbunden ist. Beim Patienten mit ischämischer Herzerkrankung dagegen ist der Perfusionsdruck für die Vorwärtsbewegung des oxygenierten Blutes durch atheromatöse Strukturen wichtiger als der Fluß; deswegen empfiehlt es sich, den systolischen Druck (und die Herzfrequenz) innerhalb von 20% des normalen, anginafreien Bereichs zu halten (*Merin* 1981).

Wenn sich eine schwere Hypotension entwickelt, sollte der Patient kopftief gekippt werden und Ephedrindosen von 3–7,5 mg bis zu einer Gesamtdosis von 30 mg intravenös gegeben werden. Wenn so der Blutdruck nicht angehoben werden kann, muß nach anderen Ursachen der Hypotension, z. B. einer unentdeckten chirurgischen Blutung, geforscht und der zentrale Venendruck gemessen werden.

Urinretention

Dies ist eine typische Komplikation der Periduralanästhesie. In vielen Fällen, z. B. bei größeren gynäkologischen Eingriffen, und Operationen an arteriellen Gefäßen und im unteren Abdomen ist ein Blasenkatheter ohnehin erforderlich, um die Urinausscheidung zu messen. Bei anderen größeren Eingriffen kann die Katheterisierung einzig zur Behandlung der aus einer Periduralanästhesie resultierenden Urinretention nötig sein, besonders dann, wenn der Block bis in die postoperative Phase verlängert wird. Aber gerade in diesen Fällen hat die Periduralanästhesie sehr große Vorteile, und man kann argumentieren, daß die Katheterisierung der Blase ein angemessener Preis dafür ist.

Probleme mit dem Katheter

Die Durchtrennung und Knickung von Periduralkathetern und die Methoden zur Prävention dieser Komplikationen wurden bereits diskutiert. Studien, bei denen ein Röntgenkontrastmittel in peridurale Katheter injiziert wurde, haben gezeigt, daß ein in der Mittellinie eingeführter Katheter Schleifen bilden kann, wenn der peridural gelegene Teil zu lang ist. Die Formierung und das anschließende Festziehen eines Knotens ist bei der Entfernung möglich (*Nash* und *Openshaw* 1968). Diese Komplikation läßt sich durch das Einführen eines nur kurzen Katheterabschnittes vermeiden.

Leider ist zwar eine Länge von z. B. 2,5 cm für die operative Periode, in der der Patient still liegt, ausreichend, doch bei der Mobilisation besteht eine Tendenz zur Verlagerung. Wenn man dies postoperativ vermeiden möchte, sollten nicht weniger als 5 cm eingeführt werden. Die Gefahr der Knotenbildung ist geringer, wenn der Katheter über den paramedianen Zugang durch die Nadel geschoben wird. Ein verknoteter oder ein aus irgendeinem Grund *schwierig zu entfernender* Katheter läßt sich durch Flexion des Patienten bis zu der Position, in der der Katheter ursprünglich eingeführt wurde, und durch die Ausübung von Zug entfernen. Wenn dies nicht zum Erfolg führt oder der Katheter reißt, kann eine chirurgische Entfernung erwogen werden, aber man sollte sich daran erinnern, daß *Dawkins* (1969), mit diesem Problem konfrontiert, das abgerissene Ende in situ beließ. Als er zwei Jahre später über diesen Fall berichtete, waren noch keine Symptome aufgetreten.

Infektion

Es ist unwahrscheinlich, daß über alle Fälle berichtet wird, aber eine Infektion des Periduralraums ist trotzdem sehr selten. Wenn sie auftritt, dann im allgemeinen als Folge eines Fokus im Bereich des Respirationstraktes, der Harnwege oder der Haut. Bei der Durchsicht von 39 Fällen eines periduralen Abszesses, die über 27 Jahre gesammelt wurden (*Baker* et al. 1975), fand sich nur ein Patient, bei dem sich die Infektion auf einen Periduralkatheter zurückführen lassen könnte. Diese Übersicht bezieht sich jedoch auf eine Periode, in der die Periduralanästhesie nicht so weit verbreitet war wie heute. Vor nicht allzu langer Zeit erschien ein Bericht über einen Abszeß, der durch eine Periduralanästhesie hervorgerufen wurde, wobei die wahrscheinliche Ursache der Infektion in einem Hämatom lag, das vermutlich beim Einführen des Katheters induziert wurde (*Scady* 1976).

Zwei der gleichbleibenden Zeichen eines periduralen Abszesses – Pyrexie und Leukozytose – treten das erste Mal drei oder vier Tage nach der Anästhesie auf. Sie lassen sich genauso gut auf chirurgische Ursachen oder eine respiratorische Infektion zurückführen, aber es finden sich auch immer eine lokale Druckempfindlichkeit und Rückenschmerzen, der Proteingehalt des Liquor ist erhöht, und in der Myelographie zeigt sich eine Verschmälerung oder Obstruktion der Theka auf der Höhe des Abszesses. Antibiotika, eine chirurgische Dekompression und Drainage sind erforderlich, bevor ein irreversibler neurologischer Schaden eingetreten ist. Der verursachende Keim ist meistens Staphylococcus aureus.

Neurologische Folgen

Bleibende neurologische Behinderungen nach einer Periduralanästhesie erlangen oft Publizität, so daß es nicht überrascht, wenn manchmal ein Patient über die Aussicht auf eine Periduralanästhesie nicht gerade glücklich ist. Solche Komplikationen sind sehr selten, aber der Anästhesist muß in der Lage sein, dem Patienten die Risikowahrscheinlichkeit zu nennen. *Kane* (1981) stellte fest, daß aus einer Gesamtgruppe von 50.000 Patienten 3 persistierende Lähmungen der unteren Extremitäten hatten, wies aber darauf hin, daß die Inzidenz bei jeder spezifischen Übersicht niedriger liegt als die Gesamtsumme der individuellen Fallberichte. In einer Literaturübersicht schätzte *Dawkins* (1969) die Inzidenz auf 1:5000 für eine permanente Paralyse und 1:1000 für vorübergehende Lähmungen. Ein bleibender neurologischer Schaden trat dann auf, wenn die Behandlung von Komplikationen wie Hypotension, Hämatom, Abszeß und akzidenteller subarachnoidaler Infektion inadäquat war oder zu spät einsetzte. Er trat auch nach versehentlicher periduraler Injektion einer stark reizenden Lösung wie Kaliumchlorid auf.

Folgen normal verlaufender Blockaden

Nervenschäden fanden sich offenbar auch schon nach sonst unkomplizierter Anwendung einer Lokalanästhetikalösung. Konservierungsmittel wie Metabisulfit und Methylparaben sowie Vasokonstriktoren wurden in diesem Zusammenhang verdächtigt. Es häufen sich ganz klar Beweise dafür, daß das Chloroprocain zugesetzte Metabisulfit für permanente Lähmungen nach der versehentlichen intrathekalen Injektion einer Periduraldosis verantwortlich war. Konservierungsmittelhaltige Lösungen sollten bei der Durchführung einer Peridural- und Spinalanästhesie vermieden werden.

Viele der betroffenen Patienten hatten Adrenalin bekommen, aber darin spiegelt sich wahrscheinlich eher die Häufigkeit seiner Anwendung. Die verabreichte Dosis lag jedoch oft unakzeptabel hoch, und es ist nicht zu empfehlen, die optimale Konzentration von 1:200.000 zu überschreiten. Kommerziell erhältliche Lösungen mit einem Vasokonstriktor haben einen niedrigeren pH, so daß es besser ist, Adrenalin unmittelbar vor Gebrauch einzusetzen.

Latente neurologische Erkrankungen

Gelegentlich kommt es vor, daß bisher symptomlos gebliebene Erkrankungen durch eine Periduralanästhesie demaskiert werden. Während der Injektion in den Periduralraum entstehen Drücke bis zu 60 cm H_2O. Dieser Druck vermindert sich rasch, könnte aber das Auftreten von Symptomen bei einem Patienten beschleunigen, der sie sonst später entwickelt hätte. In einem Fall, bei dem nach einer Periduralanästhesie eine Paraplegie aufgetreten war, führte eine Laminektomie zur Entlastung der spinalen Stenose und Heilung (*Chandhari* et al. 1978). Der einzige Fall einer permanenten Lähmung unter *Dawkins* eigenen 4000 Patienten (*Dawkins* 1969) war ein Mann, bei dem sich spinale Metastasen eines Prostatakarzinoms fanden.

Zusammenfassung

Eine sorgfältig gehandhabte Periduralanästhesie bietet eine exzellente chirurgische Anästhesie und postoperative Analgesie; dabei ist es aber unerläßlich, daß bei der Durchführung feststehenden und genau definierten Richtlinien gefolgt wird. Das Pflegepersonal muß über die Art und Weise aufgeklärt sein, in der sich Patienten mit einer Periduralanästhesie von denen mit einer konventionellen Anästhesie bzw. Analgesie unterscheiden. Als Bedingung gilt außerdem, daß Applikation und das Monitoring von Repetitionsdosen – ob sie nun von ärztlichem oder pflegerischem Personal gegeben werden – gänzlich begriffen worden sind. Die Bedeutung der Schmerzverhütung gegenüber der Schmerzlinderung muß richtig eingeschätzt werden. Bei der Gabe des Lokalanästhetikums als Infusion sollten Schwestern und Pfleger mit der Bedienung der Pumpe vertraut und ein illustriertes Schaubild mit einer Auflistung häufiger Störungsursachen und ihrer Korrektur vorhanden sein. Die Wahl zwischen einer Analgesie über Repetitionsdosen oder über eine Infusion wird von lokalen Faktoren wie der Existenz von Aufwachräumen und der Verfügbarkeit von Personal und Ausrüstung abhängen. Peridurale Infusionen können den Patienten nur dann sicher auf allgemeinen chirurgischen Stationen gegeben werden, wenn eine sorgfältige Überwachung gewährleistet ist. Der Anästhesist trägt die Gesamtverantwortung, und die besten Resultate lassen sich nur unter seiner engen Einbindung in den klinischen Verlauf erzielen.

Literatur

Abouleish, E., Wadhwa, R.K., de la Vega, S., Tan, R.N., Uy, N.T.L. (1975): Regional analgesia following epidural blood patch. Anesthesia and Analgesia (Current Researches) 54: 634–636

Aitkenhead, A.R., Hothersall, A.P., Gilmour, D.G., Ledingham, I., Mc, A. (1979): Dural dimpling in the dog. Anaesthesia 34: 14–19

Apostolou, G.A., Zarmakoupis, P.K., Mastrokostopoulos, G.T. (1981): Spread of epidural anesthesia and the lateral position. Anaesthesia and Analgesia (Current Researches) 60: 584–586

Baker, A.S., Ojemann, R.G., Swartz, M.N., Richardson, E.P. (1975): Spinal epidural abscess. New England Journal of Medicine 293: 463–468

Bromage, P.R. (1969): Ageing and epidural dose requirements. Segmental spread and predictability of epidural analgesia in youth and extreme age. British Journal of Anaesthesia 41: 1016–1022

Bromage, P.R. (1981): The price of intraspinal narcotic analgesia: basic constraints. Anaesthesia and Analgesia (Current Researches) 60: 461–463

Brown, D.T., Morison, D.H., Covino, B.G., Scott, D.B. (1980): Comparison of carbonated bupivacaine and bupivacaine hydrochloride for extradural anaesthesia. British Journal of Anaesthesia 52: 419–422

Chambers, W.A., Sinclair, C.J., Scott, D.B. (1981): Extradural morphine for pain after surgery. British Journal of Anaesthesia 53: 921–925

Chaudhari, L.S., Kop, B.R., Dhruva, A.J. (1978): Paraplegia and epidural analgesia. Anaesthesia 33: 722–725

Covino, B.G., Marx, G.F., Finster, M., Zsigmond, E.K. (1980): Prolonged sensory/motor deficits following inadvertent spinal anaesthesia. Anaesthesia and Analgesia (Current researches) 59: 399–400

Covino, B.G. (1984): Current controversies in local anaesthetics. In: *Scott, D.B., McClure, J.H., Wildsmith, J.A.W.* (eds): Regional anaesthesia 1884–1984. Sodertalje: ICM 74–81

Cowen, J.J., Bullingham, R.E.S., Paterson, G.M.C., McQuay, H.J., Turner, M., Allen, M.C., Moore, A. (1982): A controlled comparison of the effects of extradural diamorphine and bupivacaine on plasma glucose and plasma cortisol in postoperative patients. Anesthesia and Analgesia (Current Researches) 61: 15–18

Crawford, J.S. (1972): The prevention of headache consequent upon dural puncture. British Journal of Anaesthesia 44: 598–600

Crawford, J.S. (1980): Experiences with epidural blood patch. Anaesthesia 35: 513–515

Dawkins, C.J.M. (1966): Postoperative pain relief by means of continuous drip epidural block. Acta Anaesthesiologica Scandinavica 23 (suppl): 438–441

Dawkins, C.J.M. (1969): An analysis of the complications of extradural and caudal block. Anaesthesia 24: 554–563

Dripps, R.D., Eckenhoff, J.E., Vandam, L.D. (1961): Introduction to anesthesia. The principles of safe practice (2nd edn). W.B. Saunders, Philadelphia, p. 155

Goodman, L.S., Gilman, A. (1975): The pharmacological basis of therapeutics (5th edn). Macmillan, New York, P. 483

Grundy, E.M., Ramamurthy, S., Patel, K.P., Mani, M., Winnie, A.P. (1978a): Extradural re-visited. A statistical study. British Journal of Anaesthesia 50: 805–809

Grundy, E.M., Rao, L.N., Winnie, A.P. (1978b): Epidural anesthesia and the lateral position. Anesthesia and Analgesia (Current Researches) 57: 95–97

Hodgkinson, R., Husain, F.J. (1981): Obesity, gravity and spread of epidural anesthesia. Anesthesia and Analgesia (Current Researches) 60: 421–424

Husemeyer, R.P., White, D.C. (1980): Topography of the lumbar epidural space. A study in cadavers using injected polyester resin. Anaesthesia 35: 7–11

Jacobson, L., Phillips, P.D., Hull, C.J., Conacher, I.D. (1983): Extradural versus intramuscular diamorphine. A controlled study of analgesic and adverse effects in the postoperative period. Anaesthesia 38: 10–18

Kane, R.E. (1981): Neurologic deficits following epidural and spinal anesthesia. Anesthesia and Analgesia (Current Researches) 60: 150–161

Macintosh, R.R. (1950): New inventions 2: extradural space indicator. Anaesthesia 5: 98

Macintosh, R.R., Mushin, W.W. (1947): Observations on the epidural space. Anaesthesia 2: 100–104

Merin, R.G. (1981): Local and regional anesthetic techniques for the patient with ischemic heart disease. Cleveland Clinic Quarterly 48: 72–74

Morgan, M. (1982): Epidural and intrathecal opiates for postoperative pain relief. Anaesthesia 37: 527–529

Murphy, D.F., MacGrath, P., Strich, M. (1984): Postoperative analgesia in hip surgery. A controlled comparison of epidural buprenorphine with intramuscular morphine. Anaesthesia 39: 181–183

Nash, T.G., Openshaw, D.J. (1968): Unusual complication of epidural anaesthesia. British Journal of Anaesthesia 1: 700

Park, W.Y., Hagins, F.M., Rivat, E.L., MacNamara, T.E. (1982a): Age and epidural dose response in adult men. Anesthesiology 318–320

Park, W.Y., Poon, K.C., Massengale, M.D., MacNamara, T.E. (1982b): Direction of needle bevel and epidural anesthetic spread. Anesthesiology 327–328

Ross, R.A., Clarke, J.E., Armitage, E.N. (1980): Postoperative pain prevention by continuous epidural infusion. A study of the clinical effects and the plasma concentrations obtained. Anaesthesia 35: 663–668

Saady, A. (1976): Epidural abscess complicating thoracic epidural analgesia. Anesthesiology 244–246

Scott, D.B. (1975): Management of epidural block during surgery. British Journal of Anaesthesia 47: 271–272

Scott, D.B. (1983): Abdominal and perineal surgery. In: *Henderson, J.J., Nimmo, W.S.* (eds): Practical regional anaesthesia. Blackwell, Oxford

Scott, D.B., Schweitzer, S., Thron, J. (1982): Epidural block in postoperative pain relief. Regional Anesthesia 7: 135–139

Sharrock, N.E. (1978): Epidural anesthetic dose responses in patients 20 to 80 years old. Anesthesiology 425–428

Sinclair, C.J., Scott, D.B. (1984): Comparison of bupivacaine and etidocaine in extradural blockade. British Journal of Anaesthesia 56: 147–153

Soresi, A.L. (1932): Peridural anesthesia: a preliminary report. Medical Record (New York) 35: 165–166

Torda, T.A., Pybus, D.A. (1984): Extradural administration of morphine and bupivacaine. A controlled comparison. British Journal of Anaesthesia 56: 141–146

Verniquet, A.J.W. (1980): Vessel puncture with epidural catheters. Experience in obstetric patients. Anaesthesia 35: 660–662

Wedell, S.J., Ritter, R.R. (1980): Epidural morphine: serum levels and pain relief. Anesthesiology 53: 419

Welchew, E.A. (1983): The optimum concentration for epidural fentanyl. A randomised double-blind comparison with and without 1:200000 adrenaline. Anaesthesia 38: 1037–1041

9 Sakrale Peridural (Kaudal)-Anästhesie

L.V.H. Martin

Über den sakralen Zugang zum Periduralraum läßt sich eine zuverlässigere und effektivere Blockade der sakralen Nerven erzielen als über den lumbalen Weg. Diese Methode sollte deswegen für Operationen an Anus und Rektum, am Beckenboden, an Penis und Urethra sowie an Vagina und Zervix bevorzugt werden.

Die Technik der Kaudalanästhesie hängt von der genauen Lokalisation des Hiatus sacralis ab, durch den man Zugang zum sakralen Periduralraum erhält. Leider gibt es in diesem Bereich erhebliche anatomische Variationen mit unterschiedlicher Form bzw. Größe des Hiatus, und das erschwert die Identifikation. In einigen Fällen kann das Einführen der Nadel in den Sakralkanal sogar unmöglich sein.

Anatomische Variationen (Abb. 9.1)

In den 40er Jahren entstand in den Vereinigten Staaten das Interesse an der Anatomie des Kreuzbeins, das in Verbindung mit der Entwicklung einer kontinuierlichen Kaudalanästhesie zur Schmerzlinderung bei der Geburt stand (*Edwards & Hingson* 1942; *Hingson* 1947a,b). Aus der Untersuchung vieler Skelette entstand eine Beschreibung des weiten Bereichs normaler Meßwerte und eine Erfassung möglicher Variationen des Kreuzbeins (*Trotter & Lanier* 1945). Die Variationen, die von Bedeutung sind, beziehen sich auf die dorsale Wand des Sakralkanals und sind auf unterschiedliche Grade der Verschmelzung der einzelnen Sakralwirbel zurückzuführen (Trotter 1947).

Der Hiatus sacralis hat mit seinem annähernd dreieckigen Querschnitt seinen Ursprung im Ausbleiben der Fusion der Laminae des fünften Sakralwirbels, wobei sich sein Scheitelpunkt auf der Höhe des unteren Drittels des Körpers von S4 befindet. Dies traf jedoch nur für 35% der untersuchten Skelette zu; bei 45% lag er auf einem höheren und in den verbleibenden 20% auf einem niedrigeren Niveau. Daraus folgt, daß auch der Abstand zwischen dem Scheitelpunkt und einer Verbindungslinie zwischen den Cornua sacrales variiert. Als Mittelwert ergaben sich 20 mm, mit einer Schwankung von 0–66 mm. In einigen Fällen fehlte die Verschmelzung der sakralen Bögen völlig, bei anderen dagegen war der Hiatus ganz knöchern verschlossen. Ein Ausbleiben der Fusion der oberen Sakralwirbel kommt ebenfalls vor und resultiert in separaten Defekten, aus denen während der Injektion Flüssigkeit austreten kann. Die Basis des Hiatus (die Verbindungslinie zwischen den Cornua sacralia) zeigt ebenfalls einige Variationen und hat eine mittlere Länge von 16 mm in einem Breich von 7–28 mm.

In *Trotters* Studie besaß der Sakralkanal einen mittleren anteroposterioren Durchmesser von 5,3 mm (Bereich 0–16 mm), der jedoch in 5,5% der Fälle weniger als 2 mm betrug. Eine komplette Obliteration des Kanals fand sich nur bei einer kleinen Zahl. Die Ursache dafür war entweder eine transversale Falte in der posterioren Wand des Kanals mit einem korrespondierenden Vorsprung von anterior oder eine dorsale Vorwölbung eines sakralen Wirbelkörpers in den Kanal.

Leichenstudien (*Lanier* et al. 1944) haben ähnliche Variationen auch bei der Position des untersten Punktes der Dura gezeigt, die im Durchschnitt auf der Höhe des mittleren Drittels des Wirbelkörpers von S2 lag; kaudal davon waren 46% und kranial 38% lokalisiert. Der mittlere Abstand von der Dura bis zum Scheitelpunkt des Hiatus sacralis belief sich auf 47 mm mit einem Bereich von 19–75 mm.

Die Technik des sakralen Periduralblocks

Die Lagerung des Patienten

Kaudale Injektionen werden gewöhnlich entweder in Bauch- oder in Seitenlage des Patienten durchgeführt. Die Bauchlage bietet Vorteile für den Anästhesisten, ist aber für den Patienten, besonders bei eingeschränkter respiratorischer Funktion, weniger bequem. Es empfiehlt sich, den Kopf und die Schultern des Patienten durch ein passendes Kissen oder Polster zu stützen, und ein weiteres Kissen sollte unter dem Becken pla-

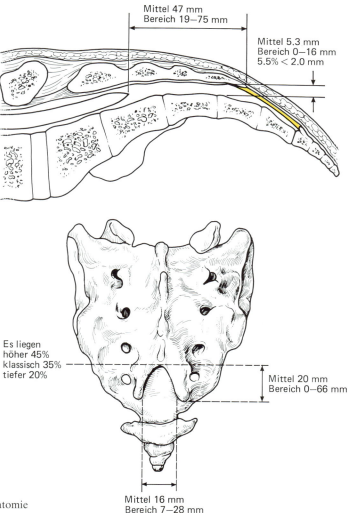

Abb. 9.1 Variationen der sakralen Anatomie

ziert werden, um durch die Kippung den Hiatus sacralis besser identifizieren zu können. Die Knöchel sollten ebenfalls auf einem Kissen gelagert, die Beine leicht abduziert und die Fersen auswärts gedreht werden. Auf diese Weise verhindert man die Anspannung der Glutealmuskulatur, die sonst die Identifikation der Landmarken erschweren kann.

Bei der *Seitenlage* fordert man den Patienten auf, den Rücken zu beugen, die Knie zum Abdomen zu ziehen und mit dem Gesäß (bzw. der sakralen Region) an die Kante des Tisches zu rücken, damit der Anästhesist mehr Bewegungsspielraum hat. Dieser sollte sitzen oder Hockstellung einnehmen; der Patient befindet sich bei

Rechtshändern links lateral, damit die natürliche Bewegung des Handgelenks die Einführung der Nadel unterstützt. In dieser Position kann aber auch die Gesäßbacke des Patienten über den sakralen Bereich fallen und die Region des Hiatus sacralis verdecken (Abb. 9.2).

Es wurden auch schon kaudale Injektionen in Steinschnittlage beschrieben (*Bostock* 1979).

Lokalisation des Hiatus sacralis

Die ungefähre Position des Hiatus sacralis läßt sich mit zwei Methoden bestimmen. Die erste benutzt ein gleichseitiges Dreieck, dessen Basis die

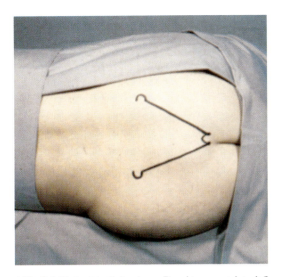

Abb. 9.2 Patient in Seitenlage. Beachtenswert ist, daß die Gesäßspalte keine Beziehung zur Mittellinie der Knochenstrukturen aufweist

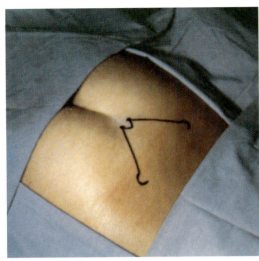

Abb. 9.3 Dreiecksbeziehung der knöchernen Landmarken für den Kaudalblock

Verbindungslinie zwischen der Spina iliaca posterior superior auf beiden Seiten darstellt. Die Spitze dieses Dreiecks liegt über dem Hiatus sacralis (Abb. 9.3).

Bei der zweiten Methode legt der Anästhesist seinen Zeigefinger in die Rima ani; die Kuppe ruht dabei auf der Spitze des Os coccygis. Der Hiatus sacralis befindet sich nun auf der Höhe des proximalen Interphalangealgelenks (Abb. 9.4).

Nach Markierung der ungefähren Position palpiert man die sakralen Dornfortsätze mit einer langsamen, kaudalwärts gerichteten Bewegung bis zum Ertasten einer Vertiefung. Die Identifikation der lateral gelegenen Cornua sacrales bestätigt dann die exakte Lokalisation.

Die Auswahl der Nadel

Zur Injektion können gewöhnliche subkutane Einmalnadeln verwendet werden, deren Länge jedoch unter Umständen besonders bei adipösen Patienten nicht ausreicht; außerdem besteht jederzeit das Risiko eines Bruchs. Längere, etwas solidere Nadeln, vorzugsweise mit Trokar, sind besser zu handhaben. 18 G- oder 19 G-Spinalnadeln können genauso wie Periduralnadeln mit gerader Spitze eingesetzt werden. Nadeln mit Huber-Schliff führen zu weniger befriedigenden Resultaten, obwohl sie von einigen empfohlen

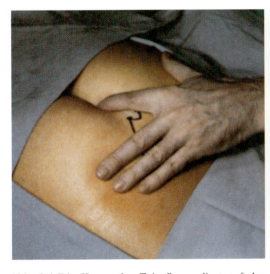

Abb. 9.4 Die Kuppe des Zeigefingers liegt auf der Spitze des Os coccygis

werden. Es ist deutlich schwieriger, sie durch das Ligamentum sacrococcygeum einzuführen.

Ferner stehen verformbare Nadeln aus rostfreiem Stahl, wie sie *Hingson* beschrieben hat, zur Verfügung (Abb. 9.5). Sie waren ursprünglich für die kontinuierliche Kaudalanästhesie gedacht, bevor geeignete Katheter entwickelt wurden. Sie besitzen eine seitliche Öffnung in der

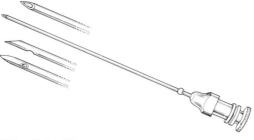

Abb. 9.5 Die *Hingson*-Nadel

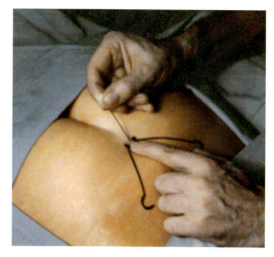

Abb. 9.6 Anfängliche Ausrichtung der Nadel

Nähe des distalen Endes, um auch dann eine Injektion zu ermöglichen, wenn die Spitze im Periost liegt oder anderweitig verstopft ist. Eine kleine Verbreiterung am proximalen Ende verhindert, daß die Nadel im Falle eines Bruchs im Sakralkanal verlorengeht – ein bekanntes Risiko bei den ersten Nadeln dieser Art.

Die Einführung der Nadel

Bei der Vorbereitung der Haut sollte eine Reizung des Dammes durch Desinfektionsmittel sorgfältig vermieden werden. Über dem Hiatus wird eine Hautquaddel angelegt und das subkutane Gewebe mit einer kleinen Dosis eines Lokalanästhetikums infiltriert. Das Ligamentum sacrococcygeum und das benachbarte Periost werden ebenfalls infiltriert; dabei ist die Verwendung großer Mengen des Lokalanästhetikums zu vermeiden, weil so die Landmarken, die ohnehin schwierig zu palpieren sein können, leicht verdeckt werden.

Die Kaudalnadel wird dann im rechten Winkel durch die Hautquaddel und das Ligamentum sacrococcygeum eingeführt, bis sie letzteres durchtreten und das darunter liegende Os sacrum erreicht hat. Sie wird dann ein wenig zurückgezogen, um die Spitze vom Periost zu lösen, und der Ansatz anschließend bis zu dem Punkt gesenkt, an dem eine parallele Lage des Nadelschaftes zur

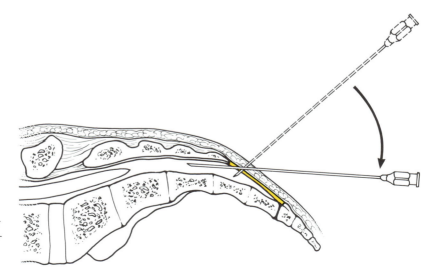

Abb. 9.7 Änderung der Nadelrichtung zum Vorschieben in den Sakralkanal

Ebene des Sakralkanals angenommen werden kann (Abb. 9.7). Daraufhin wird die Nadel in den Kanal vorgeschoben. Oft fühlt man dabei ein „Nachgeben", und die Nadel wird dann durch Knochen und Ligament fixiert. Sie sollte in der Mittellinie gehalten und in ausreichender Länge eingeführt werden, um ihre Position zu sichern, die Dura darf jedoch nicht penetriert werden. Die bereits vorher aufgeführten Maße und Variationen müssen dabei berücksichtigt werden.

Unkorrekte Einführung der Nadel

Die Nadel kann leicht falsch plaziert werden; dafür gibt es eine große Anzahl von Möglichkeiten. So kann die Nadel oberflächlich außerhalb des Kanals plaziert werden; dann läuft das Injektat in das subkutane Gewebe (Abb. 9.8a). Wenn dies eintritt, kann man meistens eine Schwellung sehen oder palpieren. In zweifelhaften Fällen führt

die Injektion einiger Milliliter Luft zu einem begrenzten Emphysem, das die Fehllage bestätigt. Weiterhin kann die Nadel zwar im Sakralkanal liegen, die Spitze aber in die periostale Auskleidung eingebettet sein. In diesem Fall setzt sich der Injektion ein beträchtlicher Widerstand entgegen. Eine weitere Möglichkeit ist ein Eintritt in den Kanal mit anschließendem Austritt durch einen superioren Defekt und eine darauf folgende subkutane Injektion. Eine wesentlich ernstere Fehlposition kann bei zu energischem und zu tiefem Einführen auftreten. Die Nadel läuft dann unter Umständen durch das sakrokokkzygeale Gelenk oder lateral zum Os coccygis in das darunter liegende kleine Becken (Abb. 9.8b). Eine Verletzung sowohl des Rektums als auch des Geburtskanals kann die Folge sein. Die auf diese Weise kontaminierte Nadel führt bei anschließendem Zurückziehen und erneutem Einführen in den Sakralkanal zu einer erhöhten Infektionsgefahr. Deswegen sollte man auf die weitere

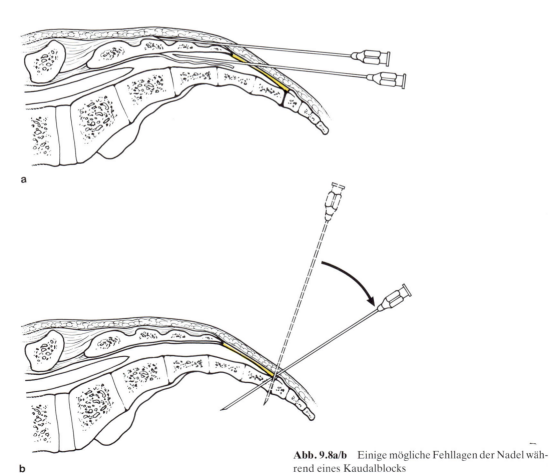

Abb. 9.8a/b   Einige mögliche Fehllagen der Nadel während eines Kaudalblocks

Durchführung des Verfahrens verzichten, wenn eine Fehllage vermutet wird. Bei Aufwendung großer Kraft ist auch eine Punktion der Markhöhle eines Sakralwirbels nicht ausgeschlossen; das injizierte Lokalanästhetikum wird in diesem Fall rasch absorbiert.

Injektion

Die Spritze mit Lokalanästhetikum wird aufgesetzt, wenn die Nadel richtig liegt; anschließend wird die Aspiration sowohl von Liquor als auch von Blut ausgeschlossen. Eine Durapunktion ist tatsächlich sehr selten – wenn sie trotzdem eintritt, empfiehlt es sich, das Verfahren abzubrechen, und im Lumbalbereich eine Spinalanästhesie der unteren Segmente vorzunehmen. Die Aspiration von Blut ist dagegen häufiger und hat ihre Ursache eher in der Verletzung von Venen mit einer Blutung in den Sakralkanal während des Einführens, als in einer intravenös gelegenen Nadelspitze. In diesem Fall empfiehlt sich ein leichter Rückzug der Nadel und die Injektion einer kleinen Menge des Lokalanästhetikums mit Befragung und Beobachtung des Patienten nach Anzeichen einer systemischen Reaktion. Die volle Dosis des Lokalanästhetikums darf injiziert werden, wenn sich keine Anzeichen von Toxizität nachweisen lassen.

Ähnlich wie bei einer periduralen oder intravenösen Injektion spürt man bei korrekter Lage im Sakralkanal nur einen geringen Widerstand. Wenn bei der Injektion Kraft erforderlich ist, sollte sich der Verdacht auf eine mögliche Fehllage richten. Vor einer Korrektur der Nadelposition empfiehlt sich jedoch zuerst eine Rotation der Nadel.

Injektatvolumen

Die Ausbreitung der Lösung im Sakralkanal hängt von dem injizierten Volumen ab. Die ersten anatomischen Studien ergaben, daß der Sakralkanal bei Erwachsenen etwas mehr als 30 ml (mit einer Spannbreite von 12–65 ml) faßt, und daß genau diese Menge einer Lösung erforderlich ist, um die Sakralnerven zu blockieren. Dabei handelte es sich aber um den Rauminhalt des trockenen Knochens; in vivo befinden sich im Sakralkanal Dura, Nerven, Blutgefäße und Bindegewebe, so daß sich geringere Volumina ergeben. Die Ausbreitung entlang des Periduralraumes erfolgt bei der Injektion; es existiert auch eine Leckage durch die Foramina in einem variablen und nicht vorhersehbaren Umfang.

Cousins und *Bromage* (1971) ermittelten unter Verwendung einer Standarddosis von 20 ml Lidocain 2% eine breite Streuung der oberen Analgesiegrenze, ohne Korrelation mit Alter, Größe und Gewicht des Patienten. 20 ml Lösung sind jedoch zuverlässig in der Lage, eine Analgesie der Sakralnerven zu bewirken, und selbst bei gelegentlicher Ausbreitung bis in die unteren thorakalen Segmente stellen sich selten klinische Probleme ein. Unabhängig von der eingesetzten Substanz werden deswegen 20 ml als Standarddosis empfohlen.

Lokalanästhetikum

Jede Standardsubstanz ist geeignet. Bei einer Einzelbolustechnik ist ein längerwirkendes Lokalanästhetikum wie Bupivacain 0,5% vorzuziehen. Das Maximum der Analgesie stellt sich nach ungefähr 20 Minuten ein und dauert im Fall von Bupivacain mehrere Stunden. Der Zusatz von Adrenalin führt zu einer Verlängerung der Wirkdauer; dieser Effekt unterliegt aber einer weiten und nicht abzusehenden Variationsbreite. Dies ist besonders nach Hämorrhoidektomie auffällig, wenn die Analgesie mehrere Stunden besteht und die Rückkehr anderer Sinnesempfindungen überdauert. Eine mögliche Erklärung liegt in der Prävention eines initialen Muskelspasmus, die wiederum den Eintritt in einen Schmerz-Spasmus-Schmerz-Zyklus verhindert. In der ambulanten Chirurgie erwachsener Patienten sollte Bupivacain vermieden werden, weil eine prolongierte Schwäche der Beinmuskulatur die Entlassung verzögern kann. Lidocain ist in diesem Fall vorzuziehen.

Die Absorptionsrate des Lokalanästhetikums aus dem Sakralkanal in die Blutbahn liegt zwischen der von Injektionen in den Interkostal- und in den lumbalen Periduralraum. Diese Tatsache in Verbindung mit den bekannten Charakteristika der verwendeten Substanz ermöglicht die Berechnung einer sicheren Dosis.

Kontinuierliche Kaudalanästhesie

Zu dem Zeitpunkt, als dieses Verfahren für den Einsatz in der Geburtshilfe entwickelt wurde, waren Katheter geeigneter Größe nicht verfügbar, stattdessen mußten semirigide Nadeln verwendet werden. Mit der Einführung von Periduralkathetern ist es nun auch möglich, in der sakralen Region Katheter zu legen. Dafür sollte der kleinste zur Verfügung stehende Katheter ausgewählt werden (19 G, paßt durch eine 18 G-Nadel), weil die Größe des Kanals den Nadeldurchmesser einschränken kann. Er wird durch die Kaudalnadel eingeführt und es dürften sich, wenn man eine freie Lage der Nadelspitze im Kanal voraussetzt, beim Durchfädeln des Katheters keine Schwierigkeiten ergeben. Ungefähr 5 cm Katheterlänge sollten über die Nadelspitze hinausgeschoben werden. Nach Entfernen der Nadel wird der Eintrittspunkt des Katheters in die Haut mit einem Verband versehen und der Katheter selbst durch ein Pflaster sorgfältig fixiert.

Als Standardrepetitionsdosis werden 10 ml eines Lokalanästhetikums empfohlen.

Literatur

Berstock, D.A. (1979): Haemorrhoidectomy without tears. Annals of the Royal College of Surgeons of England 61: 51–54

Cousins, M.J., Bromage, P.R. (1971): A comparison of the hydrochloride and carbonated salts of lignocaine for caudal analgesia in out-patients. British Journal of Anaesthesia 43: 1149–1155

Edwards, W.B., Hingson, R.A. (1942): Continuous caudal anesthesia in obstetrics. American Journal of Surgery 57: 459–464

Hingson, R.A. (1947a): Continuous caudal analgesia in obstetrics surgery and therapeutics. Current researches in Anesthesia and Analgesia 26: 177–191

Hingson, R.A. (1974b): Continuous caudal analgesia in obstetrics surgery and therapeutics – conclusion. Current Researches in Anesthesia and Analgesia 26: 238–247

Lanier, V.A., McKnight, H.E., Trotter, M. (1944): Caudal analgesia: an experimental and anatomical study. American Journal of Obstetrics and Gynecology 47: 633–641

Trotter, M. (1947): Variations of the sacral canal: their significance in the administration of caudal analgesia. Current Researches in Anesthesia and Analgesia 26: 192–202

Trotter, M., Lanier, P.F. (1945): Hiatus canalis sacralis in American whites and negroes. Human Biology 17: 368–381

10 Die Lokalanästhesie in der Geburtshilfe

L.E.S. Carrie

Allgemeine Gesichtspunkte

Die Regionalanästhesie in der Geburtshilfe hat als Verfahren wissenschaftliche Grundlagen. Diese beinhalten die Anatomie des Nervensystems und der Geschlechtsorgane, die Physiologie der Schwangerschaft und die Pharmakologie der Lokalanästhetika. Der Anästhesist erlernt die geburtshilfliche Regionalanästhesie durch das Sammeln umfangreicher Erfahrung im Kreißsaal, die Durchführung regionaler Techniken, die Beurteilung ihrer Resultate und die Aneignung der Modifikationen, die im Sinne von Mutter und Kind die besten Ergebnisse versprechen. Auf dem Weg zu diesen Kenntnissen gibt es keine Abkürzungen, und das ist größtenteils auch der Grund dafür, daß in der geburtshilflichen Anästhesie Spezialisten tätig sein sollten.

Es gibt verschiedene Ursachen für die Beliebtheit der Regionalanästhesie in der Geburtshilfe. Zunächst beinhalten die wichtigsten alternativen Methoden der Analgesie – nämlich der parenterale Weg bzw. die Inhalation – das Risiko einer Depression des Zentralen Nervensystems von Mutter und Fetus. Bei der Mutter kann diese Depression von einer Amnesie für die Geburt ihres Kindes bis zu einer derart ausgeprägten Konfusion und Desorientierung reichen, daß sie nicht mehr zur Kooperation mit dem betreuenden Personal in der Lage ist. Beim Neonaten erstreckt sich dieser Effekt möglicherweise von leichten neurologischen bzw. Verhaltensstörungen, die nur durch komplizierte Tests erfaßbar sind, bis zu einer schweren respiratorischen Depression, die eine normale Atmung nach der Geburt verhindert. Der Einsatz der Regionalanästhesie bietet in der Geburtshilfe die Möglichkeit, die Schmerzen der Mutter zu lindern, ohne ihr Bewußtsein zu trüben oder zu einer neonatalen Depression zu führen.

Eine zweite Ursache für die Beliebtheit der regionalen Techniken liegt darin, daß parenterale und inhalative Methoden selbst bei sorgfältiger Durchführung unter Umständen bei bis zu 40% der Frauen keine zufriedenstellende Analgesie bieten (*Beazley* et al. 1967). Die Regionalanäs-thesie sorgt bei sachkundiger Ausführung und umsichtiger Abstimmung für erheblich bessere Resultate.

Die Regionalanästhesie kann deswegen in der operativen Geburtshilfe bevorzugt werden, weil bei diesen Patientinnen das Risiko einer Allgemeinanästhesie erhöht ist. Das bezieht sich hauptsächlich auf Schwierigkeiten bei der Intubation und die größere Gefahr einer Regurgitation von Mageninhalt. Die Erhaltung des Bewußtseins und der respiratorischen Schutzreflexe trägt wesentlich zu einer Minderung dieser Gefahren bei.

Die Innervation des Geburtskanals

Der mit einer uterinen Kontraktion verbundene Schmerz wird durch viszerale afferente Fasern aufgenommen, die sich über die uterinen, zervikalen und hypogastrischen Plexus zum Grenzstrang erstrecken. Diese Fasern laufen anschließend durch die weißen Rami communicantes und die posterioren Nervenwurzeln des 11. bzw. 12. thorakalen und ersten lumbalen Segments des Rückenmarks. Der Schmerz wird deswegen hauptsächlich im unteren Abdomen und im Rücken in dem Bereich lokalisiert, der durch die korrespondierenden Rami dorsales innerviert wird. *Bonica* (1979) wies darauf hin, daß sich dieses Gebiet bis in die Sakralregion erstrecken kann. Der Rückenschmerz in der Eröffnungsphase, speziell in Verbindung mit einer persistierenden okzipito-posterioren Lage des Feten, läßt sich auf den Druck des vorangehenden Körperteils auf den lumbosakralen Plexus oder andere Strukturen im Becken zurückführen und wird auf die unteren lumbalen und die sakralen Segmente übertragen.

Der durch die Dehnung oder die chirurgische Manipulation der Vagina, der Vulva und des Dammes während der Austreibungsphase verursachte Schmerz wird über somatische Nerven – hauptsächlich die Nn. pudendi und perineale Äste des N. cutaneus femoris posterior – zum zweiten, dritten und vierten Sakralsegment des

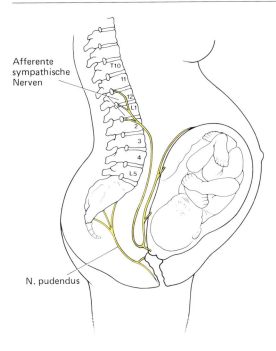

Afferente
sympathische
Nerven

T10
11
12
L1
2
3
4
L 5

N. pudendus

Abb. 10.1 Innervation des Geburtskanals

Rückenmarks geleitet. Andere afferente Fasern
verlaufen in den Hautästen des N. ilioinguinalis
und im Ramus genitalis des N. genitofemoralis.
Deswegen läßt sich der frühe Wehenschmerz
durch eine Blockade des 11. bzw. 12. thorakalen
und 1. lumbalen Segments abschwächen; der
Schmerz in der Austreibungsphase macht eine
zusätzliche Blockade des 2.-4. Sakralsegments
erforderlich.

Aortokavale Kompression

Es steht heute fest, daß bei allen Frauen nahe
dem Geburtstermin in Rückenlage die Vena cava
inferior (und manchmal auch die Aorta) durch
die Kompression zwischen dem graviden Uterus
und der Wirbelsäule komplett oder nahezu vollständig verschlossen wird. Der Fluß durch die Vena cava inferior ist gelegentlich selbst dann nicht
normal, wenn die Patientin ganz auf der Seite
liegt. Das Ausmaß der Einschränkungen des venösen Rückstroms hängt dabei vollständig von
der Qualität der Kollateralisierung über die Vv.
paravertrales und die V. azygos ab. Ein
schwerwiegender Verschluß „offenbart" (*Crawford* 1972) sich der Patientin und ihren medizinischen Betreuern durch Ohnmacht oder Übelkeit

und Hypotension. Weniger schwere Fälle können
„verborgen" bleiben, wenn der Blutdruck durch
periphere Vasokonstriktion stabil gehalten wird.
Ungünstigerweise betrifft diese Vasokonstriktion
auch die uteroplazentare Zirkulation und bewirkt unter Umständen verschiedene Grade
kindlicher Asphyxie.

Die Bedeutung der aortokavalen Kompression
für die geburtshilfliche Regionalanästhesie liegt
darin, daß sie die Schwangere für eine Hypotension durch Sympathikusblockade empfänglicher
macht. Eine Erhöhung des Preloads und die Vermeidung einer Rückenlagerung verbessert den
Zustand des kardiovaskulären Systems, der venöse Rückfluß normalisiert sich jedoch nicht end-
gültig, bevor das Kind geboren ist.

Lokalanästhetika

Lidocain und Bupivacain sind in Großbritannien
die am häufigsten verwendeten Substanzen für
die geburtshilfliche Analgesie, wobei ersteres
eher für periphere Blöcke und das zweite für die
Periduralanästhesie eingesetzt wird. Die pharmakologischen Eigenschaften wurden in Kap. 4
erörtert. Die gelegentlich sowohl bei der Periduralanästhesie zum Kaiserschnitt als auch bei kontinuierlichen periduralen Techniken verabreichte
hohe Lokalanästhetikadosis birgt das theoretische Risiko einer kumulativen Toxizität. Berech-
nungen von *Reynolds* et al. (1973) haben ergeben, daß eine Dosierung von 0,4 mg/min Bupivacain (ungefähr 10 ml der 0,5%igen Lösung alle
zwei Stunden) bei 5% der Patienten nach 320 mg
(mehr als 60 ml der 0,5%igen Lösung) zu einer
potentiell toxischen Blutkonzentration führen
würde.

Erst kürzlich wurden sensitive neurologische
bzw. Verhaltenstests entwickelt, die wesentlich
feinere Grade neonataler Depression aufdecken,
als sie durch gröbere Methoden wie den fetalen
Säure-Basen-Status und den Apgar-Test gemessen werden können (*Scanlon* et al. 1974). Diese
Tests bewerten das motorische Verhalten, die
Gewöhnung an Stimuli sowie die Aufmerksamkeit und wurden zum Nachweis der weniger offensichtlichen Effekte der Lokalanästhetika
beim Neonaten eingesetzt. Die ersten Studien
weisen darauf hin, daß ein verringerter Muskel-
tonus ohne zentralnervöse Depression („floppy
but alert") nach Lidocain (*Scanlon* et al. 1974;
Hollmen et al. 1978) vorliegen könnte; in aktuel-
leren Studien (*Abboud* et al. 1983a,b; *Kuhnert* et
al. 1984; *Kileff* et al. 1984) zeigte sich dieser

Effekt nicht mehr. *Wiener* et al. (1977) fanden nach periduralem Bupivacain Abweichungen über 48 Stunden; dieses Ergebnis ließ sich jedoch nicht bestätigen (*Scanlon* et al. 1976; *Corke* 1977; *Hodgkinson* et al. 1977; *McGuinness* et al. 1978). So nützlich diese Tests zum Vergleich der verschiedenen Lokalanästhetika und diversen Methoden auch sein mögen, liegt die längerfristige Bedeutung der Resultate jedoch im Unklaren.

Der lumbale peridurale Block

Die lumbale Periduralanästhesie besitzt zur Zeit das größte Spektrum in der geburtshilflichen Regionalanästhesie in Großbritannien. Sie kann sowohl als Methode zur Schmerzlinderung während der Wehen als auch für alle operativen geburtshilflichen Eingriffe bzw. zur postoperativen Analgesie verwendet werden.

Wirkung auf die plazentare Durchblutung

Die Messung des intervillösen plazentaren Blutflußes mittels der Xe 133-Clearance (*Rekonen* et al. 1976) hat Informationen von größtem Interesse für Anästhesisten in der Geburtshilfe geliefert. Diese Methode wurde bei verschiedenen Untersuchungen über den Effekt regionaler Techniken auf den plazentaren Blutfluß verwendet (*Joupilla* et al. 1978a,b; *Hollmen* et al. 1982). *Hollmen* et al. (1982) haben gezeigt, daß nach Einsetzen der Wehen ein periduraler Block, hervorgerufen durch Dosen von 10 ml Bupivacain 0,25% oder 2-Chloroprocain 2%, zu einer Steigerung des plazentaren Blutflusses um etwa 35% führt, während dieser in der Kontrollgruppe um etwa 19% abnahm. Andere Forscher haben gezeigt, daß dieser günstige Effekt auch bei Patienten mit präklamptischer Toxämie auftritt (*Joupilla* et al. 1982). Diese Studien sind deswegen von Bedeutung, weil sie die mögliche günstige Wirkung der periduralen Analgesie auf den Fetus zeigen.

Periduralanalgesie während der Wehen

Technik

Die Methoden zur Identifikation des Periduralraumes wurden in Kapitel 8 diskutiert. Die meisten Anästhesisten in der Geburtshilfe lagern die Patientin auf die linke Seite; als Alternative steht noch die sitzende Position zur Verfügung. Es wird in der Regel im zweiten oder dritten lumbalen Zwischenwirbelraum eingegangen. Ein Periduralkatheter sollte fast immer eingeführt werden, selbst dann, wenn die Geburt unmittelbar bevorzustehen scheint, denn der Verlauf der Wehen verzögert sich bei einer Single-Shot-Methode! Es ist wichtig, die Periduralanästhesie so schnell wie möglich durchzuführen, weil es für eine Patientin während der Wehen selten angenehm ist, in gebeugter Stellung zu liegen.

Die erste Injektion umfaßt 5–9 ml; das geringere Volumen wird dabei für kleine oder adipöse Patientinnen eingesetzt, bei denen es tendenziell zu einer etwas größeren Ausbreitung kommt. Höhere Volumina sind geeignet für große Patienten, eventuell kombiniert mit einer leicht erhöhten Lage des Oberkörpers, und werden auch dann verwendet, wenn von Beginn an eine sakrale Analgesie erforderlich ist. Diese Gruppe umfaßt auch Patientinnen, die eine zervikale Cerclage benötigen oder bei denen die Geburt noch unter der Wirkung der ersten Dosis des Lokalanästhetikums erwartet wird. Diese Initialdosierung muß auch die Testdosis (sofern verwendet) und das zur Füllung von Filter und Katheter nötige Volumen berücksichtigen.

Praktische Probleme. Die mit einem Periduralblock verbundenen eher allgemeinen Probleme wurden in Kapitel 8 diskutiert. In der geburtshilflichen Praxis werden Anästhesisten mit dem seltenen Problem konfrontiert, eine Analgesie über mehrere spinale Segmente für viele Stunden sichern zu müssen. Die Fähigkeit des in der Geburtshilfe tätigen Anästhesisten sollte deswegen weniger auf dem Gebiet der Punktionstechnik und der Einführung des Katheters an der richtigen Stelle liegen, sondern eher darin, den Block effektiv zu gestalten.

Für eine wirksame Anästhesie oder Analgesie von T11 bis S4 müssen 11 Nervenwurzeln auf jeder Seite blockiert werden. Obwohl es einfach erscheint, dieses Ziel mittels Einsatz eines genügend großen Volumens eines Lokalanästhetikums zu erreichen, sieht die Praxis oft anders aus; die Arbeit von *Husemeyer* und *White* (1980) liefert dafür eine Erklärung. Ihre Studien mit der Injektion von Harz zeigen einige bemerkenswerte „Kompartimentierungen" des Periduralraumes, die auf variable Weise miteinander kommunizieren. Die Position des Katheters in Relation zu diesen Kompartimenten ist vollkommen zufällig und muß gelegentlich zu einer ungleichmäßigen Ausbreitung der Lösung führen.

Andere Ursachen für eine asymmetrische Periduralanalgesie wurden von *Singh* (1967) beschrieben, der herausfand, daß ein unilateraler Block auf ein Mittellinienseptum zurückzuführen sein kann. *Usubiaga* et al. (1970) schlugen vor, daß Adhäsionen zwischen der Dura und der Rückseite der Wirbelkörper möglicherweise den freien Fluß der Lokalanästhetikalösung von einer Seite auf die andere behindern.

Die Ausdehnung des Blocks wird über das Testen der Hautanalgesie festgestellt. Die obere Grenze kann dadurch bestimmt werden, daß man die Haut mit Daumen und Zeigefinger kneift oder eine stumpfe Nadel verwendet. Die untere Grenze der Analgesie läßt sich entsprechend (und auf eine etwas ästhetischere Weise) ermitteln, indem die Patientin nach Taubheit oder Parästhesien am Gesäß befragt wird. Wenn in jedem Kreißsaal Karten mit der Verteilung der Dermatome aufgehängt werden, erlangen die Hebammen rasch Erfahrung in der Beurteilung der Blockausdehnung. Zur Verbesserung eines ungenügenden Blocks stehen verschiedene Korrekturmöglichkeiten zur Verfügung:

1. Der Katheter wird teilweise zurückgezogen, so daß die Spitze weiter posterior im Periduralraum liegt. Diese Maßnahme führt möglicherweise auch zur Entfernung der Spitze aus einem der „Kompartimente". Bei dieser Korrektur darf man nicht vergessen, daß die proximale Öffnung bei vielen Kathetern mehr als 1 cm von der Spitze entfernt ist.
2. Die Lage der Patientin wird vor der nächsten Dosis verändert. Die Schwerkraft hat einen gewissen Einfluß auf die Ausbreitung der Lösung im Periduralraum. Die Patientin sollte deswegen so gelagert werden, daß die nicht anästhesierten Segmente unterhalb des Niveaus der Katheterspitze liegen.
3. Es wird eine höhere Konzentration des Lokalanästhetikums oder eine andere Substanz gewählt.
4. Ein größeres Volumen einer etwas verdünnteren Lösung ist unter Umständen wirkungsvoller. Zum Beispiel können 14 ml 0,25%iges Bupivacain anstatt 7 ml der 0,5%igen Lösung injiziert werden.

Es empfiehlt sich meist, mehrere Korrekturmöglichkeiten gleichzeitig zu versuchen, weil es jeweils 15–20 Minuten dauert, bis man die Effektivität einer Einzelmaßnahme beurteilen kann. Die Entfernung und Neueinführung des Katheters in einen benachbarten Zwischenraum stellt ohne Zweifel die wirkungsvollste Methode bei der Korrektur einer ungenügenden Periduralanalgesie dar. Das gilt besonders dann, wenn ein zunächst effektiver Block seine Wirkung verliert, weil es sehr wahrscheinlich ist, daß der Katheter, trotz sorgfältiger Fixation auf der Haut, aus dem Periduralraum herausgerutscht ist.

Timing

Eine Periduralanästhesie hat nur wenig Auswirkungen auf die Intensität oder Frequenz der uterinen Kontraktionen, wenn man die Vermeidung einer Okklusion der Vena cava inferior voraussetzt (*Schellenberg* 1979). *Studd* et al. (1980) stellten fest, daß bei spontaner, nicht stimulierter Wehentätigkeit die Eröffnungsphase bei Patientinnen mit Periduralblock eine Stunde länger dauerte als ohne. Bei eingeleiteten, stimulierten Wehen gab es keinen statistischen Unterschied in der Dauer. Normalerweise wird eine Periduralanalgesie weder bei Erst- noch bei Mehrgebärenden begonnen, bevor die Wehen voll eingesetzt haben. Eine Ausnahme bildet möglicherweise die Gruppe der Patientinnen, die eine Einleitung der Wehen durch Sprengung der Fruchtblase als schmerzhaft empfinden. *Caseby* (1964) stellte fest, daß 22% der Frauen unter diese Kategorie fallen und daß es sinnvoll ist – wenn sie zuvor identifizierbar sind – ihnen vor der Einleitung eine Periduralanästhesie anzubieten. Daraufhin ist es sehr gut möglich, die Analgesie abklingen zu lassen, bis sich die Wehen eingestellt haben.

Manche Frauen, bei denen während der Wehen ein effektiver Periduralblock bestand, fühlen sich eines Teils des Geburtserlebnisses „beraubt". In Kliniken dagegen, in denen die Periduralanalgesie nicht vor voll eingesetzten und schmerzhaften Wehen begonnen wird, ist dies unwahrscheinlich. Diese „auf Wunsch"-Regelung, die nur in einer Klinik mit genügend erfahrenen Anästhesisten möglich ist, erfaßt unter Umständen einige Mehrfachgebärende nicht, die bei Eintritt starker Wehen nur kurz in der Eröffnungsphase verbleiben. Nachdem nur wenige Periduralblöcke in weniger als 20 Minuten nach dem Ruf des Anästhesisten zum Patienten wirken, kann der Wunsch danach zu spät kommen. Deswegen sollte bei diesen Patientinnen, wenn sie eine Periduralanalgesie wünschen, der Katheter so früh wie möglich nach Einsetzen der Wehen gelegt werden.

Vorgehen in der Austreibungsphase

Bei einem in den sakralen Segmenten voll wirksamen Peridural- oder Spinalblock wird der Preßdrang unterdrückt. Die tatsächliche Fähigkeit, zu pressen, ist in Wirklichkeit nicht eingeschränkt, weil diese auf einer Kontraktion des Diaphragmas und der Abdominalmuskulatur beruht; die Effektivität wird dagegen durch das Fehlen der afferenten Seite des Reflexes ohne Zweifel reduziert. Wenn die Patientin, ohne Rücksicht darauf, wie hoch der Kopf steht, zum Pressen ermahnt wird, sobald der Muttermund komplett ist, dann wird häufig ein Forzeps erforderlich, um eine erschöpfte Mutter von ihrem ebenfalls erschöpften Kind zu entbinden.

Pearson und *Davies* (1974) haben gezeigt, daß sich in der Austreibungsphase eine progressive maternale und fetale metabolische Azidose entwickelt. Dies ist sicherlich die Grundlage der allgemein akzeptierten maximalen Zeitgrenze für die Dauer der Austreibungsphase – eine Stunde bei einer Erstgebärenden, eine halbe Stunde bei einer Mehrgebärenden. Es konnte jedoch auch nachgewiesen werden, daß eine wirksame Periduralanalgesie mit einer Suppression des Preßdranges eine metabolische Azidose bei der Mutter verhindert. Beim Fetus bestand nach wie vor eine Tendenz zur Azidose; dies könnte aber auch auf die Tatsache zurückzuführen sein, daß die Mutter während der ganzen Zeit in Steinschnittlage verblieb.

Viele Geburtshelfer und Anästhesisten sind derzeit der Meinung, daß es durchaus annehmbar ist, die Austreibungsphase deutlich länger als die angegebenen Zeitgrenzen dauern zu lassen, und daß unter diesen Umständen der Kopf des Fetus durch uterine Kontraktionen ins Becken befördert wird. Das setzt voraus, daß die Mutter nicht preßt, daß sie korrekt auf der Seite oder in halb aufrechter Position gelagert und der Fetus sorgfältig überwacht wird. Eine spontane Geburt oder Forzeps läßt sich dann problemlos durchführen. Wenn man sich an dieses Regime hält, dann wird ein Forzeps jedoch deutlich seltener nötig werden. Sollte dies dennoch der Fall sein, dann erlaubt eine effektive Periduralanalgesie ein schmerzloses Vorgehen, und die Entbindung durch den relaxierten Beckenboden wird erleichtert. Die Inzidenz von Forzeps-Geburten läßt sich auch über die Verwendung von Lokalanästhetika niedrigerer Konzentration verringern; diesen Vorteil erkauft man sich jedoch mit einem geringeren Anteil der Patientinnen, deren Schmerz zufrieden-stellend gelindert wird (*Thorburn* und *Moir* 1981).

Indikationen

Schmerzlinderung. Die Schmerzlinderung während der Wehen stellt die primäre Indikation für eine lumbale Periduralanalgesie dar, und darin ist sie unübertroffen. Nicht einmal 60% der Frauen sind mit der Analgesie über vorsichtig verabreichte parenterale oder inhalative Medikamente zufrieden (*Beazley* et al. 1967); die meisten Zentren mit einem „Peridural-Service" erheben Anspruch auf zufriedenstellende Analgesie in ungefähr 80% der Fälle. Diese Zahlen fallen noch einmal besser aus, wenn die Geburt nicht so schnell verläuft, daß der Anästhesist keine Korrekturen mehr am Periduralblock vornehmen kann.

Gestosen. Der Blutdruck von Patientinnen mit einer Gestose reagiert besonders empfindlich auf zirkulierende Katecholamine. Deswegen zeigen Patientinnen mit einer milden, unbehandelten Gestose unter Umständen speziell während uteriner Kontraktionen abrupte Blutdruckanstiege. Gestosen schwerer Ausprägung werden antenatal mit Antihypertensiva behandelt, der Blutdruck kann jedoch während der Wehen außer Kontrolle geraten. Bei beiden Gruppen stellt ein Periduralblock oft die einzig mögliche Behandlung dar, weil so der Schmerz gedämpft und ein mäßiggradiger Sympathikusblock bewirkt wird. Es ist aber ein Fehler, die Blockade in höhere Segmente auszudehnen, wenn der Blutdruck nicht auf ein akzeptables Niveau absinkt. Bei solchen Patientinnen besteht die Indikation zu einer weiteren antihypertensiven Therapie.

Vaginale Geburt aus Beckenendlage. Obwohl in der Geburtshilfe zunehmend eine elektive Sectio caesarea der Entbindung aus Beckenendlage vorgezogen wird, werden doch noch viele vaginale Geburten durchgeführt. Manchmal kommt es bei diesen Patientinnen zu einem unkontrollierbaren Preßdrang, bevor die Zervix voll dilatiert ist. Daraus kann ein schweres Ödem und eine Quetschung der Zervix entstehen und damit die Entbindung erschweren. Das hauptsächliche Risiko für das Kind liegt in der Verletzungsgefahr des nachkommenden Kopfes, der unter Umständen überstürzt durch einen festen Beckenboden entbunden wird. Bei unreifen Kindern besteht dadurch das Risiko einer intrakraniellen Hämorrhagie. Unter einer Periduralanalgesie lassen sich beide Probleme auf elegante Weise lösen, weil so der Preßdrang beseitigt wird und der Geburtshelfer die Entwicklung des Kopfes sanft kontrollieren kann. Frühere Befürchtungen, daß eine Periduralanalgesie die Inzidenz einer Extraktion aus Beckenendlage mit der damit verbundenen Morbidität und Mortalität erhöhen könnte, stellten sich als unbegründet heraus.

Mehrlingsschwangerschaften. Bei einer vaginalen Geburt besteht beim zweiten Zwilling unter Umständen das Risiko einer uterinen Ermüdung, einer Nabelschnurkompression oder einer partiellen Plazentalösung, und nach den derzeit gültigen Regeln sollte die Entbindung beschleunigt durchgeführt werden. Der erschlaffte Uterus läßt sich durch den Einsatz von Oxytocin stimulieren, wenn die spontane Geburt jedoch nicht in Kürze stattfindet, kann ein Forzeps, eine assistierte Geburt aus Beckenendlage oder sogar eine innere Wendung und Vakuumextraktion erforderlich werden. Ein gut wirkender Periduralblock ermöglicht es dem Geburtshelfer, sofort mit der Methode seiner Wahl fortzufahren, ohne die mit einer Allgemeinanästhesie unter diesen Bedingungen verbundenen Risiken eingehen zu müssen. Wenn der Uterustonus für eine Wendung und Extraktion zu hoch ist, wird die Inhalation von Salbutamol als effektive, aber im Vergleich zur Einleitung einer Halothannarkose sicherere Methode der uterinen Relaxation empfohlen.

Unreife Frühgeborene. Viele der oben angeführten Gesichtspunkte einer Geburt aus Beckenendlage gelten genauso für Frühgeburten aus Schädellage. Es besteht die Neigung zu einer Sturzgeburt, und damit erhöht sich das Risiko einer intrakraniellen Hämorrhagie. Eine Periduralanalgesie ermöglicht über die Ausschaltung des Preßdrangs eine langsame, kontrollierte Geburt, und der fehlende Bedarf an systemischen Analgetika verhindert eine mögliche Depression des unreifen Kindes.

Diabetes mellitus. Die plazentare Funktion von Müttern mit Diabetes mellitus ist mit der Konsequenz einer hohen perinatalen Mortalität des Kindes eingeschränkt. Wenn kein elektiver Kaiserschnitt geplant ist, wird die Geburt gewöhnlich in der 37.–38. Woche eingeleitet, und diese Kinder profitieren aus den gleichen Gründen wie Frühgeborene von einer Periduralanästhesie.

Kardiovaskuläre Erkrankungen. Eine Verallgemeinerung bezüglich kardialer Erkrankungen ist wegen der großen Spannbreite kongenitaler und erworbener Leiden nicht möglich; jeder individuelle Fall sollte mit einem Kardiologen besprochen werden. Wenn jedoch eine vaginale Entbindung in Erwägung gezogen wird, lassen sich die meisten nachteiligen Faktoren am günstigsten durch einen vorsichtig gesteuerten lumbalen Periduralblock behandeln. Die erste Dosis des Lokalanästhetikums sollte im unteren Dosisbereich liegen, weil bei diesen Patientinnen eine Hypotension wahrscheinlicher ist. Der Block erlaubt den Einsatz von Oxytocin zur Unterstützung der Wehen, ohne daß eine nachteilige Wirkung für die Mutter entsteht. Er kann bis in die sakralen Segmente ausgedehnt werden, um im zweiten Stadium ein unkontrolliertes Pressen mit dem damit verbundenen Valsalva-Manöver zu verhindern. Die bei einem Periduralblock auftretende Vasodilatation erleichtert weiterhin die Anpassung an den verstärkten venösen Rückstrom im dritten Stadium, der durch die Beseitigung der Kompression der Vena cava inferior und durch die Uterusretraktion nach der Geburt ausgelöst wird. Eben deswegen sollte Ergometrin aufgrund seines vasokonstriktorischen Effekts bei diesen Patientinnen nicht angewendet werden. Oxytocin gilt als die sicherere Alternative.

Der in der Geburtshilfe tätige Anästhesist wird in zunehmendem Maße mit Patientinnen konfrontiert, die künstliche Herzklappen besitzen. Die kardiale Funktion ist in diesen Fällen meist sehr gut; die Patientinnen sind jedoch gewöhnlich mit einer antikoagulativen Langzeittherapie eingestellt. Die Entscheidung über eine Unterbrechung dieser Therapie und Wiederherstellung normaler Gerinnungsverhältnisse für eine Periduralanästhesie kann nur in enger Zusammenarbeit mit einem Kardiologen getroffen werden.

Über den Einsatz der Regionalanästhesie für einen Kaiserschnitt im seltenen Fall einer Patientin mit einer schweren Herzerkrankung läßt sich streiten. Unter dem für diese Operation erforderlichen hohen Block tritt eine Hypotension häufiger auf, und es bestehen beträchtliche Schwierigkeiten in der Auswahl der Gegenmaßnahmen, wenn es zu den abrupten Änderungen der Hämodynamik kommt, die mit dieser Operation verbunden sind. Viele Anästhesisten ziehen eine leichte Allgemeinanästhesie mit Muskelrelaxation als Methode der Wahl für diese Patientinnen vor.

Respiratorische Erkrankungen. Gegenwärtig werden nur wenige Patientinnen mit schweren Erkrankungen der Lunge in den Kreißsaal aufgenommen. Als Ausnahmen kommen ein Asthma bronchiale oder akute Infekte des oberen Respirationstraktes mit pulmonaler Ausbreitung in Frage. Diese Patientinnen leiden wahrscheinlich sehr unter der Hyperventilation und dem Valsalva-Manöver und empfinden eine lumbale Periduralanalgesie als große Erleichterung.

Eine gering ausgeprägte Erkrankung der Atemwege hat wenig Einfluß auf die Entscheidung zwischen Allgemein- und Regionalanästhesie für einen Kaiserschnitt. In schweren Fällen hängt die Wahl im wesentlichen vom Ausmaß des produktiven Hustens ab, unter dem die Patientin leidet. Obwohl einige Gründe für eine Regionalanästhesie sprechen, läßt sich durch eine Allgemeinanästhesie ein wiederholtes Husten vermeiden, was die Bedingungen für den Operateur verbessert. Eine Allgemeinanästhesie ermöglicht eine Tracheobronchialtoilette vor der Extubation, und dies ist der Grund dafür, daß der Autor dieses Vorgehen empfiehlt. Wenn man allerdings gegen Ende der Operation eine Periduralanästhesie über einen zuvor gelegten Katheter beginnt, gibt das der Patientin die Möglichkeit, postoperativ schmerzfrei abzuhusten.

Unkoordinierte Uterusaktivität. Unkoordinierte Kontraktionen des Uterus, die schmerzhaft und ineffektiv ablaufen, führen nur zu einer verzögerten Dilatation der Zervix und schließlich zu einer erschöpften Patientin. Sie werden oft von Erbrechen, Dehydratation bzw. Ketose der Mutter und allen Anzeichen von fetalem „Streß" begleitet. Eine Periduralanästhesie allein führt in diesen Fällen zu einem normaleren Kontraktionstyp (*Moir & Willocks* 1967), obgleich auch Oxytocin gegeben werden kann. Eine intravenöse Infusion zum Ausgleich der Dehydratation und der Elektrolyt-Imbalance erspart der Patientin, zusätzlich zur Lösung von Angst und Schmerzen durch die Periduralanästhesie, unter Umständen einen notfallmäßigen Kaiserschnitt (*Moir & Willocks* 1967; *Maltan & Anderson* 1975). Beispiele für diesen Zustand in schwerwiegendem Ausmaß sieht man in gut geführten geburtshilflichen Abteilungen heutzutage selten.

Kontraindikationen

Es hat sich eingebürgert, bestimmte Zustände als „absolute" Kontraindikationen für eine Periduralanästhesie in der Geburtshilfe zu bezeichnen. Diese umfassen manifeste Gerinnungsstörungen, sowohl iatrogen als auch krankheitsbedingt, die Ablehnung dieser Technik durch die Patientin, septische Hautbezirke im Bereich der Punktionsstelle und inadäquate Betreuungsmöglichkeiten für die Patientin nach Durchführung der Periduralanästhesie.

Die Bezeichnung mancher anderer Zustände als „relative" Kontraindikationen, wie in der Vergangenheit geschehen, ist irreführend, weil dar-

unter einige (z. B. vaginale Entbindung aus Beckenendlage) mittlerweile als Indikation gelten. Bestimmte Umstände erfordern jedoch besondere Sorgfalt und Vorsicht.

Eine *Hypotension bzw. Hypovolämie* muß immer zunächst vor einer Periduralanästhesie behandelt werden, weil jede Form einer Sympathikusblockade die Kompensationsfähigkeit des Patienten einschränkt. Es ist außerdem wichtig, die zugrundeliegende Ursache zu ermitteln, weil eine Hypotension, z. B. durch eine Präklampsie oder einen Plazentaabriß, von Gerinnungsstörungen begleitet sein kann.

Neurologische Erkrankungen, wie z. B. Multiple Sklerose und Myasthenia gravis, werden manchmal als Kontraindikationen für einen Periduralblock bezeichnet; aber es gibt eigentlich keinen vernünftigen Grund, weswegen die peridurale Injektion eines Lokalanästhetikums diese Erkrankungen ungünstig beeinflussen sollte, und es existiert auch kein sicherer klinischer Hinweis dafür. Die Lebensqualität dieser Patienten ist bereits deutlich eingeschränkt, so daß es unsinnig scheint, ihnen die Vorteile einer Periduralanästhesie – wenn indiziert – vorzuenthalten. Das Verfahren sollte der Patientin jedoch ausführlich erklärt und ihre Zustimmung eingeholt werden.

Rückenbeschwerden und Wirbelsäulenoperationen in der Anamnese. Auch in diesen Fällen existiert kein offensichtlicher Grund, warum eine Periduralanästhesie zu einer Verschlechterung führen sollte. Rückenbeschwerden können sicherlich erstmals nach einer Geburt auftreten oder werden – wenn vorhanden – unter Umständen verschlimmert; diese Tatsache muß der Patientin mitgeteilt werden.

Es sollte noch ein zusätzlicher Aspekt bei diesen Patientinnen erläutert werden: Nach einem Wirbelsäuleneingriff – speziell bei einigen Arten von Wirbelkörperfusionen – besteht die Möglichkeit, daß sich im Periduralraum Adhäsionen bilden, die den Zugang des Lokalanästhetikums zu den Nervenwurzeln unvorhersagbar machen. Anders als unter normalen Umständen ist deswegen eine komplette Analgesie weniger wahrscheinlich. Wenn der Periduralblock unvollständig ist oder sich der Periduralraum nicht lokalisieren läßt, kann eine Spinalanästhesie noch Erfolg haben.

Uterine Narben. Es ist möglich, daß eine uterine Narbe nach einer Hysterotomie oder einer vorangegangenen Sectio caesarea unter den Wehen rupturieren kann. In diesen Fällen ist der Einsatz der Periduralanästhesie umstritten, weil der mit einer drohenden Ruptur verbundene

Schmerz unter Umständen verborgen bleibt. Schmerz ist jedoch ein relativ seltenes Warnzeichen einer Narbenruptur, und andere klinische Zeichen – wie fetaler Streß und vaginale Blutungen – treten häufiger auf. Alle diese Patientinnen benötigen – mit oder ohne Periduralanästhesie – ein peinlich genaues maternales und fetales Monitoring. *Crawford* (1976) stellte fest, daß wenn Schmerzen in Verbindung mit einer Uterusruptur auftreten, sie eine wirksame Periduralanästhesie „durchbrechen". Er nennt diesen Effekt das peridurale „Sieb". Ob dies unter einem gut sitzenden Block mit hohen Konzentrationen eines Lokalanästhetikums aber immer zu beobachten ist, gilt als unsicher, und es ist klüger, bei diesen Patientinnen niedrigere Substanzkonzentrationen (z. B. Bupivacain 0,25%) zu verwenden.

Die Einrichtung eines „Peridural-Service"

Der Aufbau eines geburtshilflichen „Peridural-Service" betrifft den Geburtshelfer und die Hebamme genauso wie den Anästhesisten und die Patientin. Die erste Voraussetzung ist die Begeisterung des gesamten Personals sowie das Verständnis der Rolle, die die Regionalanästhesie in der Praxis der Geburtshilfe spielen kann. Die sich bietenden Vorteile werden nicht immer ohne weiteres akzeptiert, weil damit fundamentale Veränderungen im Ablauf und in der Einstellung gegenüber dem Wehenschmerz verbunden sind. Eine reguläre Besprechung der Abteilung für Geburtshilfe stellt den idealen Rahmen für die Begründung der Zusammenarbeit, für die Diskussion und für die Ausbildung dar, wenn ein „Peridural-Service" ins Leben gerufen werden soll. Nach der Einführung dient solch eine Besprechung der Erörterung von Problemen.

Es ist wichtig, daß Geburtshelfer und Hebammen die Wirkung der Periduralanalgesie auf die klinischen Charakteristika der Wehen zu schätzen wissen; und ganz besonders wichtig ist für alle Beteiligten ein klares Verständnis des aortokavalen Syndroms und der Art und Weise, wie seine Auswirkungen durch einen Periduralblock verstärkt werden können. Wegen der mit einer Periduralanästhesie verbundenen möglichen Komplikationen (Kapitel 8) besitzt eine Voraussetzung große Bedeutung, nämlich die sofortige Erreichbarkeit eines Arztes, der mit Intubation und Beatmung, der Behandlung einer Hypotension und der kompletten kardiopulmonalen Reanimation im Falle eines Herz-Kreislaufstillstands ver-

traut ist. Für diese Aufgabe ist ein Anästhesist am besten geeignet. Im Idealfall sollte er ohne weitere Verpflichtungen in der geburtshilflichen Abteilung anwesend sein; wenn er jedoch andere Aufgaben zu erfüllen hat, sollten diese nicht zu umfangreich sein und ihn nicht zu weit vom Kreißsaal entfernen. Die Sicherheit eines „Peridural-Service" hängt in großem Umfang von der Erreichbarkeit des Anästhesisten ab. In einigen Kliniken werden Periduralanästhesien durch Geburtshelfer durchgeführt. Obwohl diese Regelung allem Anschein nach zufriedenstellende Ergebnisse geliefert hat, gibt es dafür in der heutigen Praxis keine Rechtfertigung. Der Geburtshelfer wird dadurch zu einem „Operateur-Anästhesisten" und bei Gelegenheiten, bei denen sich zwischen Notwendigkeiten der Periduralanalgesie und der Geburtshilfe zu entscheiden hat, wird er die letzteren natürlich in den Vordergrund stellen. Die meisten Geburtshelfer werden zugeben, daß sie bei einem Notfall nicht so schnell intubieren oder so wirksam kardiopulmonal reanimieren können wie ein Anästhesist.

Periduralanästhesie für eine Sectio caesarea

Ein Kaiserschnitt ist bei weitem die häufigste größere Operation unter reiner Regionalanästhesie, deren Einsatz hier im Vergleich zur Allgemeinanästhesie aus zwei Gründen zunimmt. Immer mehr Frauen wünschen eine Periduralanästhesie, weil sie ihnen ermöglicht, die Geburt des Kindes bewußt wahrzunehmen und sich daran zu erfreuen. Ein anästhesiologisches Argument liegt in der Reduktion der Risiken einer mißlungenen trachealen Intubation und einer Aspiration von Mageninhalt.

Die Innervation des Abdomens

Die Innervation des Abdomens wird in Kapitel 11 im Detail beschrieben, einige Punkte besitzen jedoch hier Relevanz. Ein Kaiserschnitt wird durch eine untere abdominelle Inzision durchgeführt. Während ein Blockadeniveau bis zum Bauchnabel (T10) für den Hautschnitt ausreichen sollte, reichen viszerale Afferenzen abdominaler Strukturen noch bis zu T5. Selbst ein Block bis auf diese Höhe betrifft immer noch nicht vagale und vom Diaphragma (C3–5) stammende Fasern. Aus diesem Grund sollte der Operateur möglichst verhindern, daß Blut oder Flüssigkeit unter das Diaphragma läuft, und den

Darm behutsam behandeln. Ein postpartales Vorlagern des Uterus durch die Inzision zur Erleichterung der Naht stellt eine wesentliche Ursache für Beschwerden dar und sollte vermieden werden.

Die Prämedikationsvisite

Vor einem elektiven Kaiserschnitt wird keine Prämedikation verabreicht, die Technik der Anästhesie muß aber mit der Patientin ausführlich besprochen werden. Sie sollte darüber aufgeklärt werden, daß selbst bei einem guten Block gewisse Wahrnehmungen im Abdominalbereich nicht ausgeschlossen sind. Die Möglichkeit eines kompletten oder partiellen Versagens kann erwähnt und die zur Verfügung stehenden Gegenmaßnahmen beschrieben werden. Es empfiehlt sich, sorgfältig nach Symptomen oder Anzeichen einer Kompression der Vena cava inferior zu forschen. Es gibt vielfältige Variationen, was die Gabe von Antazida und H_2-Blockern vor einem Kaiserschnitt anbelangt. Jede geburtshilfliche Abteilung sollte in bezug auf den Einsatz dieser Medikamente über klare Richtlinien verfügen. Der Autor selbst verabreicht ein Antazidum im Operationssaal, wenn die Periduralanästhesie inadäquat wirkt und eine Allgemeinanästhesie nötig wird.

In einer Notfall-Situation werden die gleichen Prinzipien befolgt, auch wenn die für eine Besprechung zur Verfügung stehende Zeit natürlich sehr kurz ist.

Die Technik der Periduralanästhesie

Eine fundamentale Voraussetzung für den Einsatz der Regionalanästhesie – speziell der Periduralanästhesie – bei einem Kaiserschnitt ist die Flexibilität des Operateurs, was den Operationsbeginn betrifft. Es ist nicht immer eine genaue Voraussage möglich, zu welchem Zeitpunkt sich der Block voll ausgebildet hat, der Operateur muß jedoch zum Anfangen bereit sein, sobald dies der Fall ist. Bei einigen Patientinnen kommt es zur Entwicklung einer therapieresistenten Hypotension; in diesem Fall ist die schnellstmögliche Entwicklung des Kindes von größter Bedeutung.

Es wurden mehrere detaillierte Beschreibungen der Periduralanästhesie für die Sectio caesarea veröffentlicht (*Milne & Murray Lawson* 1973; *Thorburn & Moir* 1980; *Crawford* 1980), deren

Unterschiede wenigstens zum Teil die verschiedenartigen Ansichten widerspiegeln, wie Probleme in Verbindung mit exzessiv hoher oder inadäquater Ausbreitung am besten vermieden werden können.

Die meisten in der Geburtshilfe tätigen Anästhesisten führen den Katheter im ersten oder zweiten lumbalen Zwischenwirbelraum ein und injizieren Bupivacain 0,5% (oder Lidocain 2% mit Adrenalin). Im wesentlichen gibt es zwei Arten der Dosierung. Bei der ersten wird ein einzelner großer Bolus (15–20 ml in Abhängigkeit von der Größe der Patientin) des Lokalanästhetikums in horizontaler, zur Prophylaxe einer Kompression der Vena cava aber leicht aufgerichteter Position der Patientin gegeben. Dies ist eine einfache Methode und führt zu einem rasch eintretenden Block. Das Ergebnis ist jedoch unter Umständen fleckförmig (jedoch nicht so häufig, wie manche glauben), und es kann sich eine ausgeprägte Hypotension einstellen, wenn der Block deutlich höher reicht als erforderlich. Wenn die Patientin bereits vor dem Kaiserschnitt eine Periduralanalgesie erhalten hat, reicht wahrscheinlich ein kleineres Volumen des Lokalanästhetikums aus.

Als Alternative bietet sich die Injektion mehrerer kleiner Volumina an; außerdem der Versuch, die Lagerung zur Beeinflußung der Ausbreitung zu nutzen. Die erste Dosis (8–10 ml) wird in sitzender Position verabreicht. Nach 8–10 Minuten wird die Patientin hingelegt und das Niveau der Anästhesie bestimmt. Wenn der Block sich nicht weiter als erwartet ausgebreitet hat (zu diesem Zeitpunkt ungefähr bei L1), wird eine gleich große zweite Dosis in Seitenlage gegeben. Nach 5 Minuten wird die Patientin auf die andere Seite gedreht und nach weiteren 10–15 Minuten erneut das Anästhesieniveau ermittelt. Sollte es dann nicht bis T6 reichen, bringt man die Patientin in Kopftieflage und injiziert weitere Boli des Lokalanästhetikums, wobei es von der Verteilung des Blocks abhängt, auf welche Seite die Patientin gelagert wird. Wenn nach der vierten Folgedosis die Blockade immer noch nicht ausreicht oder sich nur sehr langsam ausbreitet, liegt innerhalb des Periduralraumes wahrscheinlich eine mechanische Obstruktion vor, die die Ausbreitung der Lösung behindert.

Für diesen Fall gibt es vier mögliche Gegenmaßnahmen (*Carrie* 1986). Man kann eine Vollnarkose einleiten, speziell dann, wenn die Zeit drängt. Für alle Beteiligten bedeutet dies aber eine Enttäuschung. Auch der Einsatz von noch mehr Lokalanästhetikum wurde schon vertreten, birgt aber das Risiko einer schweren systemischen Toxizität. *Thorburn* und *Moir* (1984) berichteten über Konvulsionen bei zwei Patientinnen, denen bei dem Versuch, eine „widerspenstige" lumbale Periduralanästhesie weiter auszudehnen, große Mengen eines Lokalanästhetikums gegeben wurden. Der Autor würde die Durchführung einer zweiten (thorakalen) Periduralanästhesie oberhalb des Niveaus einer eventuellen Obstruktion vorziehen. Ein kleines Volumen (5–6 ml) reicht in fast allen Fällen aus, weil es exakt am erwünschten Segment plaziert wird. Schließlich kann man auch eine Spinalanästhesie durchführen. Sie ist dort die Methode der Wahl, wo sich der Periduralblock so fleckförmig oder asymmetrisch entwickelt hat, daß durch eine kleine, thorakal applizierte Menge des Lokalanästhetikums eine Komplettierung der erforderlichen Anästhesieausbreitung unwahrscheinlich ist.

„Fraktionierte" Techniken, wie oben erwähnt, werden weitverbreitet und erfolgreich eingesetzt, haben aber den Nachteil, daß sie sehr zeitraubend sind. Mindestens 30 Minuten sind *nach* der Plazierung des Katheters erforderlich, und der Chirurg muß in bezug auf den Operationsbeginn recht flexibel sein. Diese Nachteile tragen wohl auch zu der wachsenden Popularität der Spinalanästhesie in vielbeschäftigten geburtshilflichen Abteilungen bei.

Es gibt wahrscheinlich weder eine ideale Technik noch ein ideales Lokalanästhetikum zur Durchführung einer Periduralanästhesie für einen Kaiserschnitt. Erforderlich ist ein effektiver Block mit schnellem Wirkungseintritt, bei dem das Risiko einer toxischen Reaktion gering und eine Hypotension möglichst schwach ausgeprägt ist. Was die Anschlagsgeschwindigkeit angeht, ist man natürlich versucht, die Gabe eines großen Bolus in horizontaler Lage für die beste Methode zu halten, aber weder *Thompson* et al. (1985) noch *Thorburn* und *Moir* (persönliche Mitteilung) waren in der Lage, dies mit Bupivacain 0,5% nachzuweisen. Die letztgenannte Arbeitsgruppe fand jedoch heraus, daß ein einzelner Bolus von Lidocain 2% mit Adrenalin zu einem schnelleren Wirkungseintritt einer effektiven Anästhesie führt. Methoden mit fraktionierter Bolusgabe sind zuverlässiger als Einzelbolus-Techniken, weil der Einsatz verschiedener Lagerungen und zusätzlicher Lokalanästhetikadosen das Problem nicht blockierter Segmente meist beseitigt.

Es ist genauso wichtig, die durch die verschiedenen Techniken hervorgerufenen systemischen Konzentrationen des Lokalanästhetikums zu berücksichtigen. *Thompson* et al. (1985) haben die venöse Konzentration von Bupivacain in verschiedenen Patientengruppen untersucht. In den elektiven Gruppen ergaben sich bei der Bolustechnik höhere Konzentrationen als bei der fraktionierten Methode; die höchsten Konzentrationen fanden sich jedoch bei Patientinnen, bei denen eine notfallmäßige Sectio caeserea nach einer bereits vorher zur Linderung der Wehenschmerzen gelegten Periduralanästhesie durchgeführt werden mußte. In dieser Gruppe überschritten 77% der Messungen eine Konzentration von 1,6 μg/ml, von der man annimmt, daß sie die Schwellenkonzentration für systemisch-toxische Reaktionen ist. Keine der Patientinnen wies irgendwelche Symptome oder Anzeichen einer systemischen Wirkung auf, so daß dieser Richtwert sehr wahrscheinlich nur eine ungenaue Schätzung der Toxizität von Bupivacain darstellt. In der Geburtshilfe tätige Anästhesisten sind jedoch daran interessiert, daß Patienten, bei denen schon die mit einer Allgemeinanästhesie verbundenen Gefahren verhindert werden, dann nicht der Überdosis eines Lokalanästhetikums ausgesetzt sind.

Das Ausmaß der Hypotension steht sowohl in Zusammenhang mit der Anschlagsgeschwindigkeit eines Blockes als auch mit dem Grad der aortokavalen Kompression. Alle Methoden führen zu einer Hypotension, die aber nur gering ausgeprägt ist, wenn die Patientin aus einer kompletten Seitenlage in die andere gewendet wird, bis der Block wirksam ist. Der Autor setzt diese Technik ein und dreht die Patientin erst kurz vor der Operation in eine aufgerichtete Rückenlage. Eine Hypotension, die so stark ausgeprägt ist, daß sie den Einsatz von Ephedrin erfordert, ist die Ausnahme.

In Großbritannien stellen Lidocain und Bupivacain die zur Zeit einzigen erhältlichen Lokalanästhetika dar, die für eine Sectio caeserea in Periduralanästhesie geeignet sind. Wenn ein schneller Wirkungseintritt gewünscht wird, empfiehlt sich dafür am ehesten eine Einzelbolustechnik unter Verwendung von Lidocain 2% mit Adrenalin 1:200.000. Für elektive Eingriffe dagegen führt eine Technik mit der mehrfachen Injektion kleiner Dosen von Bupivacain 0,5% zu den besten Ergebnissen in bezug auf Wirksamkeit, systemische Konzentrationen und Blutdruckstabilität.

Patienten-Management

Die Anlage einer großvolumigen venösen Kanüle ist unerläßlich, damit das zirkulierende Blutvolumen erhalten werden kann, wenn größere Blutungen auftreten. Der Autor infundiert vor dem Block 1,5–2,0 Liter kristalloide Lösung, oder 1 Liter einer kristalloiden und 500 ml einer kolloidalen Infusion. Manche erfahrenen Anästhesisten verwenden kleinere Volumina, z. T. deswegen, weil trotz dieser Gegenmaßnahmen eine Hypotension auftreten kann. Als Vasopressor wird gewöhnlich Ephedrin mit seiner vorwiegend betaadrenergen Wirkung empfohlen. Eine Substanz mit einem dominierenden alphaadrenergen Effekt führt dagegen durch eine Vasokonstriktion im uteroplazentaren Kreislauf unter Umständen zu einer fetalen Asphyxie. Es sollte jede Maßnahme ergriffen werden, um eine kavale Kompression zu verhindern. Ein aufblasbarer Keil (*Carrie* 1982) erlaubt die variable Einstellung eines beliebigen lateralen Neigungswinkels. Antithrombosestrümpfe tragen weiterhin zu einer Verringerung des venösen „Poolings" in den unteren Extremitäten bei. Es empfiehlt sich, den Kreislauf während der Ausbildung des Blockes engmaschig zu überwachen und der Mutter im Interesse des Kindes bis nach der Entbindung Sauerstoff zu geben.

Bei der wachen Patientin ist Syntocinon das Oxytocinpräparat der Wahl. Nach der Entbindung werden 5 IE als Bolus injiziert, wegen der kurzen Wirkdauer sollten weitere 15–20 IE über die nächste Stunde infundiert werden. Es hat wenig Sinn, eine schmerzfreie, entspannte Patientin nach der Geburt des Kindes zu sedieren. Die Nähe ihres Neugeborenen und des Ehemannes, sofern anwesend, bietet die erforderliche Ablenkung. Leichtes Unbehagen während der Operation läßt sich durch beruhigendes Zureden und die Inhalation von Lachgas in niedriger Konzentration (z. B. 30%) beheben. Stark wirksame intravenöse Sedativa (z. B. Diazepam) sind in dieser Situation unwirksam oder unsicher, aber kleine Dosen eines Opioids (z. B. 2–3 mg Morphin) dürfen, obwohl selten erforderlich, nach der Entbindung gegeben werden. Eine sorgfältige Austestung des Blocks vor dem Beginn der Operation sollte sicherstellen, daß es zu keinem Zeitpunkt während der Operation notwendig wird, aufgrund auftretender Schmerzen eine Allgemeinanästhesie durchzuführen.

Zur Bekämpfung postoperativer Schmerzen können sowohl Lokalanästhetika als auch Opioide peridural injiziert werden. Die meisten Frauen empfinden die selbst mit verdünnten Lösungen verbundene Taubheit als unangenehm. Das läßt sich vermutlich darauf zurückführen, daß die mit der Fortdauer des Blocks verbundene Immobilisation die Fähigkeit der Mutter einschränkt, sich um ihr Neugeborenes zu kümmern. Peridural verabreichte Opioide ermöglichen eine größere Mobilität: Fentanyl (75–100 μg in 7,5–10,0 ml NaCl 0,9%) bewirkt gewöhnlich für 2–4 Stunden eine ausgezeichnete Schmerzlinderung ohne Taubheit. Peridurale Opioide bieten jedoch keine hundertprozentige Sicherheit und sollten deswegen nur auf einer personell gut besetzten Wachstation eingesetzt werden.

Spinalanästhesie

Verschiedene Möglichkeiten der Blockade

Sowohl aus praktischer als auch aus theoretischer Sicht ist es nützlich, drei verschiedene Anästhesieniveaus des spinalen Blocks in der Geburtshilfe zu unterscheiden. Die dazu erforderlichen Techniken wurden bereits in Kapitel 7 beschrieben und lassen sich auch auf die geburtshilfliche Patientin anwenden. Es gibt aber Hinweise dafür, daß sich bei der schwangeren Patientin intrathekal gegebene Substanzen weiter ausbreiten, was natürlich berücksichtigt werden muß.

Tiefer oder Sattel-Block

Er wurde als erstes von *Burton* aus Stoke on Trent (*Burton* 1943) eingesetzt, der den Begriff „Sattelrücken-Anästhesie" prägte; später auch von *Resnick* aus Salford (*Resnick* 1945). *Adriani* machte die Bezeichnung „Sattelblock" populär (*Adriani & Roma Vega* 1946). Die Anästhesie umfaßt Vagina, Vulva und Perineum, so daß das Gebiet der Analgesie begrenzt ist. Sie ist für eine tiefe Forzeps-Entbindung oder die Naht einer Episiotomie geeignet, jedoch nicht für weitergehende Eingriffe. Der Block hat keine Wirkung auf den durch uterine Kontraktionen ausgelösten Schmerz und bietet keine Analgesie für intrauterine Manipulationen.

Mittelhohe Spinalanästhesie

In der geburtshilflichen Praxis wird dieser Block mit dem Ziel eingesetzt, eine Analgesie des gesamten Geburtskanals zu bewirken, so daß der Schmerz der uterinen Kontraktionen beseitigt wird und sich intrauterine Manipulationen bzw. operative vaginale Entbindungen schmerzlos durchführen lassen. Aus diesem Grund eignet sich der Block für alle Arten der Forzeps-Entbindung, für Geburten aus Steißlage und für eine manuelle Plazentalösung. Im Unterschied zu der in Kapitel 7 beschriebenen Technik injiziert der Autor eine hyperbare Lösung in Linksseitenlage der Patientin und hebt den Tisch kopfwärts um 10°. Dabei wird der Zwischenraum L2/3 bevorzugt, so daß die Lösung sich bis T11 als oberstem erforderlichen Niveau nicht weit ausbreiten muß. Nach der Operation wird die Patientin sofort in Rückenlage mit leichter Rechtsneigung gedreht. In Abhängigkeit davon, ob die Patientin bereits entbunden hat, wird ein Volumen von 2,0–2,5 ml verwendet.

Hohe Spinalanästhesie

Eine Anästhesie bis zu den mittleren thorakalen Segmenten erlaubt die Durchführung eines Kaiserschnitts, wobei ein kompletter Block mit einer ausreichend langen Wirkdauer erforderlich ist. In den meisten anderen Fällen erreicht man dies mit der Injektion einer geringfügig größeren Dosis des Lokalanästhetikums als sonst üblich, bei einer schwangeren Patientin muß aber das Risiko einer exzessiven Ausbreitung berücksichtigt werden. Bei Verwendung von hyperbarem Bupivacain führt die im folgenden beschriebene Methode zu annehmbaren Ergebnissen, wobei so lange wie möglich die volle Seitenlage (zur Einschränkung der kavalen Kompression) eingenommen wird.

Der Operationstisch wird 5–10° kopftief gekippt, und die Patientin mit einem aufblasbaren Keil unter ihrer Schulter und drei Kissen unter ihrem Kopf auf die linke Seite gelagert. Daraus ergibt sich zwischen den mittleren thorakalen und den zervikalen Abschnitten der Wirbelsäule ein Gradient, der auf diese Weise zu einer auf das mittlere thorakale Niveau begrenzten hohen Konzentration des Lokalanästhetikums führen sollte. Nach der Injektion von 2,5–3,0 ml Bupivacain 0,5% hyperbar wird die Patientin in die gleiche Position auf die rechte Seite gedreht. Der Wirkungseintritt des Blocks wird in zweiminütigen Abständen registriert und, wenn notwendig, die Lagerung entsprechend korrigiert. Unmittelbar vor dem Beginn der Operation bringt man die Patientin in eine leicht erhöhte Rückenlage, und eines der drei Kissen wird entfernt.

Vorteile

Ein wesentlicher Vorteil der Spinal- gegenüber der Periduralanästhesie ist der *schnelle Wirkungseintritt*. Oft spürt die Patientin nicht einmal mehr die auf die Injektion des Lokalanästhetikums folgenden Wehen, und nach 3–5 Minuten besteht eine ausgezeichnete chirurgische Anästhesie. Das bedeutet, daß ein geschickter Anästhesist in der Lage ist, den gesamten Geburtskanal innerhalb von 10 Minuten nach Eintreffen bei der Patientin zu betäuben, während für eine Periduralanästhesie ungefähr 30 Minuten benötigt werden. Ein weiterer Vorteil der Spinalanästhesie ist ihre *Zuverlässigkeit*. Unblockierte Segmente, die bei einem periduralen Block zu einem Problem werden können, sind selten oder treten überhaupt nicht auf. Einen dritten Vorteil stellt das fast komplette *Fehlen systemischer Toxizität* dar. Keine andere Technik – allgemein oder regional – bietet solch eine ausgedehnte Anästhesie mit einer derart geringen Substanzmenge.

Nachteile

Leider fällt die höchste Inzidenz des *postspinalen Kopfschmerzes* in das gebärfähige Alter, und speziell schwangere Frauen scheinen zu dieser Komplikation zu neigen. Schwere Kopfschmerzen, die sich in stehender oder sitzender Position verstärken, bereiten besonders darum Probleme, weil sie die Mutter in ihrem Bemühen, ihr Neugeborenes zu versorgen und zu füttern, behindern. Im Gegensatz zu einigen ermutigend niedrigen Zahlen von Arbeitsgruppen jenseits des Atlantiks, die Nadeln bis herunter zu 25 G verwendeten, war die Inzidenz von Kopfschmerzen enttäuschend groß, als Arbeitsgruppen in Großbritannien dieselbe Größe einsetzten. *Crawford* (1979) berichtete über eine Inzidenz von 17% bei 100 geburtshilflichen Patientinnen; eine Zahl, die denen des Autors bei Verwendung der Spinalanästhesie für eine zervikale Cerclage gleichen. Glücklicherweise fand sich seit der Einführung der neu erhältlichen 26 G-Einmalnadeln nur eine unter 100 Patientinnen mit signifikantem postspinalem Kopfschmerz in einer eigenen Serie mit unterschiedlichen geburtshilflichen Eingriffen (Sectio caeserea eingeschlossen), wobei in bezug auf Lagerung und Mobilität nach dem Abklingen des Blocks nur minimale Beschränkungen auferlegt wurden. Aus diesem Ergebnis läßt sich schließen, daß diese feinen Nadeln in der Geburtshilfe eingesetzt werden sollten, wenn es irgendwie möglich ist. Obwohl der Bedarf für eine Behandlung mit einem periduralen Blut-Patch sehr selten sein sollte, ist das Wissen beruhigend, daß diese fast immer erfolgreiche Abhilfe wenn nötig zur Verfügung steht.

Wie bereits erwähnt, führt eine aortokavale Kompression bei der schwangeren Patientin eher zu einer *Hypotension,* wenn der Sympathikus blockiert ist. Bei einem Sattelblock sollte sie nicht auftreten, bei einer mittelhohen Spinalanästhesie ist sie aber möglich, und bei einem hohen spinalen Block gilt sie als ziemlich wahrscheinlich. Spinalanästhesien besitzen eine höhere Inzidenz der Hypotension, die dann auch ausgeprägter ist als bei periduralen Blöcken gleicher Ausdehnung. Das läßt sich vermutlich auf den schnelleren Wirkungseintritt der Spinalanästhesie zurückführen, der einer kompensatorischen Vasokonstriktion in nicht-betroffenen sympathischen Segmenten weniger Zeit läßt. Die Vorgabe von Volumen ist daher vor einer Spinalanästhesie in der Geburtshilfe mehr als in anderen Situationen indiziert, besonders auch deswegen, weil es während der Geburt zu einem gewissen Blutverlust kommt (siehe Kapitel 5).

Der Autor verwendet 1 Liter einer kristalloiden Lösung vor einer mittelhohen Spinalanästhesie; 1,5–2 Liter einer kristalloiden oder 1 Liter einer kristalloiden und 500 ml einer kolloidalen Infusion dagegen vor einer hohen Spinalanästhesie. Bei einer hohen Spinalanästhesie für eine Sectio caeserea empfiehlt sich der Einsatz eines Vasopressors (*Moya & Smith* 1962; *Shnider* 1970; *Gutsche* 1976). Ephedrin, 50 mg in 500 ml Infusionslösung, ist besonders wirksam, und man schreibt dieser Substanz eine Beseitigung der Hypotension ohne nachteilige Effekte auf den Fetus zu (*Kang* et al. 1982).

Ein dritter potentieller Nachteil der Spinalanästhesie liegt in der Möglichkeit einer *respiratorischen Depression* bei einem hohen Block. Beim nicht-schwangeren Patienten bleibt selbst bei einer Anästhesie, die zu einer Paralyse aller Interkostalmuskeln führt, die Innervation des Diaphragmas (C3–5) unbetroffen; daraus folgt, daß dem Patienten eine ausreichende respiratorische Reserve verbleibt. Bei der liegenden schwangeren Patientin jedoch behindert unter Umständen der gravide Uterus die Zwerchfellatmung, so daß eine motorische Blockade, die sich bis in die obere thorakale Region erstreckt, theoretisch zu einer Störung der Atmung führen kann. In der Praxis tolerieren die meisten Patientinnen einen hohen spinalen oder periduralen Block sehr gut, möglicherweise deswegen, weil die Differentialnatur der Blockade die motorische Funktion an der oberen Grenze intakt läßt.

Der letzte Nachteil der Spinalanästhesie liegt darin, daß sie in Großbritannien gewöhnlich als *Single-Shot-Technik* eingesetzt wird, weil die meisten Anästhesisten ungern Katheter in den Subarachnoidalraum einführen. Zwei der Vorteile eines Periduralkatheters gehen deswegen verloren – die Möglichkeit, die durch die initiale Dosis des Lokalanästhetikums produzierte Analgesie weiter auszudehnen, und das Angebot einer postoperativen Schmerzlinderung.

Diese Schwierigkeiten lassen sich durch die Anwendung einer kombinierten spinalen und periduralen Doppelnadeltechnik überwinden. Der Autor punktiert den Periduralraum in üblicher Weise mit einer Tuohy-Nadel und schiebt dann eine 26 G-Nadel, die länger ist als normal, bis in den Subarachnoidalraum hindurch (*Carrie & O'Sullivan* 1984). Nach der spinalen Injektion wird die 26 G-Nadel entfernt und ein Katheter durch die Tuohy-Nadel in den Periduralraum eingeführt. Diese Methode funktioniert gut, wenn normales Bupivacain 0,5% zur spinalen Injektion verwendet wird, weil die Ausbreitung in diesem Fall nur wenig durch die Lagerung des Patienten während der Zeit bis zur Beendigung des periduralen Teils dieser Methode beeinflußt wird. Es wäre zu erwarten, daß hyperbare spinale Lösungen schwieriger zu kontrollieren sind, sie wurden aber auf diese Weise noch nicht oft verwendet. Ein weiterer Vorteil dieser Methode liegt darin, daß die Tuohy-Nadel, mit der die meisten Anästhesisten umgehen können, als Einführhilfe bis in den Periduralraum genutzt wird – eine sinnvolle Unterstützung für diejenigen, die mit sehr feinen Spinalnadeln nicht vertraut sind. Mikroskopische Untersuchungen haben gezeigt, daß – vorausgesetzt, die Nadelschliffe zeigen nicht in dieselbe Richtung – die Spitze der Spinalnadel nicht auf die Innenseite der Tuohy-Nadel stößt, so daß sie nicht stumpf werden kann. Die Huber-Spitze ist nur ein paar Grad gebogen, und die Verhinderung einer Beschädigung wird durch die niedrige Inzidenz der Kopfschmerzen (ungefähr 1%) bei dieser Technik bestätigt.

Eine Alternative stellt die durch *Brownridge* (1981) beschriebene Methode dar, der den Periduralkatheter zuerst einführt und dann die Spinalanästhesie an einem anderen Zwischenraum durchführt.

Indikationen

Die wichtigste Indikation für eine Spinalanästhesie in der Geburtshilfe ist die *späte Anforderung* durch den Geburtshelfer gegen Ende der Eröffnungs- oder während der Austreibungsphase bei Patientinnen, die noch über keinen Periduralkatheter verfügen. Wenn der Schmerz unerträglich wird, besteht die Möglichkeit, daß die Patientin ihre Selbstkontrolle verliert und daß der Geburtshelfer die Situation nicht mehr beherrschen kann. So sollen möglicherweise eine schwierige Forzeps-Extraktion, eine Geburt aus Steißlage oder dringend – und schmerzfrei – unterstützende Maßnahmen bei der Geburt des zweiten Zwillings durchgeführt werden. In diesen Situationen ist die plötzliche Rückkehr des Wohlbefindens und der Selbstkontrolle der Patientin sowie ihre Fähigkeit zur Kooperation bei der Entbindung beeindruckend; und das läßt sich ohne eine Allgemeinanästhesie mit dem immer damit verbundenen Risiko eines Mendelson-Syndroms erreichen.

In Großbritannien wurde die Spinalanästhesie bei der *Sectio caesarea* seltener als in den Vereinigten Staaten angewendet. Als Single-Shot-Technik bietet sie eine zuverlässigere Analgesie und einen erheblich schnelleren Wirkungseintritt des Blockes als die Periduralanästhesie, aber dieser Vorteil wird durch die Möglichkeiten eines Periduralkatheters wettgemacht, der eine Modifikation des periduralen Blockes und eine postoperative Analgesie erlaubt.

Die Spinalanästhesie gewinnt zunehmend für die Anlage einer *zervikalen Cerclage* sowie bei der *manuellen Plazentalösung* bei Patientinnen ohne liegenden Periduralkatheter an Beliebtheit. Als letzte geburtshilfliche Indikation läßt sich noch das *Versagen einer Periduralanästhesie* anführen (s.o. unter „Periduralanästhesie bei Sectio caeserea").

Andere Techniken

Eine Spinal- oder lumbale Periduralanästhesie kann nicht nur zur Analgesie während der Wehen, sondern auch für die meisten anderen chirurgischen Eingriffe in der Geburtshilfe eingesetzt werden. Aber auch andere, mehr periphere Techniken sind dafür nützlich und werden deswegen im folgenden kurz beschrieben.

Lokale Infiltration

Die lokale Infiltration mit Lösungen wie z. B. Lidocain 0,5% mit Adrenalin 1:200.000 ergibt eine gute Analgesie für einen Forzeps in der Austreibungsphase oder eine Episiotomie und ihre Versorgung; ein stärkerer Zug erfordert jedoch einen ausgedehnteren Block. Es ist durchaus möglich, eine Sectio caesarea unter alleiniger lokaler Infiltration durchzuführen. Im wesentlichen beruht diese Technik auf großzügiger Infiltration jeder Schicht mit einer verdünnten Lokalanästhetikalösung vor der Inzision durch den Chirurgen. Die Analgesie läßt unter Umständen zu wünschen übrig, kann aber unter sehr primitiven oder verzweifelten Umständen akzeptabel sein. Große Flüssigkeitsvolumina sind erforderlich; darum stellen Lidocain 0,25% mit Adrenalin 1:400.000 oder normales 1%iges Procain die Substanzen der Wahl dar.

Pudendusblock

Hierbei wird der N. pudendus bilateral in der Region der Spina ischiadica (*Eriksson* 1969) betäubt. Gewöhnlich wählt man einen transvaginalen Zugang mit einer mit Mandrin versehenen Nadel; aber der transperineale Weg mit einer 10 cm-Nadel besitzt den Vorteil, daß die perinealen Äste des Nervus cutaneus femoris posterior aus dem Hüftbereich über den gleichen Punktionsort blockiert werden können. Jede Methode sollte durch eine Infiltration der Labien ergänzt werden, um auch die perinealen Äste des N. ilioinguinalis und des N. genitofemoralis zu blockieren. Diese Technik ergibt eine gute Analgesie für Forzeps-Entbindungen, aber die Schmerzdämpfung ist bei erforderlicher größerer Zugkraft oder intrauteriner Manipulationen nicht ausreichend. Weil es sich um einen rein somatischen Block handelt, hat er keine Wirkung auf den durch uterine Kontraktionen hervorgerufenen Schmerz. In einer sorgfältig durchgeführten Untersuchung stellten *Scudamore & Yates* (1966) fest, daß nur bei 36% der Pudendusblöcke eine effektive bilaterale Analgesie des Perineums und der Vulva bestand. Sie schlossen daraus, daß sich ein großer Teil der offensichtlichen Wirksamkeit der Pudendusblöcke auf die zusätzliche Infiltration der Labien und des Perineums zurückführen ließ. Diese niedrige Erfolgsquote ist überraschend, aber die Studie wurde von erfahrenen Ärzten unter idealen Bedingungen durchgeführt.

Parazervikalblock

Der Parazervikalblock ist ein rein viszeraler afferenter Block, der den Schmerz uteriner Kontraktionen lindert; dies trifft jedoch nicht für die Wehen des zweiten Stadiums zu. Es wird bilateral Lokalanästhetikum in die Parametrien an der Basis des Ligamentum latum seitlich der Zervix injiziert, so daß die sensorischen Nerven unmittelbar nach Verlassen des Uterus blockiert werden. Diese Technik besaß in manchen Ländern – besonders in den Vereinigten Staaten – eine beträchtliche Beliebtheit, nicht jedoch in Großbritannien. Vermutungen, daß diese Methode nachteilige Effekte auf den Fetus haben könnte, wurden durch die sich zunehmend verbreitende kontinuierliche Überwachung des fetalen Herzens bestätigt, die eine hohe Anzahl von Bradykardien offenbarte. Dieser Block wird von einer gesteigerten Inzidenz von fetaler Depression und gelegentlich auftretenden intrauterinen Todesfällen begleitet. Zunächst wurde angenommen, daß die Absorption des Lokalanästhetikums aus dem intervillösen Raum toxisch auf das fetale Myokard wirkt. Neuere Arbeiten haben gezeigt, daß die Applikation von Lokalanästhetikum auf ein Segment der Arteria uterina einer schwangeren Frau oder eines trächtigen Schafes ausgeprägt vasokonstriktorisch wirkt (*Cibils* 1976; *Greiss* et al. 1976). Dies trat bei Konzentrationen auf, die wahrscheinlich auch während eines Parazervikalblocks erreicht werden.

Wenn eine komplette Schmerzblockade in der Austreibungsphase erreicht werden soll, muß der bilaterale Parazervikalblock durch einen bilateralen Pudendusblock ergänzt werden. Nachdem bis zu 10 ml Lösung für jeden Block benötigt wird, besteht ein reales Risiko einer toxischen Reaktion der Mutter, besonders dann, wenn bereits zuvor Lokalanästhetika gegeben wurden. Angesichts der klinischen und experimentellen Tatsachen gibt es so gut wie keine Rechtfertigung, Parazervikalblockaden in der Geburtshilfe weiterhin einzusetzen.

Paravertebrale und Grenzstrangblockaden

Diese zwei Blöcke sind zur Schmerzbekämpfung in der Austreibungsphase eingesetzt worden. Sie haben den Nachteil, daß multiple bilaterale Injektionen erforderlich sind, und sind deswegen nur von historischem Interesse. Der Paravertebralblock ist die Methode, mit der *Cleland* (1933) ursprünglich die Spinalsegmente identifizierte, die am Schmerz im ersten Wehenstadium beteiligt sind.

Sakrale Peridural- (Kaudal-) Anästhesie

Kaudalblöcke (gewöhnlich vom Geburtshelfer durchgeführt) besaßen in einigen Zentren in Großbritannien Beliebtheit, bevor die lumbale Periduralanalgesie von Anästhesisten weiter verbreitet angeboten wurde. Selbst in Kliniken, die über einen gut funktionierenden „Service" mit dieser Methode verfügten, verschwand sie wegen einiger bedeutender Nachteile in Konkurrenz mit der lumbalen Periduralanalgesie sehr rasch: eine größere Schmerzhaftigkeit beim Einführen der Nadel; eine höhere Mißerfolgsrate wegen anatomischer Variationen des Hiatus sacralis; der Bedarf an erheblich größeren (und potentiell toxischeren) Volumina des Lokalanästhetikums; eine unnötig frühzeitige Analgesie der sakralen Segmente, meist mit einer motorischen Blockade der Beine verbunden; ein theoretisch erhöhtes Infektionsrisiko, und die Gefahr, den fetalen Schädel zu perforieren und eine letale Dosis des Lokalanästhetikums zu injizieren, wenn der Block in einem späten Wehenstadium angelegt wurde (*Finster* et al. 1965).

Zwei Vorteile gegenüber dem lumbalen werden für den kaudalen Zugang ins Feld geführt. Erstens wird behauptet, daß das Risiko einer Durapunktion niedriger liegt, obwohl man darüber streiten kann, seitdem *Trotter* (1947) festgestellt hat, daß der Abstand vom Hiatus sacralis zum unteren Ende des Durasacks bis zu minimal 1,6 cm betragen kann. Es wird ferner eingewendet, daß der Eintritt der Analgesie in den sakralen Segmenten rascher ist; wenn aber die Geschwindigkeit eine Rolle spielt, verfügt eine Spinalanästhesie über eine noch kürzere Anschlagszeit. Nur wenige in der Geburtshilfe tätige Anästhesisten würden der Tatsache widersprechen, daß sich die lumbale Peridural- und die Spinalanästhesie für die meisten Situationen eignet, und daß der kaudale Zugang für die Fälle reserviert bleiben sollte, bei denen mit dem lumbalen Weg technische Schwierigkeiten bestehen.

Literatur

Abboud, T.K., Sarkis, F., Blikian, A., Varakian, L., Earl, S., Henriksen, E. (1983a): Lack of adverse neonatal neurobehavioral effects of lidocaine. Anesthesia and Analgesia (Current Researches) 62: 473–475

Abboud, T.K., Kyung, C.K., Noueihed, R., Kuhnert, B.K., DerMardirossian, N., Moumdjian, J., Sarkis, F., Nagappala, S. (1983b): Epidural bupivacaine, chloroproxaine, or lidocaine for Caesarean section – maternal and neonatal effects. Anesthesia and Analgesia (Current Researches) 62: 914–919

Adriani, J., Roma Vega, D. (1946): Saddle block anesthesia. American Journal of Surgery 71: 12–18

Beazley, J.M., Leaver, E.P., Morewood, J.H.M., Bircumshaw, J. (1967): Relief of pain in labour. Lancet i: 1033–1035

Bonica, J.J. (1979): Peripheral mechanisms and pathways of parturition pain. British Journal of Anaesthesia 51 (supplement 1): 3–9

Brownbridge, P. (1981): Epidural and subarachnoid analgesia for elective Caesarean section. Anaesthesia 36: 70

Burton, H. (1943): Low spinal anaesthesia during labour in cases of cardiac failure. British Medical Journal 2: 389–390

Carrie, L.E.S. (1982): An inflatable obstetric anaesthetic ‚wedge‘. Anaesthesia 37: 745–747

Carrie, L.E.S. (1986): Local analgesic convulsions and epidural analgesia for Caesarean section. Anaesthesia 41: 87

Carrie, L.E.S., O'Sullivan, G.M. (1984): Subarachnoid bupivacaine 0.5% for Caesarean section. European Journal of Anaesthesia a: 275–283

Caseby, N.G. (1974): Epidural analgesia for the surgical induction of labour. British Journal of Anaesthesia 46: 747–751

Cibils, L.A. (1976): Response of human uterine arteries to local anesthetics. American Journal of Obstetrics and Gynecology 126: 202–210

Cleland, J.G.P. (1933): Paravertebral anesthesia in obstetrics, experimental and clinical basis. Surg., Gynec. Obs. 57: 51–54

Corke, B.C. (1977): Neurobehavioural responses of the newborn. Anaesthesia 32: 539–543

Crawford, J.S. (1972): The second thousand epidural blocks in an obstetric hospital practice. British Journal of Anaesthesia 44: 1277–1287

Crawford, J.S. (1976): The epidural sieve and MBC (minimum blocking concentration): an hypothesis. Anaesthesia 31: 1277–1280

Crawford, J.S. (1979): Experiences with spinal analgesia in a British obstetric unit. British Journal of Anaesthesia 51: 531–535

Crawford, J.S. (1980): Experiences with lumbar extradural analgesia for Caesarean section. British Journal of Anaesthesia 52: 821–825

Eriksson, E. (1969) (ed): Illustrated handbook in local anaesthesia. Munksgaard, Copenhagen, pp. 94–96

Finster, M., Poppers, P.J., Sinclair, J.C., Morishima, H.O., Daniel, S.S. (1965): Accidental intoxication of the fetus with local anesthetic drug during caudal anesthesia. American Journal of Obstetrics and Gynecology 92: 922–924

Greiss, F.C., Still, J.G., Anderson, S.G. (1976): Effects of local anesthetic agents on the uterine vasculature and myometrium. American Journal of Obstetrics and Gynecology 124: 889–898

Gutsche, B. (1976): Prophylactic ephedrine preceding spinal analgesia for Caesarean section. Anesthesiology 45: 462–465

Hodgkinson, R., Marx, G.F., Kim, S.S., Miclat, N.M. (1977): Neonatal neurobehavioural tests following vaginal delivery under ketamine, thiopental and extradural anesthesia. Anesthesia and Analgesia (Current Researches) 56: 548–552

Hollmen, A.I., Jouppila, R., Koivisto, M., Maatta, L., Pihlajaniemi, R., Puuka, M., Rantakyla, p. (1978): Neurological activity of infants following anesthesia for Caesarean section. Anesthesiology 48: 350–356

Hollmen, A.I., Jouppila, R., Jouppila, P., Koivula, A., Vierola, H. (1982): Effect of extradural analgesia using bupivacaine and 2-chloroprocaine on intervillous blood flow during anormal labour. British Journal of Anaesthesia 54: 837–842

Husemeyer, R.P., White, D.C. (1980): Topography of the lumbar epidural space. A study in cadavers using injected polyester resin. Anaesthesia 35: 7–11

Jouppila, R., Jouppila, P., Kuikka, J., Hollmen, A. (1978a): Placental blood flow during Caesarean section under lumbar extradural analgesia. British Journal of Anaesthesia 50: 275–279

Jouppila, R., Jouppila, P., Hollmen, A., Kuikka, J. (1978b): Effect of segmental extradural analgesia on placental blood flow during normal labour. British Journal of Anaesthesia 50: 563–567

Jouppila, P., Jouppila, R., Hollmen, A., Koivula, A. (1982): Lumbar epidural analgesia to improve intervillous blood flow during labor in severe pre-eclampsia. Obstetrics and Gynecology 59: 158–161

Kang, Y.G., Abouleish, E., Caritis, S. (1982): Prophylactic intravenous ephedrine infusion during spinal anesthesia for Caesarean section. Anesthesia and Analgesia (Current Researches) 61: 839–842

Kileff, M.E., James, F.M., Dewan, D.M., Floyd, H.M. (1984): Neonatal neurobehavioral responses after epidural anesthesia for Cesarean section using lidocaine and bupivacaine. Anesthesia and Analgesia (Current Researches) 63: 413–417

Kuhnert, B.K., Harrison, M.J., Linn, P.L., Kuhbert, P.M. (1984): Effects of maternal epidural anesthesia on neonatal behavior. Anesthesia and Analgesia (Current Researches) 63: 301–308

McGuinness, G.A., Merkow, A.J., Kennedy, R.L., Erenberg, A. (1978): Epidural anesthesia with bupivacaine for Caesarean section. Anesthesiology 49: 270–273

Maltau, J.M., Anderson, H.T. (1975): Epidural anaesthesia as an alternative of caesarean section in the treatment of prolonged exhaustive labour. Acta Anaesthesiologica Scandinavica 19: 349–354

Milne, M.K., Murray Lawson, J.I. (1973): Epidural analgesia for Caesarean section. British Journal of Anaesthesia 45: 1206–1210

Moir, D.D., Willocks, J. (1967): Management of incoordinate uterine action under continuous epidural analgesia. British Medical Journal iii: 396–400

Moya, F., Smith, B. (1962): Spinal anesthesia for Cesarean section. Journal of the American Medical Association 179: 609–614

Pearson, J.F., Davies, P. (1974): The effect of continuous lumbar epidural analgesia upon foetal acid-base status during the second stage of labour. British Journal of Obstetrics and Gynaecology 81: 957–979

Ranney, B., Satanage, W.F. (1975): Advantages of local anesthesia for Cesarean section. Obstetrics and Gynecology 45: 163–167

Rekonen, A., Luotola, H., Pitkanen, M., Kuikka, J., Pyorale, T. (1976): Measurement of intervillous and myometrial blood flow by an intravenous ^{133}Xe method. British Journal of Obstetrics and Gynecology 83: 723–728

Resnick, I. (1945): Heavy Nupercaine spinal analgesia in operative obstetrics with report on 394 cases. British Medical Journal 2. 722–723

Reynolds, F., Hargrove, R.L., Wyman, J.B. (1973): Maternal and foetal concentrations of bupivacaine after epidural block. British Journal of Anaesthesia 45: 1049–1053

Scanlon, J.W., Brown, W.U., Weiss, J.B., Alper, M.H. (1974): Neurobehavioural responses of newborn infants after maternal epidural anaesthesia. Anesthesiology 40: 121–128

Scanlon, J.W., Ostheimer, G.W., Lurie, A.C., Brown, W.U., Weiss, J.B. (1976): Neurobehavioral responses and drug concentrations in newborns after maternal epidural anesthesia and bupivacaine. Anesthesiology 45: 400–405

Schellenberg, J.C. (1979): Uterine activity during lumbar epidural analgesia with bupivacaine. American Journal of Obstetrics and Gynecology 127: 26–31

Scudamore, J.H., Yates, M.J. (1966): Pudendal block – a misnomer? Lancet i: 23–24

Shnider, S.M.)1970): Obstetrical anesthesia. Current concepts and practice. Williams and Wilkins, Baltimore, pp. 94–106

Singh, A. (1967): Unilateral epidural analgesia. Anaesthesia 22: 147–149

Studd, J.W.W., Crawford, J.S., Duignan, N.M., Rowbotham, C.J.F., Hughes, A.O. (1980): The effect of lumbar epidural analgesia on the rate of cervical dilation and the outcome of labour of spontaneous onset. British Journal of Obstetrics and Gynaecology 87: 1015–1021

Thompson, E.M., Wilson, C.M., Moore, J., McClean, E. (1985): Plasma bupivacaine levels associated with extradural anaesthesia for Caesarean section. Anaesthesia 40: 427–432

Thorburn, J., Moir, D.D. (1980): Epidural analgesia for elective Caesarean section. Anaesthesia 35: 3–6

Thorburn, J., Moir, D.D. (1981): Extradural analgesia: the influence of volume and concentration of bupivacaine on the mode of delivery, analgesic efficacy and motor block. British Journal of Anaesthesia 53: 933–939

Thorburn, J., Moir, D.D. (1984): Bupivacaine toxicity in association with extradural analgesia for Caesarean section. British Journal of Anaesthesia 56: 551–553

Trotter, M. (1947): Variations of the sacral canal: their significance in the administration of caudal analgesia. Current Researches in Anesthesia and Analgesia 26: 192–202

Usubiagai, J.E., Dos Reis, A., Usubiaga, L. (1970): Epidural misplacement of catheters and mechanisms of unilateral blockade. Anesthesiology 32: 158–161

Wiener, P.C., Hogg, M.I., Rosen, M. (1977): Neurobehavioural changes in neonates following maternal pethidine and bupivacaine administration and the effect of naloxone hydrochloride. Anaesthesia 32: 99

11 Die Regionalanästhesie am Körperstamm

D.G. Littlewood

Die somatische Innervation

Die thorakalen und das erste lumbale Segment des Rückenmarks bilden den Ursprung des größten Teils der Innervation des Körperstammes (Abb. 3. 6). Der Verlauf, die Verzweigungen und die Beziehungen der ersten 11 Thorakalnerven untereinander sind so ähnlich, daß sie als „typische" Segmentnerven beschrieben werden können (Abb. 11.1). Jeder verfügt über jeweils einen Ramus ventralis und dorsalis, wobei der letztere die Muskeln und die Haut der paravertebralen Region versorgt. Nahe an seinem Ursprung kommuniziert der Ramus ventralis mit dem entsprechenden sympathischen Ganglion über weiße und graue Rami communicantes. Er setzt sich dann als Interkostalnerv fort, der drei Hauptäste besitzt:

Der Ramus cutaneus lateralis entspringt ungefähr in der mittleren Axillarlinie und durchläuft die internen und externen Interkostalmuskeln schräg, bevor er sich weiter in anteriore und posteriore Äste aufteilt. Der anteriore Ast versorgt die Haut über dem M. pectoralis (T1–6) und der vorderen Bauchwand (T7–12), die posteriore die Haut über der Scapula und dem M. latissimus dorsi.

Der Ramus cutaneus ventralis durchdringt den M. intercostalis externus und den M. pectoralis maior, um die Haut des vorderen Thoraxabschnitts nahe der Mittellinie zu innervieren (T1–6), oder durchläuft das hintere Blatt der Rektusscheide, um den M. rectus abdominis und die darüberliegende Haut zu versorgen (T7–12).

Ein Kollateralast entspringt im hinteren Interkostalraum und verläuft in dessen inferiorem Abschnitt nach ventral. Er liegt dabei parallel zum Hauptnerv und vereinigt sich ventral wieder mit ihm oder endet als separater anteriorer Hautnerv.

Es existieren noch weitere Äste, die sich aber weniger einfach definieren lassen. Unzählige dünne Fasern innervieren die Interkostalmuskulatur, und die Äste können mit benachbarten Interkostalräumen in Verbindung stehen.

Ausnahmen von diesem typischen Muster finden sich an beiden Thoraxöffnungen. Die meisten Fasern von T1 vereinigen sich mit denen von C8, um den Truncus inferior des Plexus brachialis zu bilden. Einige Fasern von T2 und T3 vereinen sich zum N. intercostobrachialis, der für den medialen Abschnitt des Oberarms zuständig ist. Der aus T 12 stammende Nerv liegt subkostal, und der größte Teil seines Ramus ventralis verschmilzt mit dem entsprechenden Anteil aus L1 zum N. iliohypogastricus, N. ilioinguinalis bzw. N. genitofemoralis (Abb. 11.2).

Der Verlauf und die Beziehungen der Interkostalnerven müssen verstanden werden, wenn man sichere und effektive Blockaden durchführen möchte. In seinem am weitesten dorsal befindlichen Abschnitt liegt der Nerv tief an der Membrana intercostalis interna, wobei er von der Pleura nur durch sehr wenig Gewebe getrennt wird. Am Rippenwinkel ist er dann in der subkostalen Rinne kaudal der A. intercostalis und zwischen dem M. subcostalis und M. intercostalis internus eingebettet. Er verläuft dort bis zum ventralen Ende des Interkostalraumes. Es ist klar, daß jede in dieselbe Gewebeschicht wie der Nerv injizierte Lösung sich zentralwärts ausbreiten und Zugang zum paravertebralen Raum, den sympathischen Ganglien und sogar dem Periduralraum erhalten kann. Dorsal existieren zumindest Verbindungen zwischen den benachbarten Räumen.

Eine Blockade dieser Nerven läßt sich an mehreren „zentral" gelegenen Stellen durchführen, so zum Beispiel im Subarachnoidal-, Peridural- und Paravertebralraum. Eine Anästhesie der Interkostalnerven und sogar ihrer Hautäste ist auch weiter peripher möglich.

Die autonome Innervation (Abb. 11.3)

Die zwölf thorakalen Segmente, einschließlich des ersten und manchmal des zweiten lumbalen Segments, bilden die Ursprungsorte der gesamten sympathischen Innervation des Stammes. Die parasympathische Versorgung geschieht haupt-

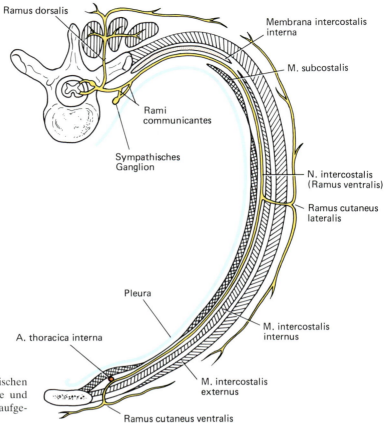

Ramus dorsalis

Membrana intercostalis
interna

M. subcostalis

Rami
communicantes

N. intercostalis
(Ramus ventralis)

Sympathisches
Ganglion

Ramus cutaneus
lateralis

Pleura

A. thoracica interna

M. intercostalis
internus

M. intercostalis
externus

Ramus cutaneus ventralis

Abb. 11.1 Anatomie eines typischen Interkostalnerven. Rückläufige und kleinere Muskeläste sind nicht aufgeführt

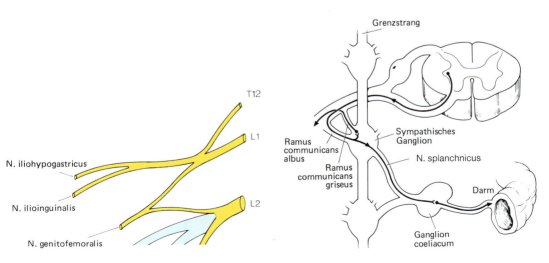

T12

L1

N. iliohypogastricus

L2

N. ilioinguinalis

N. genitofemoralis

Grenzstrang

Ramus
communicans
albus

Sympathisches
Ganglion

N. splanchnicus

Ramus
communicans
griseus

Darm

Ganglion
coeliacum

Abb. 11.2 Die Aufzweigung der die inguinale Region versorgenden Nerven

Abb. 11.3 Die Synapsen der efferenten sympathischen Fasern

sächlich durch den N. vagus, der einen völlig anderen anatomischen Verlauf nimmt. Die viszeralen Organe des Beckens werden über den zweiten bis vierten Sakralnerven parasympathisch innerviert. Präganglionäre Fasern aus jedem Segment laufen in Form weißer Rami communicantes über das Foramen intervertebrale zu den paravertebralen sympathischen Ganglien, wo sie sich entweder über Synapsen diffus verzweigen oder ohne Unterbrechung in die Peripherie zum Beispiel zum Plexus coeliacus und den Nebennieren ziehen. Im thorakalen Bereich liegen der Grenzstrang und die sympathischen Ganglien unmittelbar jeweils ventral des Kopfes bzw. Halses einer Rippe. Von dort erstrecken sich postsynaptische Fasern in den grauen Rami communicantes zu den Segmentnerven (Abb. 11.3).

Die sympathischen Anteile von T1–3 bilden das Ganglion stellatum, das ventral des ersten Collum costae nahe bei der Arteria vertebralis und der Pleura in der oberen Thoraxapertur liegt. Sympathische Äste aus T3–5 formen ein diffuses Netzwerk kardialer sympathischer Nerven. Die Äste von T5–12 verlaufen dagegen einzeln als Nn. splanchnici in kaudaler und gering ventraler Richtung. Sie liegen zunächst den Wirbelkörpern von T11 und T12 eng an und vereinigen sich dann, nachdem sie das Diaphragma durchdrungen haben, zu dem diffusen Plexus coeliacus, der auf der Höhe des ersten Lendenwirbels der ventralen Fläche der Aorta abdominalis aufliegt und sich im Ursprungsgebiet der Aa. coeliaca, mesenterica superior und renalis ausbreitet (Abb. 16. 8). Von dort ausgehend begleiten sympathische Fasern die Blutgefäße, um die viszeralen Organe des Abdomens zu versorgen. Die sympathische Innervation des Beckens und des Urogenitaltraktes entspringt aus T10 bis L1 und läuft über den lumbalen Grenzstrang bzw. den nicht näher abgrenzbaren Plexus hypogastricus.

Die sympathische und somatische Innervation befindet sich so im Bereich der Neuroaxis in enger Nachbarschaft, trennt sich aber peripher. Daraus folgt, daß eine Spinalanästhesie oder ein Paravertebralblock auch zu einer signifikanten sympathischen Blockade führt, die wiederum deutliche kardiovaskuläre Veränderungen und andere physiologische Effekte bewirken kann. Im Gegensatz dazu betrifft ein peripherer Block nur die somatische Innervation und läßt sympathische Efferenzen unangetastet. Es ist genauso klar, daß für eine komplette viszerale Denervation vagale Afferenzen durch ein separates Verfahren wie zum Beispiel einen Plexus-coeliacus-Block unterbrochen werden müssen.

Der Interkostalblock

Die Interkostalnerven lassen sich an jedem Punkt ihres Verlaufs blockieren; um jedoch eine optimale Analgesie und Muskelrelaxation zu erzielen, empfiehlt es sich, die Injektion proximal des Ursprungs des lateralen Astes durchzuführen (zum Beispiel dorsal der mittleren Axillarlinie).

Lagerung und Vorbereitungen

Für den prämedizierten Patienten wird die Bauch- oder die Seitenlagerung empfohlen, wogegen beim ambulanten Patienten die Blockade im Sitzen durchgeführt werden kann. Dabei lehnt sich der Patient mit den Armen nach vorne auf die Kante eines Bettes oder eines Operationstisches und läßt den Kopf auf den Händen ruhen (Abb. 11.4). Ein Kissen sollte unter der Brust des auf dem Bauch liegenden Patienten plaziert werden. Unabhängig von der Stellung sollten die Schultern abduziert und die Arme nach vorne geführt werden, so daß sich die Skapula zur Seite bewegt und den Zugang zu den posterioren Rip-

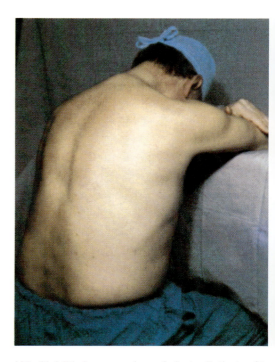

Abb. 11.4 Die Lagerung des ambulanten Patienten für die Durchführung eines Interkostalblocks

penmuskeln freigibt. Dort lassen sich die Rippen gewöhnlich leicht palpieren. Der Interkostalraum besitzt an dieser Stelle eine größere Tiefe, und der Nerv wird durch den M. subcostalis von der Pleura getrennt. Bei sehr adipösen oder muskulösen Patienten können die Rippen und der Interkostalraum leichter in der hinteren Axillarlinie ventral des M. latissimus dorsi abgegrenzt werden.

Die Markierung der entsprechenden Hautstellen erleichtert eine exakte Plazierung der Nadel. Es wird eine Linie parallel der Kante der paravertebralen Muskeln in ungefähr 8–10 cm Abstand von der Mittellinie gezogen und der Punkt, an dem diese Linie den unteren Rand jeder Rippe kreuzt, angezeichnet.

Injektion (Abb. 11.5a/b)

Die Haut wird mit der „palpierenden Hand" kranial verschoben, eine kurze 23 oder 25G-Nadel mit Schrägschliff wird über der Rippe eingeführt und senkrecht zur Haut bis zum Knochenkontakt vorgeschoben. Man kann mit einer geringen Menge des Lokalanästhetikums das Periost infiltrieren, weil dies der schmerzempfindlichste Teil des Verfahrens ist. Die „palpierende Hand" fixiert dann den Nadelschaft fest zwischen Daumen und Zeigefinger, während sie sich mit der Ulnarseite auf dem Rücken des Patienten abstützt. Die „injizierende Hand" bewegt dann die Nadel vorsichtig kaudal, wobei man die Haut über die Rippe zurückgleiten läßt, bis die Nadelspitze gerade unter die kaudale Kante rutscht. Wenn die Nadel durch wiederholten Knochenkontakt abstumpft, sollte sie ausgetauscht werden.

Manchmal spürt man ein leichtes „Knacken", wenn die Nadel durch den Membrana intercostalis externa und die Membrana intercostalis interna vorgeschoben wird. Der Patient wird dazu aufgefordert, den Atem anzuhalten, sobald die Nadel unter die Rippe geführt und das Lokalanästhetikum injiziert wird. Dadurch werden die Bewegungen der Lunge über der Nadelspitze minimalisiert, so daß bei akzidenteller Verletzung der Pleura das Risiko eines schwerwiegenden Pneumothorax herabgesetzt wird. Nach einer sorgfältig durchgeführten Aspiration, die weder Blut noch Luft fördern darf, injiziert man bis zu 5 ml Lokalanästhetikum.

Für chirurgische Eingriffe im mittleren Bereich des oberen Abdomens müssen 12 Nerven blockiert werden (T 6–11 bilateral), und unter Umständen sind bis zu 60 ml Lösung erforderlich.

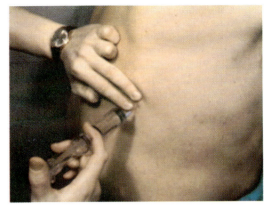

a

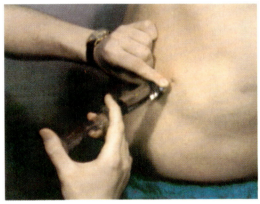

b

Abb. 11.5a/b Die Technik des Interkostalblockes
a Die Finger der linken Hand verschieben die Haut über den Rippen kopfwärts. Die Nadelspitze wird bis auf die Rippe geführt. Die linke Hand ergreift dann den Nadelschaft
b und tastet die Nadel auf der Rippe kaudalwärts, bis sie unter die kaudale Kante rutscht

Die systemische Absorption des Lokalanästhetikums läuft aufgrund der Vaskularisation dieses Gebietes sehr rasch ab, und dadurch kann es zu hohen Blutkonzentrationen kommen (*Moore* et al. 1976; *Scott* et al. 1972), die nur durch die Plasmaspiegel übertroffen werden, die man nach unabsichtlicher intravaskulärer Injektion oder endotrachealer Instillation findet (*Braid & Scott* 1965). Das bedeutet, daß sowohl die Substanz als auch ihre Konzentration mit Vorsicht gewählt werden müssen. Vom Gesichtspunkt der Toxizität aus wäre Prilocain am besten geeignet; soll der Block fürden Patienten jedoch einen wirklichen Vorteil bringen, muß man sich für eine längerwirkende Substanz entscheiden. Bupivacain 0,25% mit Adrenalin 1:200.000 wird empfohlen. Der Zusatz von Adrenalin reduziert die Absorptionsrate und die Blutspitzenkonzentrationen, verlängert aber die Dauer des Blocks nicht signifikant. Dabei wird unter Umständen eine beträchtliche Adrenalindosis verabreicht, so daß es wichtig ist, die Kontraindikationen dieser Substanz nicht zu übersehen und, wenn indiziert, Lösungen ohne Vasokonstriktor zu verwenden.

Interkostalblockaden sind keinesfalls schmerzlos und erfordern mehrfache Injektionen, so daß unter Umständen eine systemische Analgesie oder eine Sedierung erforderlich ist. Einige Arbeitsgruppen gehen davon aus, daß durch nachweisbare Verbindungen der Interkostalräume untereinander die anatomische Möglichkeit besteht, mit einer einzelnen Injektion eines großen Volumens eine Ausbreitung auch zu benachbarten Räumen und damit eine Blockade mehrerer Nerven zu erreichen (*Nunn & Slavin* 1980). Es gibt Meinungsverschiedenheiten darüber, ob diese Eigenschaften für die Praxis nützlich sind (*Moore* 1981), wobei neuere Ergebnisse darauf hinweisen, daß multiple Injektionen effektiver und zuverlässiger sind als die Technik mit einer Einzelgabe (*Renck* et al. 1984). *Moore* (1985) hat darauf hingewiesen, daß die Membrana intercostalis interna durchdrungen werden muß, bevor sich die Lösung zu den benachbarten Räumen ausbreitet. Weil dabei die Nadel näher an der Pleura liegt, besteht möglicherweise ein höheres Risiko für einen Pneumothorax.

Es wurde auch schon der Versuch unternommen, wiederholte Injektionen über einen Verweilkatheter zu geben, um die Blockade zu verlängern. Wenn dies zum Erfolg führt, werden weitere schmerzhafte Punktionen mit dem erhöhten Risiko eines Pneumothorax überflüssig (*Ablondi* et al. 1966; *Murphy* 1983). Häufig jedoch wird der Katheter durch Bewegungen des Patienten disloziert, und nachfolgende Injektionen zeigen keinen Erfolg mehr.

Anwendungen

Nach einseitigen thorakalen Eingriffen führt der Interkostalblock zu einer noch besseren postoperativen Analgesie als eine konventionelle Opioid-Therapie. Er kann durch den Anästhesisten auf die beschriebene Weise sowohl vor als auch unmittelbar nach der Operation oder durch den Chirurgen von der Innenseite des Thorax aus durchgeführt werden. Das Einfrieren der Inter-

kostalnerven mit einer Kryosonde hat sich zur Dämpfung des Brustwandschmerzes nach einer Thorakotomie ebenfalls als effektiv erwiesen (*Glynn* et al. 1980), aber nur wenige Thoraxchirurgen beherrschen diese Technik vollkommen. Der Interkostalblock hat keine Wirkung auf viszerale Strukturen, so daß er alleine für eine Operation nicht ausreicht. Die Dauer der Schmerzfreiheit beträgt selbst mit längerwirkenden Amiden wie Bupivacain nur 4–8 Stunden, obwohl eine Analgesie – durch Nadelstiche getestet – für 12–18 Stunden nachweisbar sein kann.

Ein unilateraler Interkostalblock (T6–11) bietet eine gute somatische Analgesie für eine subkostale Inzision, wobei aber die Muskelrelaxation gewöhnlich für den chirurgischen Eingriff nicht ausreicht und Muskelrelaxantien erforderlich sind. Eine bessere Relaxation läßt sich durch einen bilateralen Block erreichen, der aber unter Umständen ebenfalls nicht für obere abdominelle Eingriffe ausreicht.

Komplikationen

Die physiologischen Effekte sind meist nur geringfügig. Es zeigen sich nur minimale kardiovaskuläre Veränderungen, wenn nicht entweder größere Mengen von Adrenalin zugesetzt wurden oder das Lokalanästhetikum sich dorsal ausgebreitet und den Grenzstrang erreicht hat. In diesem Fall wurden schon dramatische Hypotensionen beobachtet (*Benumof & Semenza* 1975; *Cottrell* 1978; *Brodsky* 1979; *Skretting* 1981), auf die der Anästhesist – obwohl sie selten vorkommen – vorbereitet sein muß. Der Interkostalblock hat in der postoperativen Phase im Vergleich zu konventioneller Analgesie weniger negative Auswirkungen auf das respiratorische System, wobei die Ergebnisse verschiedener Studien nicht immer untereinander vergleichbar oder schlüssig sind. Dieser Block führt zu einer Reduktion der mit thorakalen und oberen abdominellen Eingriffen verbundenen respiratorischen Funktionseinschränkung. Er verbessert die Ergebnisse aktiver Atemtests, wie zum Beispiel die Vitalkapazität, das forcierte Exspirationsvolumen und den exspiratorischen Spitzenfluß und verringert in gewissem Umfang Ausmaß und Dauer der postoperativen Hypoxämie (*Engeberg* 1975; *Kaplan* et al. 1975). Die Tatsachen deuten darauf hin, daß postoperative Pneumonien etwas seltener als unter Opioidanalgesie auftreten (*Engeberg* 1983).

Die Inzidenz eines Pneumothorax hängt vom Können des Anästhesisten und der Intensität ab, mit der nach dieser Komplikation gesucht wird. Veröffentlichte Serien geben eine Inzidenz zwischen 0,075 und 19% an (*Moore* 1975; *Cronin & Davies* 1976). Wenn ein Pneumothorax auftritt, ist er selten stark ausgeprägt und bildet sich spontan zurück, aber gelegentlich wird auch die Anlage einer Thoraxdrainage erforderlich. Dies ist besonders dann der Fall, wenn der Patient künstlich beatmet wird, weil so der Spannungspneumothorax eine echte Gefahr darstellt.

Andere Nervenblockaden am Körperstamm

Paravertebralblock

Der Paravertebralblock wird gewöhnlich in Seiten- oder Bauchlage des Patienten ausgeführt, wobei Injektionen in jeder Höhe von der oberen thorakalen bis zur unteren lumbalen Region möglich sind (*Moore* 1979). Er ist in der Diagnostik und Therapie bestimmter chronischer Schmerzzustände von Nutzen, wird aber in der chirurgischen Praxis weniger häufig eingesetzt. Die Durchführung ist nicht einfach, und Komplikationen kommen relativ häufig vor. Dazu gehören eine unterschiedlich ausgeprägte Sympathikusblockade, ein erhebliches Pneumothoraxrisiko oberhalb T12, eine intravaskuläre Injektion, eine bilaterale Ausbreitung und eine versehentliche Injektion in eine Duraausstülpung mit einer darauf folgenden Spinalanästhesie.

Periphere Blockaden

Segmentnerven überlappen sich wegen ihrer Verästelung beträchtlich in der peripheren Verteilung. Je peripherer der Block liegen soll, desto ausgedehnter muß die Infiltration mit dem Lokalanästhetikum ausfallen. Dies wiederum erfordert die mehrfache Injektion großer Volumina einer verdünnten Lösung und birgt die Gefahr einer Überdosierung. Historisch gesehen wurden solche Blöcke in der Bauchchirurgie verwendet. Dazu zählen eine Infiltration der Hautschnittregion, multiple Injektionen in die Rektusscheide auf beiden Seiten, eine Infiltration des parietalen Peritoneums und entweder eine Blockade des Plexus coeliacus oder eine intraperitoneale Lavage mit Lokalanästhetika. Zwei wichtige periphere Blöcke werden offensichtlich mit steigender Häufigkeit angewendet, nämlich bei inguinalen Herniotomien und für Operationen am Penis.

Die Infiltrationsanästhesie für eine Herniotomie

Die Technik kann für sich alleine bei Patienten aus der Tageschirurgie oder im Falle eines erhöhten Narkoserisikos angewendet werden. In Kombination mit einer leichten Allgemeinanästhesie erreicht man gute Operationsbedingungen und eine zufriedenstellende postoperative Analgesie. Die muskulokutane Innervation der Inguinalregion geschieht über die ventralen Äste von T11 und T12 sowie über zwei obere Äste des Plexus lumbalis, nämlich den N. iliohypogastricus und den N. ilioinguinalis (Abb. 11.2).

Anatomie (Abb. 11.6)

Der Ramus ventralis des 12. Thorakalnerven, der *Nervus subcostalis*, besitzt ein stärkeres Kaliber als die anderen und steht über einen großen Ast mit dem ersten Lumbalnerven in Verbindung. Er verläuft entlang der Unterseite der 12. Rippe, setzt sich zwischen dem M. transversus abdominis und dem M. obliquus internus fort, erreicht am unteren Ende der Rektusscheide die Oberfläche und versorgt die Haut des unteren vorderen Abdomens.

Der anteriore Hautast des *N. iliohypogastricus* liegt zunächst ebenfalls zwischen dem M. obliquus internus und dem M. transversus abdominis. Ungefähr 2 cm medial der Spina iliaca anterior superior durchquert er den M. obliquus internus und liegt dann zwischen diesem und dem M. obliquus externus. Ca. 3 cm kranial des äußeren Leistenrings durchbohrt er die Aponeurose des M. obliquus externus, um die Haut über dem Os pubis und dem medialen Ende des Leistenbandes zu innervieren.

Der *N. ilioinguinalis* durchtritt den M. obliquus internus etwas weiter kaudal und medial als der N. iliohypogastricus. Er verläuft weiter im Canalis inguinalis, liegt unterhalb des Samenstranges, den er durch den äußeren Leistenring begleitet, und versorgt schließlich die Haut über der Wurzel von Penis und Skrotum. Während des gesamten Verlaufs gibt er Äste an den Samenstrang und den M. cremaster ab.

Der Ramus genitalis des *N. genitofemoralis* liegt ebenfalls im Leistenkanal und kann Hautabschnitte der mittleren Leistenregion innervieren.

Autonome Fasern aus den unteren thorakalen Segmenten versorgen den Samenstrang über seine ganze Länge und verlaufen gemeinsam mit den testikulären Blutgefäßen und den somatischen Nerven.

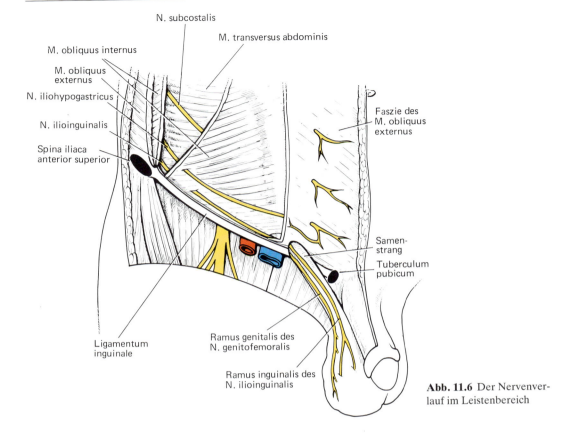

Abb. 11.6 Der Nervenverlauf im Leistenbereich

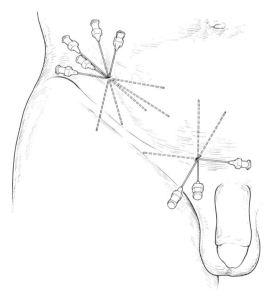

Abb. 11.7 Nach der zum Os ilium gerichteten Injektion in die Bauchwand wird eine subkutane „fächerförmige" Infiltration vorgenommen

Technik

Der N. subcostalis, N. iliohypogastricus und N. ilioinguinalis liegen nahe beieinander anteromedial der Spina iliaca anterior superior (Abb. 11.6) bzw. zwischen den abdominellen Muskelschichten und lassen sich dort auf bequeme Weise blokkieren. Es wird beim in Rückenlage befindlichen Patienten ein Punkt markiert, der 2,5 cm anterior und inferior der Spina iliaca anterior superior liegt. Eine 22 G-Nadel mit 8 cm Länge und einem kurzen Schliff wird an dieser Stelle eingeführt und lateral gerichtet, bis man Kontakt zum Os ilium bekommt. Die gesamte Dicke der Bauchwand wird mit ungefähr 10 ml Lokalanästhetikum infiltriert, um sicherzustellen, daß sich die Lösung zwischen alle Muskelschichten ausbreitet. Vom gleichen Punktionsort aus injiziert man „fächerartig" weitere 10–15 ml sowohl unterhalb als auch oberhalb der Aponeurose des M. obliquus externus (Abb. 11.7).

Ungefähr 3 cm oberhalb des Übergangs vom medialen zum mittleren Drittel des Leistenbands wird ebenfalls fächerartig mit nochmals 10 ml eine weitere Injektion bis hinunter zur Aponeurose des M. obliquus externus (2–4 cm) durchgeführt. Dadurch erreicht man eine Blockade der sich bis dorthin erstreckenden Fasern des N. genitofemoralis bzw. der unteren Interkostalnerven. Beim wachen Patienten muß unter Umständen auch das Gebiet der Hautinzision infiltriert werden (5–10 ml), und sobald der Samenstrang freigelegt ist, sollten in diesen und den erreichbaren Teil des Peritonealsackes jeweils separat 5 ml auf der Höhe des inneren Leistenrings injiziert werden, um über viszerale Nerven fortgeleitete Impulse zu blockieren.

Für dieses Verfahren sind mindestens 40 ml Lösung erforderlich. Bei Patienten mit einem hohen Anästhesierisiko sollte Prilocain 0,5–1% ohne Zusatz verwendet werden. Bupivacain 0,25% mit Adrenalin führt beim gesunden ambulanten Patienten zu einer Analgesie, die – eine sorgfältige zeitliche Planung vorausgesetzt – bis zu seiner Heimkehr andauert.

Auf Seiten des Chirurgen tragen Geduld, Verständnis und eine behutsame Operationstechnik in großem Umfang zur Verbesserung der Erfolgsrate bei wachen Patienten bei. Bei Verwendung längerwirkender Substanzen wie zum Beispiel Bupivacain 0,25% müssen mindestens 20 Minuten bis zur Ausbildung eines effektiven Blocks veranschlagt werden. Die postoperative Analgesie kann 4–6 Stunden dauern (*Glasgow* 1976).

Indikationen

Diese Technik besitzt trotz der erforderlichen hohen Lokalanästhetikadosis bei risikoreichen und ambulanten Patienten einige Vorteile gegenüber der Spinal- bzw. Periduralanästhesie. Sie führt nur zu einer geringen Sympathikusblockade, so daß signifikante Veränderungen von Herzfrequenz und Blutdruck selten sind. Die Blasenfunktion ist ebenfalls geringer eingeschränkt, und aufgrund der fehlenden Blockade der unteren Extremität wird eine frühe Entlassung möglich. Diese Technik stellt unter Umständen für den Patienten mit schwerst eingeschränkter pulmonaler Funktion die Methode der Wahl dar, weil sich in diesem Fall eine Allgemeinanästhesie nicht empfiehlt bzw. die Paralyse respiratorischer Muskeln durch eine Spinal- oder Periduralanästhesie einen derartigen Umfang annehmen kann, daß ein respiratorisches Versagen eintritt.

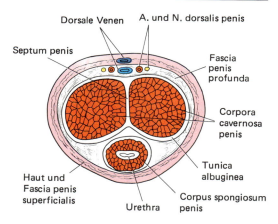

Abb. 11.8 Querschnitt durch den Penis mit der Darstellung der Lage des N. dorsalis penis

Penisblock

Anatomie

Der größte Teil der somatischen Nervenversorgung des Penis stammt aus den zweiten, dritten und vierten sakralen Nervenwurzeln. Diese Fasern verlaufen im dorsal gelegenen N. dorsalis penis, der der Endast des N. pudendus ist. Der N. dorsalis penis verläuft gemeinsam mit der Arterie entlang dem Ramus inferior des Os pubis und tritt in das die Corpora cavernosa umgebende fibröse Gewebe ein (Abb. 11.8). Er versorgt die Haut und die Glans penis. Der autonome Nervenanteil entspringt aus dem Plexus hypogastricus inferior. Einige Fasern begleiten den N. pudendus, andere dagegen die Blutgefäße bis zum Corpus spongiosum und Corpus cavernosum. Die Basis des Penis und das Skrotum werden durch Hautäste des zum N. genitofemoralis gehörenden Ramus genitalis versorgt (Abb. 11.6).

Technik

Für die Penischirurgie können spinale, peridurale oder kaudale Verfahren eingesetzt werden, die Blockade der Nn. dorsales penis und der terminalen Äste des N. genitofemoralis führen jedoch zu einer mehr lokalisierten Anästhesie. Beim in Rückenlage befindlichen Patienten wird ein Finger in der Mittellinie unter die Symphyse gelegt. Es wird eine Hautquaddel angelegt, bevor eine 5 cm lange 23 G-Nadel senkrecht zur Haut in der Mittellinie bis zu einer Tiefe von 3–4 cm eingeführt und mit 5–10 ml Lokalanästhetikum (Bupivacain 0,25–0,5% *ohne Zusätze*) die Oberfläche beider Corpora cavernosa infiltriert wird. Um in diesem stark vaskularisierten Gebiet eine intravaskuläre Injektion zu vermeiden, muß häufig aspiriert werden. *Adrenalin darf nicht verwendet werden.* Weitere 5–10 ml Lokalanästhetikum sollten zur Vervollständigung der Anästhesie in Form eines subkutanen Rings um die Penisbasis injiziert werden.

Indikationen

Diese Technik stellt ein nützliches und einfach durchzuführendes Verfahren zur Reposition von Paraphimosen, für dorsale Schlitzungen, Zirkumzisionen oder Meatotomien dar. Sie bietet eine exzellente postoperative Analgesie, wobei eine Erektion trotzdem auftreten kann, weil ein Teil der autonomen Versorgung nicht betroffen ist. Eine Allgemeinanästhesie kann auf diese Weise ausgezeichnet ergänzt werden, der Penisblock läßt sich einfacher und schneller als eine Spinal- oder Kaudalanästhesie anlegen und vermeidet die mit einer motorischen Blockade, mit Blasenfunktionsstörungen und mit einem zentralen Sympathikusblock verbundenen Probleme.

Auswahl der Blockade für Eingriffe am Körperstamm

Es gibt keinen Zweifel darüber, daß die Regionalanästhesie für Eingriffe am Körperstamm sowohl intra- als auch postoperativ viele Vorteile bietet. Dafür stehen einige Techniken zur Auswahl, jede besitzt Vor- und Nachteile, so daß der Anästhesist entscheiden muß, welche am besten geeignet ist. Dabei sind mehrere Faktoren zu berücksichtigen, wozu die Fertigkeiten und die Erfahrung des Anästhesisten, die Verfügbarkeit des adäquaten Monitorings und der entsprechenden Überwachung während und nach dem Eingriff, die anatomischen und physiologischen Eigenheiten des jeweiligen Patienten sowie die zur Verfügung stehende Zeit zählen. Wenn wichtige Gründe gegen eine Allgemeinanästhesie sprechen, kann selbst eine Mastektomie unter einer Infiltrationsanästhesie durchgeführt werden (*Dennison* et al. 1985).

Für die *Thoraxchirurgie* muß die Wahl zwischen einem Interkostalblock und einer thorakalen Periduralanästhesie getroffen werden. Abgesehen von einfachen Operationen an der Thoraxwand erfordert die Thoraxchirurgie die Durchführung einer Allgemeinanästhesie mit Überdruckbeatmung (IPPV), um eine adäquate Kontrolle über die Atmung und die Zwerchfellfunktion zu behalten. Die Innervation des Zwerchfells stammt aus dem Zervikalbereich, der durch beide Techniken nicht betroffen wird. Die Regionalanästhesie wird deswegen zur Ergänzung einer Allgemeinanästhesie und zur postoperativen Analgesie eingesetzt. Eine Interkostalblockade läßt sich einfacher und schneller durchführen als eine gründliche Periduralanästhesie und birgt ein geringeres Risiko kardiovaskulärer Komplikationen, sie ist jedoch weniger effektiv und besitzt nur eine begrenzte Wirkdauer.

Mit repetitiver Bolusgabe oder einer kontinuierlichen Infusion erreicht man mit einer Periduralanästhesie eine ausgezeichnete postoperative Analgesie. Dabei sind jedoch eine peinlich genaue Überwachung und ein exakter Flüssigkeitsersatz unerläßlich, weil eine komplette Sympathikolyse mit arterieller Hypotension auftreten kann. Eine Interkostalblockade wird gewöhnlich bevorzugt, weil ein derart hohes Niveau der postoperativen Betreuung auf den meisten thoraxchirurgischen Stationen unerreichbar ist. Folglich sind gegenwärtig auch nur wenige Anästhesisten bereit, Patienten mit einer thorakalen Periduralanästhesie auf allgemeinen Stationen zu behandeln.

Im Bereich der *Abdominalchirurgie* bietet sich als Alternative zu einer Spinal- oder Periduralanästhesie ein Interkostalblock an. Wache Patienten tolerieren bei Eingriffen im oberen Abdomen weder ausgedehnte Tamponaden noch andere Stimulationen des Zwerchfells, so daß eine Allgemeinanästhesie mit kontrollierter Beatmung erforderlich ist. Regionale Techniken können dabei als Ergänzung, aber so gut wie niemals als Ersatz für eine Allgemeinanästhesie eingesetzt werden. Bei Operationen im unteren Abdomen oder im Beckenbereich erzielt man jedoch mit einem spinalen oder peridualen Block eine ausgezeichnete Anästhesie und Relaxation. Wenn dann irgendeine Form der Sedierung oder eine leichte Vollnarkose notwendig werden, kann man diese als Ergänzung werten. Eine Periduralanästhesie ist anderen Methoden überlegen, wenn man adäquate Einrichtungen zur postoperativen Behandlung und entsprechendes Fachwissen voraussetzt. Denn sie eignet sich für lange chirurgische Eingriffe, und der postoperative Schmerz kann mit Lokalanästhetika entweder in Form von Repetitionsdosen, über eine kontinuierliche

Infusion oder mittels einer periduralen Injektion eines Opioids hervorragend kontrolliert werden. Wenn diese Art der postoperativen Analgesie nicht eingesetzt werden soll bzw. die Operation in der zur Verfügung stehenden Zeit mit Sicherheit beendet wird, ist eine Spinalanästhesie vorzuziehen, weil sie rascher durchzuführen ist, über einen schnelleren Wirkungseintritt verfügt und effektiver wirkt als eine Periduralanästhesie.

Eine Interkostalblockade besitzt in der Abdominalchirurgie in drei speziellen Situationen Vorteile:

Erstens dann, wenn eine Spinal- oder Periduralanästhesie wegen einer ausgeprägten Mißbildung der Wirbelsäule, zum Beispiel einer Spina bifida oder einer Spondylarthritis ankylopoetica nicht möglich ist;

zweitens bei subkostalen Inzisionen (zur Gallenblasenchirurgie), wenn die Interkostalblockade rasch und einfach am Ende der Operation angelegt werden kann und man damit eine angemessene postoperative Analgesie erreicht;

drittens, und am wichtigsten, dann, wenn eine Sympathikusblockade in eine gefährliche Hypotension mündet, hervorgerufen durch die relative Hypovolämie, die mit vielen akuten Krankheitszuständen verbunden sein kann, zum Beispiel bei Hämatemesis, Peritonitis und intestinaler Obstruktion.

Unter letzteren Bedingungen sind eine Spinal- bzw. Periduralanästhesie kontraindiziert, aber man sollte daran erinnern, daß unter dorsal plazierten interkostalen Injektionen ein Sympathikusblock möglich ist, wenn dies auch selten vorkommt.

Die Art der Regionalanästhesie, die bei der *Nierenchirurgie* Anwendung finden kann, hängt im wesentlichen von der Lagerung des Patienten während der Operation ab. Die „Nierenlagerung", bei der der Patient auf der Seite liegt und der Operationstisch maximal „geknickt" wird, schränkt unter Umständen unabhängig von der verwendeten Anästhesiemethode den venösen Rückfluß ein; der Einsatz einer Peridural- oder Spinalanästhesie vergrößert das Problem erheblich. Gerade in einer solchen Situation besitzen einseitige untere Interkostalblockaden Vorteile.

Eine untere Spinalanästhesie sowie lumbale oder kaudale Periduralblöcke sind bei einer Vielzahl *gynäkologischer, urologischer, perinealer* und *analer* Eingriffe von Nutzen. Eine gut wirkende postoperative Analgesie ist nach einigen dieser Operationen – zum Beispiel einer transurethralen Prostatektomie - nicht notwendig, so daß eine Spinalanästhesie mit einer Substanz, die über eine entsprechende Wirkdauer verfügt, die Methode der Wahl darstellt. Anale Eingriffe (allerdings nur dann, wenn eine Sphinterrelaxation von chirurgischer Seite akzeptabel oder erwünscht ist) können in unterer Spinal- oder in Kaudalanästhesie durchgeführt werden. Wenn der Patient bei Bewußtsein bleiben soll, bietet die spinale Technik als Vorteile eine geringe Schmerzhaftigkeit bei der Punktion, einen schnelleren Wirkungseintritt und erheblich mehr Effektivität als eine kaudale Blockade, die selbst in Expertenhand eine signifikante Versagerquote aufweist. Der hauptsächliche Vorteil des kaudalen Zugangs liegt in der Vermeidung des postspinalen Kopfschmerzes, der bei jüngeren Patienten, die sonst rasch nach der Operation mobilisiert werden würden, eine ernstzunehmende Behinderung darstellen kann. Aus diesem Grund sollte eine Spinalanästhesie nicht routinemäßig in der Tageschirurgie eingesetzt werden.

Regionalanästhesieverfahren werden häufig bei *inguinalen Herniotomien* eingesetzt. Die Blockade peripherer Nerven hat speziell in der Tageschirurgie und bei sehr empfindlichen Patienten an Beliebtheit zugenommen. Vorteilhaft sind offensichtlich das Fehlen einer Sympathikusblockade mit nachfolgender Hypotension, die Aussparung der Atemhilfsmuskulatur, das fehlende Risiko eines postspinalen Kopfschmerzes und das Ausbleiben der Muskelparalyse der unteren Extremitäten, was es dem Patienten erlaubt, vom Operationstisch aufzustehen und zu laufen. Diese Technik erfordert jedoch eine sorgfältige Patientenaufklärung und die Kooperation sowohl des Patienten als auch des Chirurgen. Sie bedingt einige ziemlich unangenehme Injektionen, wobei sich die dadurch hervorgerufenen Beschwerden vermeiden lassen, wenn die Blockade nach der Einleitung einer Allgemeinanästhesie durchgeführt wird. Danach ist nur noch eine flache Narkose notwendig, und die Vorteile einer guten Kontrolle der postoperativen Schmerzen bleiben erhalten. Die Spinalanästhesie stellt für stationäre Patienten eine uneingeschränkt geeignete Technik dar. Es kommt selten vor, daß ein Periduralkatheter erforderlich ist, so zum Beispiel nach einer bilateralen Herniotomie, bei der eine kontinuierliche Analgesie eine ausgezeichnete Führung von Patienten mit einer respiratorischen Funktionseinschränkung erlaubt.

Literatur

Ablondi, M.A., Ryan, I.E., O'Connell, C.T., Harley, R.W. (1966): Continuous intercostal nerve blocks for postoperative pain relief. Anesthesia and Analgesia 45: 185–190

Benumof, J.L., Semenza, J. (1975): Total spinal anesthesia following intercostal nerve blocks. Anesthesiology 43: 124–125

Braid, D.P., Scott, D.B. (1965): The systemic absorption of local anaesthetic drugs. British Journal of Anaesthesia 37: 394–404

Brodsky, J.B. (1979): Hypotension from intraoperative intercostal nerve blocks. Regional Anesthesia 4/3: 17–18

Cottrell, W.M. (1978): Hemodynamic changes after intercostal nerve blocks with bupivacaine-epinephrine solution. Anesthesia and Analgesia 57: 492–495

Cronin, K.D., Davis, M.J. (1976): Intercostal block for postoperative pain relief. Anaesthesia and Intensive Care 4: 259–261

Dennison, A.R., Walkins, R.M., Ward, M.E., Lee, E.C.G. (1985): Simple mastectomy under local anaesthesia. Annals of the Royal College of Surgeons of England 67: 243–244

Engeberg, G. (1975): Single dose intercostal block for pain relief after upper abdominal surgery. Acta Anaesthesiologica Scandinavica 60 (suppl): 43–49

Engeberg, G. (1983): Intercostal block for prevention of pulmonary complications after upper abdominal surgery. Acta Anaesthesiologica Scandinavica 78 (suppl): 73

Glasgow, F. (1976): Short stay surgery for repair of inguinal hernia. Annals of the Royal College of Surgeons of England 58: 133–139

Glynn, C.J., Lloyd, J.W., Barnard, J.D.W. (1980): Cryoanalgesia in the management of pain after thoracotomy. Thorax 35: 325–327

Kaplan, J.A., Miller, E.D., Gallagher, E.G. (1975): Post operative analgesia for thoracotomy patients. Anesthesia and Analgesia 54: 773–777

Moore, D.C. (1979): Regional block (4th edn). Thomas, Springfield, pp. 200–220

Moore, D.C. (1975): Intercostal nerve block for postoperative somatic pain following surgery of the thorax and upper abdomen. British Journal of Anaesthesia 47: 284–286

Moore, D.C. (1981): Intercostal nerve block: spread of india ink injected to the ribs costal groove. British Journal of Anaesthesia 53: 325–329

Moore, D.C. (1985): Intercostal blockade. British Journal of Anaesthesia 57: 543–544

Moore, D.C., Mather, L.E., Bridenbaugh, P.O (1976): Arterial and venous plasma levels of bupivacaine following epidural and intercostal nerve blocks. Anesthesiology 45: 39–45

Murphy, D.F. (1983): Continuous intercostal nerve blockade for pain relief following cholecystectomy. 55: 521–524

Nunn, J.F., Slavin, G. (1980): Posterior intercostal nerve block for pain relief after cholecystectomy. British Journal of Anaesthesia 52: 253–260

Renck, H., Johansson, A., Aspellin, P., Jacobsen, H. (1984): Multiple intercostal nerve blocks by a single injection – a clinical and radiological investigation. In: Van Kleef, Burns, Spierdijk (eds): Current concepts in regional anaesthesia. Martinus Nijhoff, Amsterdam, pp. 1–7

Scott, D.B., Jebson, P.J.R., Braid, D.P., Ostengren, B., Frisch, P. (1972): Factors affecting plasma levels of lignocaine and prilocaine. British Journal of Anaesthesia 44: 1040–1049

Skretting, P. (1981): Hypotension after intercostal nerve block during thoracotomy under general anaesthesia. British Journal of Anaesthesia 53: 527–529

12 Blockaden an der oberen Extremität

T.J. Hughes und D.A. Desgrand

Neben der Spinal- und Periduralanästhesie bieten Blockaden an der oberen Extremität die besten Voraussetzungen für eine breitgefächerte Anwendung in der anästhesiologischen Praxis. Nahezu alle Operationen in diesem Bereich können unter Lokalanästhesie ausgeführt werden; dabei muß der Anästhesist jedoch ein realistisches Verständnis dessen besitzen, was die zur Verfügung stehenden Methoden leisten können, weil jede besonders in bezug auf die Blockadeausdehnung ihre individuellen Grenzen hat. Es kommt manchmal vor, daß der Block durch eine lokale Infiltration, eine Sedierung oder eine leichte Allgemeinanästhesie ergänzt werden muß. Die geplante Kombination eines Plexusbrachialis-Blocks mit einer Allgemeinanästhesie hat viele Vorteile; nicht zuletzt deswegen, weil sich eine umfassende Analgesie bis in die postoperative Phase erstreckt. Die klinischen Eigenschaften der einzelnen Blöcke unterschieden sich voneinander und sind in Tab. 12.1 aufgeführt, um die Auswahl der am besten geeigneten Technik zu erleichtern.

Anästhesie des Plexus brachialis

Anatomie

Zusammensetzung und Aufteilung des Plexus brachialis (Abb. 12.1)

Die Nervenversorgung der oberen Extremität geschieht hauptsächlich über den Plexus brachialis, der aus den Rami ventrales der fünf zervikalen und der ersten thorakalen Wurzel gebildet wird. Weitere Abschnitte können auch noch aus C4 und T2 stammen. Die Wurzeln bilden drei Trunci, von denen sich jeder in einen anterioren und einen posterioren Anteil aufspaltet. Diese sechs Aufteilungen vereinigen sich anschließend zu drei Fasciculi. Jeder dieser drei Fasciculi besitzt zwei terminale Äste, die Nerven, die den größten Teil des Arms versorgen. Die Äste des proximalen Teils des Plexus innervieren die tiefen Strukturen des Schultergürtels. Die Haut über der Schulter bezieht ihre Versorgung über die supraklavikulären Äste des Plexus cervicalis (Abb.

Tabelle 12.1

Technik	blockiertes Areal	Vorteile	Nachteile
IVRA	Hand, Unterarm	einfache Durchführung, sehr niedrige Versagerquote, für ambulante Patienten geeignet	Beschwerden durch Druckmanschette, Tourniquet muß zuverlässig sein
Interskalenusblock	Schulter, Humerus, Ellbeuge, laterale Seite von Unterarm und Hand	einfach zu erlernen, Blockade tiefer Strukturen der Schulter	untere Dermatome (C8T1) und die Haut über der Schulter u.U. nicht geblockt
Perivaskulärer Block	gesamter Arm ohne Schulter	größte Blockadeausbreitung	geringes Pneumothoraxrisiko, schwierig bei adipösen Pat.
Axillärer Block	Hand, Unterarm	arterieller Puls als Orientierung	Lagerung des schmerzenden Armes, Nn. radialis u. musculocutaneus u.U. ausgelassen

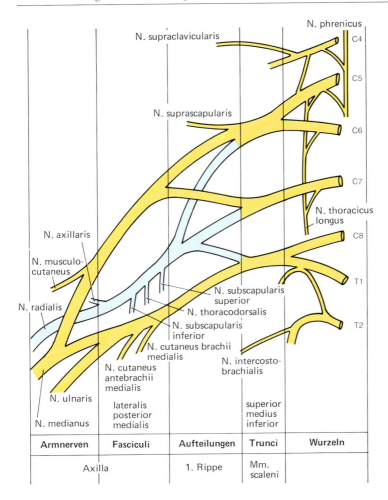

Armnerven	Fasciculi	Aufteilungen	Trunci	Wurzeln
Axilla		1. Rippe	Mm. scaleni	

Abb. 12.1 Zusammensetzung und einzelne Bestandteile des Plexus brachialis

12.2). Der laterale Hautast des zweiten Thorakalnerven – der N. intercostobrachialis – ist für die Haut der Innenseite des Oberarms und gemeinsam mit einem Ast des dritten Thorakalnerven für die Haut der Axilla zuständig.

Als Ergebnis der Verzweigungen innerhalb des Plexus besitzen die meisten peripheren Nerven Fasern aus mehreren Wurzeln. Jeder Nerv versorgt ein umschriebenes Gebiet, wie dies auch bei jeder Segmentwurzel der Fall ist; die segmentale Innervation der tiefen Strukturen und der Haut unterscheidet sich jedoch voneinander (Abb. 12.2).

Anatomische Lage und Beziehungen (Abb. 12.3 und 12.4)

Nach dem Austritt aus den Foramina intervertebralia liegen die *Wurzeln* des Plexus zwischen den Skalenusmuskeln, die von den ventralen Höckern der Processus transversi der zervikalen Wirbel entspringen und an der ersten Rippe ansetzen. Auf dieser Ebene bestehen räumlich enge Beziehungen zur Arteria vertebralis, dem Ganglion stellatum und den Bestandteilen des zervikalen Spinalkanals. Der N. phrenicus (C3–5) verläuft auf der anterioren Oberfläche des M. scalenus anterior, hinter der Karotisscheide. Der N. recurrens besitzt mit seiner Lage in der Rinne zwischen Ösophagus und Trachea ebenfalls enge Beziehungen zum Plexus. Seitlich kreuzt die V. jugularis externa die Skalenuslücke, klassischerweise auf der Höhe des sechsten Zervikalwirbels und des Krikoids.

Bei Erreichen der ersten Rippe verteilen sich die *Trunci* vertikal um, erhalten die Bezeichnung „superior", „medialis" und „inferior" und liegen in enger Nachbarschaft. Die A. subclavia verläuft nun zwischen dem Plexus und dem M. scalenus

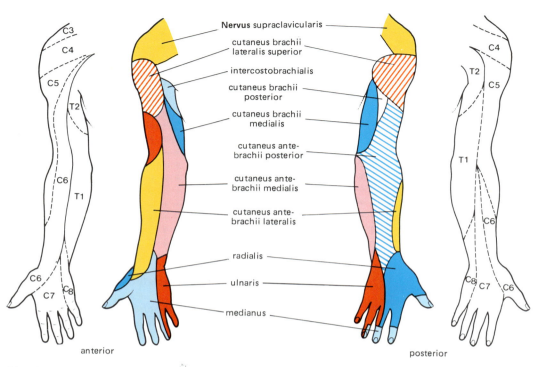

Abb. 12.2 Hautversorgungen der oberen Extremität. Die segmentale Innervation der tiefen Strukturen unterscheidet sich von der kutanen Innervation. C5 versorgt die Schulter, C7 den Ellbogen und T1 die Hand

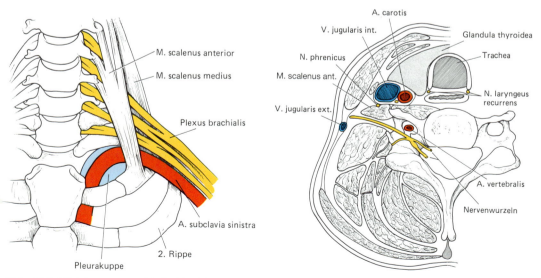

Abb. 12.3 Wichtige topographische Beziehungen des Plexus brachialis

Abb. 12.4 Querschnitt durch den Hals

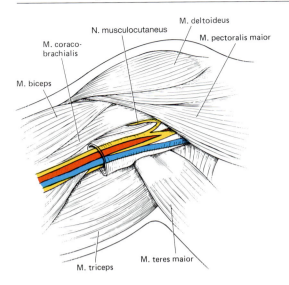

M. deltoideus
N. musculocutaneus
M. pectoralis maior
M. coraco-
brachialis
M. biceps
M. teres maior
M. triceps

Abb. 12.5 Lage des neurovaskulären Bündels im Oberarm. Gefäße und Nerven werden von der Faszienhülle umgeben

anterior, wobei sich die Pleurakuppe als wesentliche benachbarte Struktur inferomedial befindet. An der lateralen Kante der Rippe spaltet sich jeder Truncus in zwei Aufteilungen, und diese ziehen hinter und unter die Clavicula, wo die *Fasciculi* gebildet werden. Im Bereich der Axilla umhüllen die Anteile des Plexus komplett die Arterie. Beim Verlauf hinter dem lateralen Rand des M. pectoralis minor teilen sich die drei Fasciculi in die *Armnerven* auf. Die V. axillaris befindet sich medial der Arterie und des sie umgebenden Plexus, wobei es zur teilweisen Überlagerung kommt. Im proximalen Abschnitt der Axilla verläßt der N. musculocutaneus (aus dem Fasciculus lateralis) den Plexus und tritt in den M. coracobrachialis ein (Abb. 12.5). Die Punktionsstelle für den Axillarblock liegt meist einige Zentimeter distal davon.

Das Konzept der Plexushülle

Der Plexus wird über seine gesamte Länge, von den zervikalen Wirbeln bis zur distalen Axilla, von einer Röhre aus fibrösem Gewebe umgeben, die mit der Fascia paravertebralis in Verbindung steht. Die klinische Bedeutung dieser Faszienhülle wurde im einzelnen durch *Winnie* (1970) diskutiert, und die Anerkennung ihrer Existenz vereinfacht wesentlich das Verständnis und die

Anwendung der Plexus brachialis-Anästhesie. Eine Lösung, die an irgendeinem Punkt in diesen bindegewebigen Raum injiziert wird, breitet sich in beide Richtungen aus. Kranial steht die Faszienhülle mit dem Plexus cervicalis in Verbindung. Das liefert die Erklärung dafür, warum es nach einem Interskalenusblock manchmal auch zu einer Blockade der Zervikalnerven kommt. Distal werden die großen axillären Gefäße ebenfalls von der Faszienhülle umschlossen.

Neuere Studien mit Röntgenkontrastmittel bei Leichen (*Thompson & Rorie* 1983) lassen darauf schliessen, daß diese Hülle eine multikompartimentelle Struktur mit einer dünnen Faszie bildet, die jeden einzelnen Nerv umgibt. Dies könnte die Erklärung für einige der unvollständigen Blöcke sein, die von Zeit zu Zeit auftreten.

Mögliche Blockadeorte

Es wurden bereits zahlreiche Techniken beschrieben, wie man ein Lokalanästhetikum in den Plexus brachialis injizieren kann. Beginnend mit der am weitesten proximal gelegenen sind dies:

1. Interskalenusblock (*Winnie* 1970)
2. Paraskalenusblock (*Vongvises & Panijayanond* 1979)
3. Perivaskulärer Block (*Winnie & Collins* 1964)
4. Supraklavikulärer Block (*Macintosh & Mushin* 1967)
5. Infraklavikulärer Block (*Raj* et al. 1973)
6. Axillärer Block (*de Jong* 1961)

Jede dieser Techniken hat ihre Anhänger; es ist jedoch zweifelhaft, ob ein Anästhesist alle beherrschen kann, selbst wenn für jede genau abgegrenzte Indikationen existieren. Der supraklavikuläre Block ist die klassische Methode, und alle anderen wurden in dem Versuch eingeführt, leichter zu handhabende Techniken mit klaren Orientierungspunkten und einem geringeren Pneumothoraxrisiko anzubieten. Der supraklavikuläre bzw. der perivaskuläre Block führen zur vollständigsten Armblockade (*Lanz* et al. 1983), wogegen die axilläre Technik die Schulter nicht blockiert und beim Interskalenusblock oft der ulnare Teil von Hand und Unterarm ausgespart bleibt. Obwohl der infraklavikuläre Zugang zu einer befriedigenden Blockadeausbreitung führt, kompliziert sich seine Anwendung dadurch, daß ein Nervenstimulator benötigt wird. Die interskalenäre und die axilläre Technik sind etwas leichter zu lernen und durchzuführen als die übrigen und eignen sich daher besser für den gelegentlichen Anwender, der dann je nach gewünschter Ausbreitung zwischen beiden wählen kann. Mit ihrer großen Blockadeausdehnung und dem geringen Risiko eines Pneumothorax stellt die perivaskuläre Technik wahrscheinlich die beste Methode dar. Die letzten drei Zugänge werden deswegen im Detail beschrieben.

Allgemeine Bemerkungen zur Technik

Ausrüstung

Nadeln mit kurzem Schliff in Form von 4 cm langen (1 ½ Zoll) 22 G-Spinalnadeln oder spezielle Kanülen für die Regionalanästhesie sind vorzuziehen (s. Kap. 5). Dadurch wird das Risiko einer Nervenverletzung herabgesetzt (*Selander* et al. 1977; 1979), und die Penetration der Faszienhülle läßt sich leichter feststellen. Die 3 cm (1 ¼ Zoll) lange subkutane 23 G-Standardnadel bietet eine weniger zufriedenstellende Alternative. Es ist von Vorteil, die Technik der *immobilen Nadel* (*Winnie* 1969) einzusetzen, bei der durch eine Schlauchverlängerung die Verbindung zwischen Nadel und Spritze hergestellt wird. Das System wird zur Verhinderung einer Luftembolie mit Lokalanästhetikum gefüllt. Diese Methode erlaubt es dem Anästhesisten, die Nadel zu fixieren, während ein Assistent aspiriert und injiziert; auf diese Weise werden Nadelbewegungen auf ein Minimum herabgesetzt. Obwohl immer unter aseptischen Bedingungen gearbeitet werden soll, sind Handschuhe unnötig und erschweren die Palpation von Orientierungspunkten. Nervenstimulatoren sind für die hier beschriebenen Techniken der Plexus brachialis-Blockade nicht von großem Nutzen.

Substanzen und Dosierung

Geeignet und erhältlich in Großbritannien bzw. in der Bundesrepublik Deutschland sind Prilocain 1%, Bupivacain 0,25–0,5% und Lidocain 1–2%. Prilocain stellt wegen der niedrigen Plasmakonzentrationen nach Blockaden des Plexus brachialis die Substanz der Wahl dar, doch bei der 1%igen Lösung bleibt gelegentlich eine adäquate Muskelrelaxation aus. Um das Risiko der systemischen Toxizität zu senken, sollten Bupivacain und Lidocain in Verbindung mit Adrenalin eingesetzt werden, besonders bei der Verwendung höherer Konzentrationen (*Wildsmith* et al. 1977). Richtlinien für Maximaldosierungen sind in

Tabelle 12.2

Substanz	Lösung ohne Zusatz	Mit Adrenalin
Prilocain	500 mg (50 ml 1%)	– –
Bupivacain	125 mg (50 ml 0,25%)	225 mg (45 ml 0,5%)
Lidocain	300 mg (30 ml 1%)	500 mg (50 ml 1%)

Tabelle 12.2 angegeben. Bei Kindern, älteren Menschen und Patienten mit schweren systemischen Erkrankungen, z. B. einer Niereninsuffizienz, muß die Dosis unter Umständen reduziert werden. Der Gebrauch von Prilocain 1% oder Bupivacain 0,25% erlaubt die sichere Durchführung eines ergänzenden Nervenblocks.

Das injizierte Volumen besitzt einen großen Einfluß auf den Erfolg. Für Erwachsene werden ohne Berücksichtigung der Art des Zugangs 30–40 ml Lösung empfohlen, um innerhalb der Faszienhülle eine maximale Ausbreitung sicherzustellen.

Latenz und Blockadedauer

Die Anschlagsgeschwindigkeit kann bei jeder Plexus brachialis-Technik niedrig sein. Die meisten Blockaden sollten sich innerhalb von 20 Minuten ausgebildet haben, gelegentlich sind jedoch bis zu 40 Minuten erforderlich. Diese Variationen sind zu einem gewissen Teil von der gewählten Substanz bzw. Konzentration abhängig. Oft stellt sich die motorische Blockade vor der sensorischen ein, so daß es möglich ist, durch Testen der Muskelkraft eine Voraussage über den Erfolg zu treffen. Das früheste Zeichen für einen erfolgreichen axillären Block zeigt sich in der Unfähigkeit, im Ellbogengelenk zu strecken, bei einem interskalenären bzw. einem perivaskulären Block ist dagegen die Bewegung im Schultergelenk zuerst betroffen. Wenn sich innerhalb von 10 Minuten nach der Injektion keine motorische Schwäche einstellt, ist der Erfolg zweifelhaft. Die zu frühe Testung des sensorischen Blocks unterminiert das Vertrauen des Patienten, deswegen sollte man zuvor 15 Minuten verstreichen lassen.

Die Wirkdauer verhält sich ebenso variabel, in Verbindung mit Bupivacain kann die Anästhesie bis zu 24 Stunden anhalten. Prilocain ohne Zusätze und Lidocain (mit Adrenalin) bieten mindestens 90 Minuten und Bupivacain 3 Stunden einer zuverlässigen chirurgischen Anästhesie. Wenn eine längere Wirkdauer erforderlich ist, sollte eine kontinuierliche Kathetertechnik in Erwägung gezogen werden.

Parästhesien und Nervenverletzungen

Der Patient sollte über das Auftreten von Parästhesien aufgeklärt werden und man sollte ihn dazu auffordern, deren Lokalisation zu beschreiben – nicht zu zeigen, weil eine Bewegung die Nadelposition verändern kann. Sobald Parästhesien ausgelöst wurden, sollte die Nadel etwas zurückgezogen werden, um die Verletzungsgefahr zu verringern. Starke Schmerzen bei Injektionsbeginn zeigen eine intraneurale Lage der Kanüle an, die daraufhin weiter zurückgezogen werden sollte. Mißempfindungen bei der Injektion können auf „Druck-Parästhesien" zurückzuführen sein, die durch eine überschnelle Dehnung der Plexushülle ausgelöst wurden. Die Möglichkeiten verschiedener Nervenschäden reichen von einige Wochen andauernden leichten Parästhesien bis zu schweren sensorischen und motorischen Störungen über Monate oder Jahre hinweg. Die Symptome treten entweder sofort nach Abklingen des Blocks auf oder entwickeln sich über eine oder mehrere Wochen. Es kann Schwierigkeiten bereiten, die Ätiologie einer Nervenschädigung nach einer Plexus brachialis-Anästhesie zu bestimmen, weil außer dem Trauma durch Nadel und Injektion eine Vielzahl potentiell auslösender Faktoren in Betracht zu ziehen sind. Davon haben viele keine Beziehung zur Technik der Lokalanästhesie und können ebenso mit einer Allgemeinanästhesie in Verbindung stehen. Unter Umständen lag eine vorbestehende Nervenschädigung vor, oder der Nerv wurde durch die Operation verletzt. Ein exzessiver Druck bzw. die prolongierte Anlage einer Blutsperre sowie eine Fehllagerung des Armes können ebenfalls zu Nervenschäden führen.

Der Interskalenus-Block

Die interskalenäre Technik verwendet den am weitesten proximal gelegenen Zugang zum Plexus brachialis. Das Lokalanästhetikum wird dabei auf Höhe des sechsten Halswirbels in die Faszienhülle injiziert.

Klinische Anwendung

Der wesentliche Vorteil dieses Zugangs ist die Vermeidung eines Pneumothorax, doch der Preis dafür besteht in einer unbeständigen Blockade der unteren Wurzeln des Plexus. Durch C5–7 innervierte Strukturen, die tiefen Schichten der Schulter, das Ellbogengelenk und die oberflächlichen Gebiete der Lateralseite des Unterarmes und der Hand, werden zuverlässig blockiert (Abb. 12.6). Für die anderen Teile des Armes sind unter Umständen ergänzende Blockaden erforderlich.

Lagerung

Der Patient befindet sich in Rückenlage, der Kopf ruht auf einem Kissen. Der Kopf wird nun etwas auf die gegenüberliegende Seite gedreht und die Schulter sanft herabgedrückt. Bei zu starker Kopfdrehung wird die Skalenusmuskulatur gestreckt und ist so schwierig zu palpieren.

Orientierungspunkte

Man führt eine Nadel an dem Punkt ein, an dem eine Linie auf Höhe des Krikoids die Skalenus-

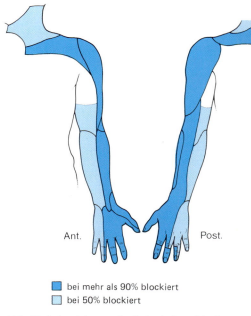

Ant.   Post.

■ bei mehr als 90% blockiert
□ bei 50% blockiert

Abb. 12.6 Ausdehnung des Interskalenusblockes

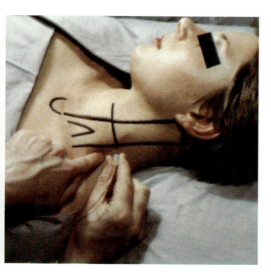

Abb. 12.7 Einführung der Nadel für den Interskalenusblock. Der linke Zeigefinger palpiert die Skalenuslücke

lücke kreuzt. Das Krikoid wird dafür palpiert und davon ausgehend eine Linie zur Lateralseite des Halses gezogen (Abb. 12.7). Diese Linie sollte eher parallel zur Clavicula laufen als den Hautlinien zu folgen, die aufwärts steigen. Der laterale Rand des M. sternocleidomastoideus wird als nächstes aufgesucht. Wenn er schwer abzugrenzen ist, bittet man den Patienten, den Kopf anzuheben. Daraufhin legt man einen Finger auf die vom Krikoid ausgehende Linie unmittelbar lateral der Kante des M. sternocleidomastoideus. Der Patient sollte völlig entspannt sein. Nun ruht der Finger auf dem M. scalenus anterior und wird nach lateral geführt, bis die Lücke zwischen den Scalenusmuskeln tastbar ist. Die Lücke kann verstärkt werden, indem man den Patienten bittet, einige Male kräftig durch die Nase auszuatmen. Eine recht konstante Landmarke stellt die Vena jugularis externa dar, die den Punkt der Injektion kreuzt. Um ein Hämatom zu vermeiden, führt man die Nadel so ein, daß sie die Vene nicht trifft.

Technik

Der Zeigefinger wird knapp unterhalb des Injektionsortes in die Skalenuslücke gelegt. Die Nadel wird auf der Höhe der Krikoidlinie und im rechten Winkel zu allen Hautebenen eingeführt (Abb. 12.7), so daß sie in medialer, leicht kauda-

ler bzw. gering dorsaler Richtung zeigt. Wenn sie horizontal gerichtet wird, läuft sie möglicherweise zwischen den Querfortsätzen von zwei Halswirbelkörpern hindurch und kann die Arteria vertebralis verletzen oder ins Foramen intervertebrale eintreten.

Die Nadel wird langsam vorgeschoben, bis Parästhesien ausgelöst werden. Sie sollten eher in den Arm als in die Schulterspitze oder Scapula ausstrahlen; für letztere ist oft eine Stimulation des N. suprascapularis oder der Nn. supraclaviculares verantwortlich. In diesem Fall wäre eine Injektion ineffektiv, weil diese Nerven ausserhalb der Faszienhülle liegen. Das Gefühl beim Durchdringen der bindegewebigen Hülle wird als „Klick" beschrieben und dient als nützlicher Hinweis auf eine korrekte Lage, läßt sich aber nicht immer nachweisen. Wenn keine Parästhesien auslösbar sind, zieht man die Nadel bis zur Haut zurück und ändert die Richtung ein wenig mehr nach dorsal oder kaudal. Es ist wichtig darauf hinzuweisen, daß der Plexus selten tiefer als 2,5 cm liegt (*Yasuda* et al. 1980)

Sobald Parästhesien aufgetreten sind, komprimiert man den Hals oberhalb der Nadel kräftig mit einem Finger, um die kaudale Ausbreitung zu fördern. Danach wird das Lokalanästhetikum injiziert, wobei man zu Beginn und während der Injektion wiederholt aspiriert.

Komplikationen

Blockade des N. phrenicus. Bei 36% der Patienten mit einem interskalenären bzw. perivaskulären Block wird über den röntgenologischen Nachweis einer Zwerchfellparese berichtet (*Farrar* et al. 1981). Dies führt nur selten zu Symptomen, solange beim Patienten keine schweren respiratorischen Erkrankungen bestehen. Der Anästhesist sollte dies bei der Auswahl des Blokkes für solche Patienten berücksichtigen.

Blockade des N. recurrens. Sowohl die interskalenäre als auch die perivaskuläre Technik führen nur selten zu einer Blockade des N. recurrens. Die auftretende Heiserkeit ist nicht von Bedeutung und Bedenken des Patienten sollten ausgeräumt werden. Es empfiehlt sich, bilaterale Blöcke wegen der Möglichkeit einer Funktionseinschränkung des Larynx zu vermeiden.

Horner-Syndrom. Wenigstens die Hälfte der Patienten mit einem Interskalenus- oder einem Perivaskulär-Block entwickeln ein Horner-Syndrom. Einige beklagen sich über einen Flush im Gesicht. Bei einem Patienten mit Verletzungen sowohl der oberen Extremität als auch des Kopfes können ungleiche Pupillen in die Irre führen.

Injektion in die A. vertebralis. Die Injektion selbst einer kleinen Dosis des Lokalanästhetikums in eine A. vertebralis führt zu schweren zerebralen toxischen Reaktionen. Die Vermeidung dieser Komplikation durch eine akkurate Plazierung der Nadel und sorgfältige Aspiration ist von vitaler Bedeutung.

Peridurale und subarachnoidale Injektion. Injektionen in den Peridural- oder Subarachnoidalraum sind möglich, und über beide wurde berichtet. Diese Komplikationen lassen sich durch einen korrekten Punktionswinkel und die Berücksichtigung der oberflächlichen Lage des Plexus (z. B. 2,5 cm unterhalb der Haut) vermeiden.

Der perivaskuläre Block

Diese Technik erfordert die Injektion in den perivaskulären Raum der A. subclavia, der zwischen den Skalenusmuskeln und oberhalb der ersten Rippe liegt. Sie unterscheidet sich vom supraklavikulären Zugang dadurch, daß die Nadel aus einer mehr postero-medialen Position kaudal gerichtet wird und den Plexus an der Stelle trifft, an der die Trunci aufeinander hinter der A. subclavia liegen (Abb. 12.3).

Klinische Anwendung

Die perivaskuläre Technik blockiert zuverlässig den Oberarm, den Unterarm und die Hand (Abb. 12.8) und läßt sich für die meisten Eingriffe an der oberen Extremität einsetzen. Der untere Truncus des Plexus (C8/T1) wird gelegentlich verfehlt, weil er unterhalb der A. subclavia liegt. Der Einsatz eines großzügigen Volumens (siehe oben) sollte zur Vermeidung dieser Einschränkung ausreichen. Das Risiko eines Pneumothorax liegt niedriger als beim supraklavikulären Zugang, ist aber hoch genug, um als Kontraindikation für den Einsatz dieses Blocks in der Tageschirurgie, bei adipösen Patienten mit schwierig abgrenzbaren Orientierungspunkten und bei schweren Erkrankungen im Thoraxbereich zu gelten.

Lagerung

Der Patient befindet sich in Rückenlage mit dem Kopf auf einem Kissen und seitlich angelagerten Armen. Der Kopf wird leicht auf die gegenüberliegende Seite gedreht und der Arm vorsichtig nach unten gezogen, um die Schulter abzusenken. Eine übertriebene Lagerung erschwert die Palpation der Landmarken.

Orientierungspunkte

Die Skalenuslücke wird mit der gleichen Methode lokalisiert, wie sie für den Interskalenusblock beschrieben wurde (Abb. 12.7). Sobald die Lücke aufgefunden wurde, folgt man ihr nach unten bis zur A. subclavia. Dann legt man einen Finger auf die Arterie, um den Punktionsort zu markieren. Läßt sich die Arterie nicht tasten, plaziert man den Finger in das untere Ende der Lücke.

Technik

Bei gleichzeitiger Palpation der Arterie oder bei in der Skalenuslücke liegendem Finger führt man die Nadel direkt über dem Finger ein und schiebt sie langsam in kaudaler Richtung zwischen den Skalenusmuskeln vor (Abb. 12.9), bis Parästhesien ausgelöst werden. Manchmal spürt man bei der Penetration der Faszienhülle ein „Klick", was als hilfreiches Zeichen für eine korrekte Position gilt. Sind bei Kontakt mit der ersten Rippe noch keine Parästhesien aufgetreten, zieht man die Nadel zurück und richtet sie mehr anterior oder posterior. Dabei ist es wichtig, daß die Nadel in keiner Weise medial weist, weil sich dadurch das Risiko eines Pneumothorax erhöht. Wenn die Arteria subclavia unbeabsichtigt punktiert wird, sollte die Nadel zurückgezogen und etwas mehr nach posterior zeigend wieder vorgeschoben werden.

Zur Erzielung gut wirksamer Blöcke müssen in den Arm oder die Hand ausstrahlende Parästhesien ausgelöst werden. Parästhesien in jede andere Richtung weisen darauf hin, daß der N. suprascapularis, der N. supraclavicularis oder der N. thoracicus longus stimuliert wurden und die Nadel wahrscheinlich außerhalb der Faszienhülle liegt. Der Erfolg des perivaskulären Zugangs steht und fällt mit der Auslösung von Parästhesien, so daß bei deren Fehlen nach mehreren Versuchen der Einsatz einer alternativen Methode erwogen werden sollte. Wenn entsprechende Parästhesien aufgetreten sind, wird nach anfänglicher und dann wiederholter Aspiration das Lokalanästhetikum injiziert.

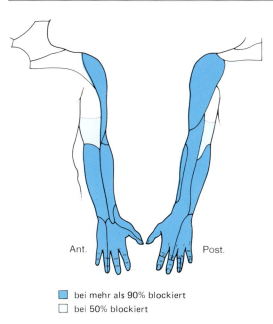

Ant.   Post.

▦ bei mehr als 90% blockiert
☐ bei 50% blockiert

Abb. 12.8 Ausdehnung des perivaskulären Blocks

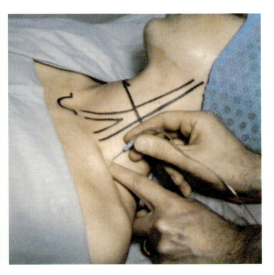

Abb. 12.9 Einführung der Nadel beim perivaskulären Block. Der linke Zeigefinger liegt auf der Arterie

Komplikationen

Pneumothorax. Genauso wie bei den anderen supraklavikulären Techniken stellt der Pneumothorax die Hauptkomplikation des perivaskulären Blocks dar. Ein Pneumothorax entwickelt sich gewöhnlich langsam und braucht unter Umstän-

den bis zu 24 Stunden, bevor er zu klinischen Symptomen führt. Husten, Brustschmerz und Dyspnoe sind Symptome, die den Anästhesisten alarmieren sollten und eine Thorax-Röntgenaufnahme notwendig machen. Ein bald nach der Injektion angefertigtes Bild zeigt zunächst nicht immer einen Hinweis auf einen Pneumothorax und sollte darum bei weiterbestehendem Verdacht wiederholt werden.

Blockade benachbarter Nerven. Es können Blockaden des N. phrenicus, des N. recurreus und des Ganglion stellatum eintreten. Sie wurden im Abschnitt über den Interskalenusblock abgehandelt.

Der axilläre Block

Mit dem axillären Block steht eine sichere und relativ einfache Methode zur Anästhesie des Plexus brachialis zur Verfügung. Allerdings ist es möglich, daß selbst bei Verwendung eines großen Volumens, das zusätzlich nach proximal injiziert wird, der N. axillaris und der N. musculocutaneus, die beide die Faszienhülle hoch in der Axilla verlassen, ausgespart bleiben. Der hinter der A. axillaris liegende N. radialis wird gelegentlich nicht blockiert, weil die einzelnen Nerven im axillären Kompartiment durch Septen getrennt sind.

Klinische Anwendung

Über den axillären Zugang lassen sich zuverlässig die medialen Teile des Oberarms, des Unterarms und die durch den N. ulnaris bzw. N. medianus versorgten Abschnitte der Hand blockieren (Abb. 12.10). Die durch den N. radialis bzw. N. musculocutaneus versorgten lateralen Bereiche des Unterarms und der Hand werden in 75% der Fälle betäubt. Der N. axillaris, der den Oberarm innerviert, läßt sich nicht zuverlässig blockieren. Die Hauptindikation des axillären Blocks stellt die Chirurgie der Hand und des Unterarms dar, obwohl ergänzende Blockaden des N. radialis und des N. cutaneus antebrachii am Unterarm erforderlich sein können.

Lagerung

Der Patient liegt auf dem Rücken, wobei der Arm um fast 90° abduziert und im Ellbogengelenk gebeugt wird, so daß der Handrücken auf dem Kissen ruht (Abb. 12.11). Wenn der Arm

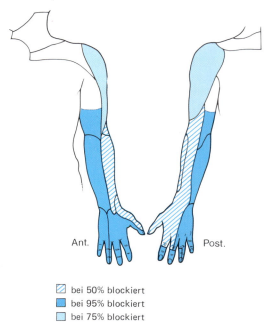

Ant.   Post.

▨ bei 50% blockiert
▧ bei 95% blockiert
☐ bei 75% blockiert

Abb. 12.10 Ausdehnung des axillären Blocks

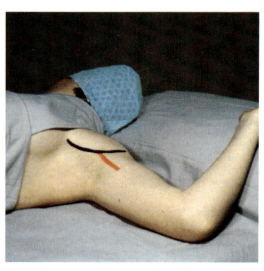

Abb. 12.11 Lagerung für den axillären Block

weiter abduziert wird, läßt sich der arterielle Puls möglicherweise schlechter palpieren. Es empfiehlt sich, bei jedem Patienten den Abduktionswinkel so lange zu verändern, bis man eine maximale Pulsation erreicht. Frakturschmerzen können natürlich die Kooperationsfähigkeit des Patienten einschränken.

Technik

Obwohl sich auch eine Einmalkanüle für den Axillarisblock eignet, ist der Einsatz einer Kathetertechnik erheblich einfacher und zuverlässiger. Dafür wird eine intravenöse Kanüle der Größe 20 oder 22 G empfohlen.

Man lokalisiert die A. axillaris und verfolgt sie nach medial, bis sie hinter der anterioren Wand der Axilla verschwindet. Der Zeigefinger wird auf die Arterie gelegt und die Kanüle unmittelbar oberhalb des Fingers mit einem Winkel von ungefähr 30° zur Haut eingeführt und parallel zur Arterie knapp über dieselbe gerichtet (Abb. 12.12).

Die Kanüle wird langsam vorgeschoben, bis man ein „Nachgeben" beim Durchdringen der Faszienhülle spürt. Die Faszienhülle liegt ziemlich oberflächlich. Direkt nach der Penetration schiebt man den Katheteranteil der Kanüle auf die gleiche Weise wie bei einer Venenpunktion vor (Abb. 12.13).

Der Katheter läuft sehr leicht, wenn er sich in der Faszienhülle befindet. Bei übermäßigem Widerstand sollte er entfernt und neu eingeführt werden. Nach Penetration der Arterie oder einer Vene zieht man die Kanüle samt Nadel solange zurück, bis kein Blut mehr aspiriert werden kann. Anschließend wird die Nadel fixiert und der Katheter erneut vorgeschoben.

Sobald sich der Katheter in der richtigen Position befindet, wird er über eine Verlängerung mit der Spritze verbunden. Man komprimiert mit einem Finger oberhalb der Arterie und distal des Injektionsortes, um eine proximale Ausbreitung des Lokalanästhetikums zu sichern. Nachdem man aspiriert hat, wird die Injektion langsam unter weiteren Aspirationen durchgeführt. Es ist nicht beabsichtigt, Parästhesien auszulösen; wenn sie dennoch auftreten, dienen sie als zusätzliche Bestätigung einer korrekten Kanülenlage. Bei Punktion eines Blutgefäßes sollte nach beendeter Injektion für fünf Minuten komprimiert werden, um die Ausbildung eines Hämatoms möglichst zu verringern.

Komplikationen

Die axilläre Technik ist mit weniger ernsthaften Komplikationen verbunden als die anderen Methoden. Die intravaskuläre Injektion stellt das Hauptrisiko dar.

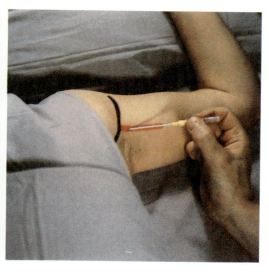

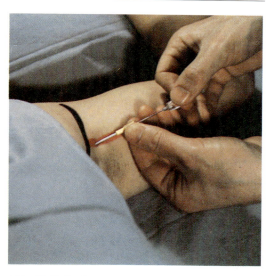

Abb. 12.12 Ausrichtung der Kanüle für einen axillären Block. Während der Punktion palpieren und fixieren die Finger der linken Hand die Arterie

Abb. 12.13 Nach Eintritt in die Faszienhülle wird der Katheteranteil der Kanüle vorgeschoben

Periphere Nervenblockaden

Die Blockade der einzelnen Nerven am Arm spielt bei der sorgfältigen Anwendung der Anästhesietechniken des Plexus brachialis nur eine begrenzte Rolle. Aufgrund anatomischer Variationen und breiter kutaner sensibler Überlagerungszonen wären für die meisten Operationen mehrere Injektionen mit ergänzenden Infiltrationen erforderlich. Die Aussicht darauf ist besonders für den Patienten unangenehm.

Einige Blöcke sind jedoch als Ergänzung für eine Plexusanästhesie oder als Analgesie für kurze Eingriffe an der Hand oder den Fingern von Wert. Klinisch besteht nur ein geringer Unterschied zwischen der Wirkung einer Nervenblockade am Ellbogen oder am Handgelenk, deswegen werden jeweils die einfacheren Methoden beschrieben. Dazu gehören (mit dem am besten geeigneten Ort für die Durchführung):

1. N. cutaneus antebrachii lateralis des Unterarms (Ellbogen)
2. N. ulnaris (Ellbogen)
3. N. medianus (Handgelenk)
4. N. radialis (Handgelenk)
5. Fingernerven

Allgemeine Bemerkungen

Für alle Blockaden empfiehlt sich die Verwendung von 25 G-Nadeln, um das Verletzungsrisiko für den Nerven möglichst gering zu halten. Die subkutane Standardeinmalnadel mit 2 cm (1 Zoll) Länge ist dafür gut geeignet. Es ist wichtig, intraneurale Injektionen wegen ihrer unter Umständen extremen Schmerzhaftigkeit und der Gefahr einer Neuritis zu vermeiden. Es sollten außerdem keine peripheren Blockaden durchgeführt werden, wenn eine Neuritis oder eine Nervenkompression vorliegt.

Bupivacain stellt wegen der längeren Wirkdauer die Substanz der Wahl dar, obwohl natürlich auch Lidocain und Prilocain verwendet werden können. Die gut vaskularisierte Nachbarschaft der Nerven am Ellbogen und am Handgelenk bedeutet, daß eine intravaskuläre Injektion und die Ausbildung eines Hämatoms als Komplikationen auftreten können. Selbst bei der Blockade kleiner Nerven tritt die Wirkung des Lokalanästhetikums selten unmittelbar ein, und man sollte bis zu 15 Minuten zur Ausbildung des Blocks einberechnen.

Techniken

Nervus cutaneus antebrachii lateralis am Unterarm

Der N. musculocutaneus verläßt den Plexus brachialis noch in der Axilla (Abb. 12.5). Der N. cutaneus antebrachii lateralis ist die sensible Fortsetzung dieses Nerven und kann zur Ergänzung des axillären Blocks in der Ellbeuge blockiert werden. Er durchtritt die tiefe Faszie auf der Lateralseite des Bizepsmuskels direkt proximal des Ellbogengelenks und versorgt dann die Haut des lateralen Abschnitts des Unterarms (Abb. 12.2). Die Nadel wird an dem Punkt eingeführt, an dem die interkondyläre Verbindungslinie den lateralen Rand der Bizepssehne kreuzt (Abb. 12.14), und es werden 3–5 ml Lokalanästhetikum oberhalb der Faszie injiziert. Wenn die Nadel zu tief eingeführt wird, versagt der Block.

Nervus ulnaris

Die Blockade des N. ulnaris stellt einen nützlichen Zusatz zum Interskalenusblock dar. Sie ist Bestandteil der drei erforderlichen Blöcke für die Anästhesie der Hand und kann auch isoliert für Eingriffe am kleinen Finger und der Ulnarseite der Hand eingesetzt werden. Bei Erreichen des Ellbogens kreuzt der Nerv den medialen Kopf des Trizeps und liegt dann in einer Furche hinter dem medialen Epikondylus (Abb. 12.15), wo er fest in fibröses Gewebe eingebettet ist. Nach Injektionen direkt in die Furche wurde schon von der Auslösung einer Neuritis berichtet, so daß sie besser proximal dieses Punktes durchgeführt werden sollten. In Flexion des Ellbogens und Lagerung des Armes über die Brust des auf dem Rücken liegenden Patienten wird der Nerv 2–3 cm proximal des medialen Epikondylus palpiert. Die Nadel wird dann neben dem Nerven eingeführt und ungefähr 5 ml Lokalanästhetikum injiziert. Man sollte nicht versuchen, Parästhesien auszulösen, weil sonst die Gefahr einer Neuritis besteht.

Der Zugang zu diesem Nerven am Handgelenk erfordert zwei Punktionen und ist erheblich schwieriger durchzuführen.

Nervus medianus

Die Blockade des N. medianus betrifft die radialen zwei Drittel der Palmarseite der Hand (Abb.

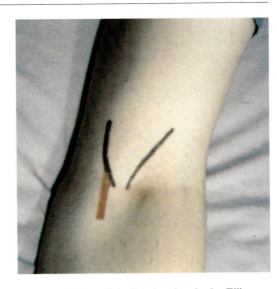

Abb. 12.14 Wesentliche Landmarken in der Ellbeuge. Zur Blockade des N. cutaneus antebrachii lateralis wird eine Nadel in der durch die Hautfalte gebildeten Linie unmittelbar lateral der Bizepssehne eingeführt

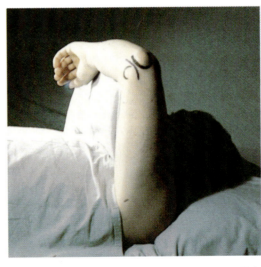

Abb. 12.15 Verlauf des N. ulnaris zwischen dem Epicondylus medialis des Humerus und dem Olecranon

12.2) und wird gewöhnlich mit jeweils einem Block des N. radialis bzw. N. ulnaris kombiniert. Am Handgelenk liegt der Nerv ziemlich oberflächlich knapp unter der M. palmaris longus-Sehne. Wenn diese fehlen sollte, findet man den N. medianus zwischen den Sehnen des M. flexor

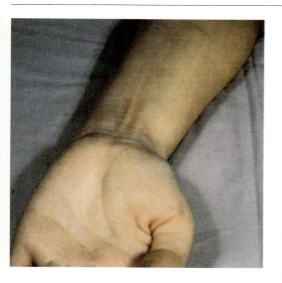

Abb. 12.16 Die Rinne zwischen den Sehnen des M. palmaris longus und des M. flexor carpi radialis markiert die Position des N. medianus am Handgelenk

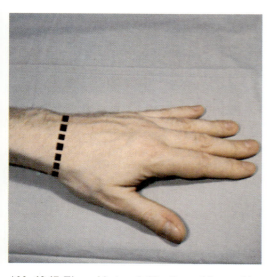

Abb. 12.17 Eine subkutane Infiltration auf der markierten Linie blockiert alle Endäste des N. radialis

Sehne oder – wenn diese fehlt – 1 cm medial der Sehne des M. flexor carpi radialis eingeführt. Der Nerv liegt an dieser Stelle in ungefähr 1 cm Tiefe; eine fächerförmige, ulnar gerichtete Verlagerung der Nadel ist jedoch unter Umständen zur Auslösung von Parästhesien erforderlich. 5 ml Lokalanästhetikum reichen aus; es sollte aber zusätzlich beim Zurückziehen der Nadel 1 ml subkutan injiziert werden, um den zur Handinnenfläche führenden Hautast einzubeziehen.

Nervus radialis

Ungefähr 7 cm proximal des Handgelenks verläuft der N. radialis unterhalb der Sehne des M. brachioradialis, um dann subkutan auf der Extensorenseite des Handgelenks zu liegen. Er teilt sich in mehrere Endäste auf, die die Radialseite des Handrückens versorgen (Abb. 12.2). Die subkutane Infiltration mit 5–10 ml Lösung über dem radialen und dorsalen Abschnitt des Handgelenks (Abb. 12.17) blockiert alle diese Endäste.

Die Digitalnerven

Die Blockade der Digitalnerven bietet sich für ambulante Patienten als sehr effektives Verfahren bei Operationen am Finger an. *Unter keinen Umständen dürfen Lösungen mit Vasokonstriktorzusatz* verwendet werden, weil sonst ein ernstzunehmendes Ischämierisiko mit eventuell nachfolgender Gangrän besteht. Jeder Finger wird durch vier Nervenäste (zwei dorsale und zwei palmare) versorgt, die gemeinsam mit den Blutgefäßen verlaufen. Die Punktion wird am dorsolateralen Abschnitt der Fingerbasis durchgeführt. Während des Vorschiebens der Nadel werden 1–2 ml Lösung injiziert, bis sich auf der Gegenseite ein zunehmender Druck tasten läßt. Das Verfahren wird auf der anderen Seite des Fingers wiederholt, um die subkutane ringförmige Infiltration zu komplettieren.

Intravenöse Regionalanästhesie (IVRA)

Die Originalbeschreibung der Injektion eines Lokalanästhetikums in eine blutleere Extremität stammt von *Bier* (1908), fand aber erst nach der Wiedereinführung in den 60er Jahren weitverbreitete Beachtung (*Holmes* 1963). Seit damals wurde die IVRA oder der „Biersche Block" be-

carpi radialis und den anderen Flexoren. Die Sehnen des M. palmaris longus und des M. flexor carpi radialis treten bei der Palmarflexion des Handgelenks gegen Widerstand hervor (Abb. 12.16). Die Nadel wird auf Höhe der proximalen Hautfalte unmittelbar radial der Palmaris longus-

sonders in vielbeschäftigten Unfallabteilungen und Notaufnahmen extensiv eingesetzt, wo dank der technisch einfachen Durchführung und der Zuverlässigkeit eine erfolgreiche Anwendung bei vielen Eingriffen an der oberen Extremität möglich war. Unglücklicherweise liegt in der Einfachheit dieser Methode auch die Quelle potentieller Gefahren. Es ist vorgekommen, daß unerfahrene Klinikärzte die IVRA verwendet haben, ohne die Technik zu verstehen oder zu wissen, daß dafür eine zuverlässige Ausrüstung benötigt wird, bzw. ohne dazu in der Lage gewesen zu sein, mögliche Komplikationen zu behandeln. Darum kam es zu Todesfällen bei einer Methode, die eigentlich sicher sein sollte (*Heath* 1982).

Klinische Anwendung

Die IVRA bietet in der Regel in bis zu 98% der Fälle eine zufriedenstellende Analgesie und Muskelrelaxation der Hand und des Unterarms. Sie ist deswegen für die meisten offenen oder geschlossenen Eingriffe distal des Ellbogens geeignet, wenn diese innerhalb einer Stunde beendet werden können. Die zeitliche Begrenzung erklärt sich durch die Beschwerden über das Tourniquet, die sich selbst unter Verwendung von Doppelmanschetten-Systemen nicht so einfach vermeiden lassen. Die Zuverlässigkeit und der schnelle Wirkungseintritt der Analgesie mit dieser Methode sind der Grund, weswegen sie besonders nützlich für die Reposition von Unterarmfrakturen und für andere kleinere Operationen in der Unfallklinik ist. Die IVRA steht für alle Patienten zur Verfügung, die das zehnte Lebensjahr überschritten haben, wurde aber sogar schon bei jüngeren Patienten eingesetzt. Man stößt gelegentlich bei großen, muskulösen Armen auf eine unbefriedigende Relaxation; eine inkomplette Analgesie distaler Abschnitte dagegen läßt sich eher auf die Verwendung von proximalen Unterarmvenen oder auf eine ungenügend hergestellte Blutleere zurückführen.

Kontraindikationen

Bei Patienten mit Sichelzellanämie bzw. mit Morbus Raynaud sollte die Anlage eines Tourniquets vermieden werden. Es darf nicht außer acht gelassen werden, daß eine Methode, die eine Ischämie in einer Extremität mit Quetschverletzung verursacht, zu einer Nekrose noch vitalen Gewebes führen kann.

Das Tourniquet

Wir empfehlen eine orthopädische Einzelmanschette mit einer „Fahrrad"-Luftpumpe und einem Hochdruckschlauch. Diese Ausrüstung sollte in regelmäßigen Abständen gewartet werden. Doppelmanschetten reduzieren nicht in allen Fällen die Beschwerden und stellen wegen des Risikos der Verwechslung und des unbeabsichtigten Ablassens der falschen Manschette eine potentielle Gefahr dar. Sphygmomanometer sind ungeeignet. Automatische Systeme, die ein Luftreservoir oder eine Druckgasquelle verwenden, sind sehr nützlich, können aber ein falsches Gefühl von Sicherheit vermitteln und beim Gebrauch Verwirrung stiften.

Substanzen und Dosierungen

Prilocain bietet sich wegen der niedrigen systemischen Toxizität als Lokalanästhetikum der Wahl an. Es ist unter anderem in 50 ml-Ampullen erhältlich (Xylonest 0,5%/ 1%; Astra Chemicals). Die übliche Dosis für einen Erwachsenen beträgt 40 ml der 0,5%igen Lösung, sollte aber bei gebrechlichen älteren Patienten mit schlanken Unterarmen reduziert werden. Bis zu 50 ml dürfen bei kräftig gebauten Patienten mit muskulösen Unterarmen verwendet werden.

Vorsichtsmaßnahmen

Eine IVRA sollte unter Sicherheitsvorkehrungen durchgeführt werden, die im Zusammenhang mit der technischen Einfachheit der Methode unverhältnismäßig erscheinen mögen.

1. Der Patient sollte vier Stunden präoperativ nüchtern bleiben.
2. Die Anästhesie sollte auf einer fahrbaren Trage oder dem Operationstisch durchgeführt werden.
3. Die engmaschige Überwachung durch einen in dieser Methode erfahrenen Arzt sollte sichergestellt sein.
4. Am anderen Arm sollte ein Venenzugang geschaffen werden.
5. Die gesamte Ausrüstung für die kardiopulmonale Wiederbelebung und die dazugehörigen Medikamente sollten sofort zur Verfügung stehen.
6. Das Tourniquet sollte vor dem Gebrauch auf eine Leckage überprüft und während des Einsatzes dauernd kontrolliert werden.

Technik (Abb. 12.18)

Der Blutdruck wird in Rückenlage des Patienten registriert. Man legt eine intravenöse Kanüle in eine Vene am Handrücken oder am distalen Unterarm der zu blockierenden Extremität. Dabei sollten antekubitale Venen vermieden werden. Die Wahrscheinlichkeit einer Venenperforation während des Verfahrens ist bei Kunststoffkanülen gering; dagegen liegt eine Butterfly-Nadel flach im Hautniveau, wodurch die Esmarch-Binde leichter angebracht werden kann. Das Tourniquet wird über eine Schicht aus Polsterwatte in Oberarmmitte angelegt.

Die Blutleere wird durch das Anwickeln einer Esmarch-Binde von den Fingerspitzen bis zum Tourniquet erzeugt. Als Alternative kann man auch den Arm bei gleichzeitiger Kompression der A. brachialis für zwei Minuten anheben. Die letztgenannte Möglichkeit ist bei Vorliegen einer Fraktur besser geeignet. Die Manschette wird anschließend aufgepumpt, so daß der Druck 100 mmHg über dem systolischen Blutdruck liegt. Bei irgendeinem Hinweis auf einen weiterbestehenden arteriellen Fluß, wie einem palpablen Puls oder einer Venenstauung, läßt man den Manschettendruck ab und beginnt von neuem. Wenn sich eine zufriedenstellende Ischämie erzielen läßt, wird die Prilocainlösung (0,5%) über 1–2 Minuten injiziert. Der Patient spürt meist innerhalb von Sekunden Parästhesien, und die Haut nimmt ein marmoriertes Aussehen an. Nach 10 Minuten besteht gewöhnlich ein kompletter sensorischer Block; die Ausbildung der Muskelrelaxation benötigt unter Umständen die doppelte Zeit. Währenddessen sollte der Anästhesist den Manschettendruck kontrollieren, der bis wenigstens 20 Minuten nach der Injektion nicht abgelassen werden darf. Gleichzeitig beobachtet man den Patienten genau und beläßt ihn bis mindestens eine halbe Stunde nach dem Eingriff in Rückenlage.

Komplikationen

Systemische Toxizität. Darin liegt das hauptsächliche potentielle Problem dieser Methode. Gewöhnlich kommt es dann zu dieser Komplikation, wenn durch ein Versagen der Ausrüstung oder durch eine fehlerhafte Technik ein verfrühter Druckabfall des Tourniquets auftritt. Durch striktes Beachten jeder Einzelheit läßt sich dies verhindern.

Es existieren Berichte über Krampfanfälle (alle unter Verwendung anderer Substanzen als Prilocain), die nur durch eine signifikante Leckage des Lokalanästhetikums bei adäquat angelegtem Tourniquet erklärt werden können. Simulationsstudien der IVRA durch *El-Hassan* et al. (1984) haben gezeigt, daß mit dem Risiko einer systemischen Leckage bei der venösen Injektion Drücke oberhalb des Tourniquet-Verschlußdrucks erzeugt werden können; besonders dann, wenn Venen im Bereich der Ellbeuge verwendet werden. Eine rasche Injektion und eine nicht ausreichende Blutleere können ebenfalls zu dieser Leckage beitragen.

Die Inzidenz der Toxizität bei Ablassen des Tourniquets nach 20 Minuten oder mehr ist variabel. Weniger ausgeprägte Symptome (Benommenheit, Tinnitus oder Prickeln der Lippen) und Zeichen (Bradykardie oder Hypotension) lassen sich selbst unter Verwendung von Prilocain beobachten, so daß man weiterhin aufmerksam bleiben sollte. Bei der hier empfohlenen Dosierung wurden nach einer IVRA mit Prilocain jedoch bisher weder größere systemisch-toxische Reaktionen noch eine wesentliche Methämoglobinämie beschrieben.

Probleme mit dem Tourniquet. Über eine reversible Nervenschädigung durch den Druck des Tourniquets wurde gelegentlich berichtet (*Fletcher & Healey* 1983), aber niemals in Zusammen-

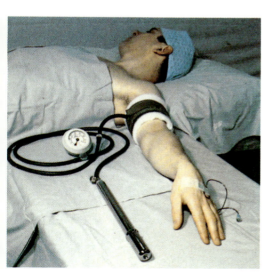

Abb. 12.18 Durchführung der IVRA

hang mit einer IVRA. Diese Art der Schädigung wird wahrscheinlicher, wenn das Tourniquet exzessiv lange (> 90 Minuten) angelegt bleibt, oder wenn sich die Manschette zu nahe am Ellbogengelenk befindet, wo die Nerven nur wenig durch Muskeln abgepolstert sind.

Die Schwellung der Extremität nach dem Eingriff sollte nur gering ausgeprägt und sicher nicht umfangreicher sein, als bei einer Operation mit Blutsperre in Allgemeinanästhesie.

Literatur

de Jong, R. (1961): Axillary block of the brachial plexus. Anesthesiology 22: 215–225

El Hassan, K., Hutton, P., Black, A. (1984): Venous pressure and arm volume changes during simulated Bier's block. Anaesthesia 39: 229–235

Farrar, M., Scheybani, M., Nolte, H. (1981): Upper extremity block. Effectiveness and complications. Regional Anesthesia 6: 133–134

Fletcher, I., Healey, T. (1983): The arterial tourniquet. Annals of the Royal College of Surgeons of England 65: 409–417

Heath, M. (1982): Deaths after intravenous regional anaesthesia. British Medical Journal 288: 913–914

Holmes, C.M. (1963): Intravenous regional analgesia. Lancet i: 245–246

Lanz, E., Theiss, D., Jankovic, D. (1983): The extent of blockade following various techniques of brachial plexus block. Anesthesia and Analgesia; Current Researches 62: 55–58

Macintosh, R., Mushin, W. (1967): Local anaesthesia: brachial plexus, 4th edn. Blackwell

Ray, R., Montgomery, S., Nettles, D., Jenkins, M. (1973): Infraclavicular brachial plexus block; a new approach. Anesthesia and Analgesia; Current researches 52: 897–904

Selander, D., Dhuner, K., Lundborg, G. (1977): Peripheral nerve injury due to injection needles used for regional analgesia. Acta Anaesthesiologica Scandinavica 21: 182–188

Selander, D., Edshage, S., Wolff, T. (1979): Paraesthesia or no paraesthesia. Acta Anaesthesiologica Scandinavica 23: 27–33

Thompson, G., Rorie, D. (1983): Functional anatomy of the brachial plexus sheath. Anesthesiology 59: 117–122

Vongvises, P., Panijayanond, T. (1979): A parascalene technique of brachial plexus anesthesia. Anesthesia and Analgesia 58: 267–273

Wildsmith, J.A.W., Tucker, G.T., Cooper, S., Scott, D.B., Covino, B.G. (1977): Plasma concentrations of local anaesthetics after interscalene brachial plexus block. British Journal of Anaesthesia 49: 461–466

Winnie, A. (1969): An ,immobile needle' for nerve block. Anesthesiology 31: 577–578

Winnie, A. (1970): Interscalene brachial plexus block. Anesthesia and Analgesia; Current Researches 49: 455–466

Winnie, A., Collins, V. (1964): The subclavian perivascular technique of brachial plexus anesthesia. Anesthesiology 25: 353–363

Yasuda, I., Hirano, T., Ojima, T., Ohhira, N., Kaneko, T., Yamamuro, M. (1980): Supraclavicular brachial plexus block using a nerve stimulator and an insulated needle. British Journal of Anaesthesia 52: 409–411

13 Blockaden an der unteren Extremität

W.A. Macrae

Während sich die Regionalanästhesie in den zurückliegenden Jahren weiter verbreitet hat, erfreuten sich Blockaden an der unteren Extremität nicht der gleichen Beliebtheit. Viele Anästhesisten haben den Eindruck, daß diese Techniken kompliziert, schwierig und unzuverlässig sind und umfangreiche und detaillierte anatomische Kenntnisse vorrausetzen, bevor man sie einsetzen kann. Eine Spinal- oder eine Periduralanästhesie erfordern als einfache Methoden nur jeweils eine einzelne Punktion und resultieren in einer Anästhesie der gesamten unteren Extremität, wogegen für mehr peripher gelegene Nervenblockaden multiple Injektionen notwendig sind. Andererseits stimmt es nicht, daß alle Nervenblöcke an der unteren Extremität schwierig und unzuverlässig sind. Das Ziel dieses Kapitels liegt in der Vorstellung einfacher Techniken, die gleichbleibende Resultate liefern und im Routinebetrieb eingesetzt werden können. Mit dieser Präsentation ist die Hoffnung verbunden, daß der Leser die Blockaden an der unteren Extremität in sein Repertoire aufnimmt. Es werden auch kurz einige Nervenblockaden vorgestellt, die sich in der täglichen klinischen Praxis als wenig nützlich erwiesen haben.

Anatomie

Eine gewisse Kenntnis der Anatomie ist für die Durchführung von Nervenblockaden an der unteren Extremität unerläßlich, es soll aber nicht der Versuch unternommen werden, den kompletten Verlauf jedes Nerven oder seine anatomischen Beziehungen zu beschreiben, weil nur vergleichsweise kleine Bereiche bis ins Detail bekannt sein müssen. Die im folgenden dargestellte Anatomie reicht aus, um jeden Nerven zuverlässig identifizieren zu können.

Der lumbosakrale Plexus

Die Nervenversorgung der unteren Extremität stammt aus dem Plexus lumbosacralis, der wiederum aus den primären Rami ventrales der zweiten lumbalen bis dritten sakralen Wurzel gebildet wird. Es entspringt jeweils eine ventrale und eine dorsale Wurzel, die sich vereinen und anschließend in die einzelnen Nerven wieder aufteilen.

Die Hautinnervation. Während für die korrekte Anwendung der Spinal- und Periduralanästhesie an der unteren Extremität die Kenntnis der Dermatome erforderlich ist, bestimmt die Topo-

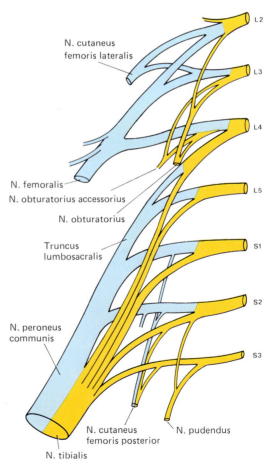

Abb. 13.1 Der Plexus lumbosacralis

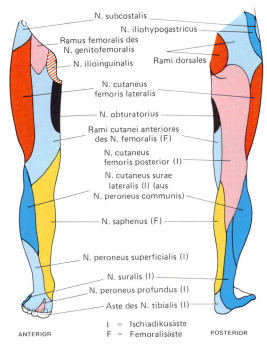

N. subcostalis

N. iliohypogastricus

Ramus femoralis des
N. genitofemoralis

N. ilioinguinalis

Rami dorsales

N. cutaneus
femoris lateralis

N. obturatorius

Rami cutanei anteriores
des N. femoralis (F)

N. cutaneus
femoris posterior (I)

N. cutaneus surae
lateralis (I) (aus
N. peroneus communis)

N. saphenus (F)

N. peroneus superficialis (I)

N. suralis (I)

N. peroneus profundus (I)

Äste des N. tibialis (I)

I = Ischiadikusäste
F = Femoralisäste

ANTERIOR   POSTERIOR

Abb. 13.2 Aufteilung der Hautnerven an der unteren Extremität. Zum Vergleich der korrespondierenden Dermatose s. Abb. 3.5

graphie der *Hautversorgung* durch die einzelnen Nerven die praktische Anwendung der peripheren Blockaden (Abb. 13.2). Es bestehen Variationen in der Hautversorgung, so daß zum Beispiel der Übergang von dem vom N. saphenus (aus dem N. femoralis) zu dem vom N. peroneus superficialis (aus dem N. ischiadicus) versorgten Bereich irgendwo zwischen der Oberkante des Malleolus medialis und dem großen Zeh liegen kann. Solche Variationen müssen bei Operationen in der Nähe der Versorgungsgrenze eines Nerven beachtet werden. So ist es wichtig, die Anästhesie sorgfältig auszutesten und, wenn notwendig, den Nachbarnerven ebenfalls zu blockieren.

Die Innervation der tiefen Strukturen. Die sensible Nervenversorgung tiefer gelegener Schichten ist nicht so gut bekannt wie die der Haut. Im allgemeinen liegt man richtig, wenn man für Muskeln und Knochen die gleiche Nervenversorgung wie für die darüberliegende Haut annimmt; Gelenke haben dagegen generell eine komplexere Innervation und stehen mit allen Nerven in Verbindung, die für benachbarte Strukturen zuständig sind. So werden zum Beispiel das Hüft- und das Kniegelenk durch den N. femoralis, den

N. ischiadicus und den N. obturatorius, und das Sprunggelenk sowohl durch den N. femoralis als auch durch den N. ischiadicus versorgt. Wie an der oberen Extremität unterscheidet sich die *segmentale Innervation tiefer Strukturen* wesentlich von derjenigen der Haut. Für den Fuß sind die unteren (S3–4) und für die proximalen Abschnitte des Beines die oberen Wurzeln zuständig.

Die Auswahl der Technik

Die Kunst der Anästhesie besteht darin, für jeden Patienten und jede Operation die am besten geeignete Anästhesie auszuwählen. Die Wahl der Technik hängt von den im ersten Abschnitt dieses Buches berücksichtigten Variablen ab, wobei aber einige Gesichtspunkte besonders für den Einsatz der Lokalanästhesie an der unteren Extremität zutreffen.

Der Patient. Periphere Nervenblockaden besitzen bei Patienten mit einer schweren kardiovaskulären Erkrankung Vorteile, weil der mit einer Spinal- oder Periduralanästhesie unter Umständen verbundene extensive Sympathikusblock umgangen wird. Eine Kontraindikation für eine Spinal- bzw. Periduralanästhesie kann auch bei Rückenmarkserkrankungen bestehen, wenn ein chirurgischer Eingriff am Bein erforderlich ist, oder wenn die Lagerung des Patienten zum Beispiel durch eine Extension eingeschränkt ist und er erst nach Einleitung einer Anästhesie bewegt werden kann. Im Gegensatz dazu wird ein peripherer Nervenblock nicht durchzuführen sein, wenn ein Verband die Punktionsstelle bedeckt. Viele Nerven der unteren Extremität werden an Stellen blockiert, an dem sie nahe bei Arterien liegen. Wenn letztere durch eine periphere Gefäßerkrankung betroffen sind, ist es wichtig, eine Verletzung durch die Punktionsnadel zu vermeiden.

Für bilaterale Blockaden an der unteren Extremität wird ein großes Injektatvolumen benötigt. Im Falle eines bilateralen Femoralis- und Ischiadicusblocks an der Hüfte kann dieses Volumen bis zu 80 ml betragen, die bei Verwendung einer Standardkonzentration potentiell toxisch sind. Es muß jedoch betont werden, daß die systemischen Konzentrationen nach diesen Blöcken eher niedrig sind und die Toxizität kein allzu häufiges Problem darstellt. Wenn jedoch Gründe vorliegen, die gegen solch hohe Dosierungen sprechen, empfiehlt sich die Anwendung einer Technik, für die kleinere Substanzmengen reichen, wie zum Beispiel eine Spinalanästhesie.

Die Wünsche des Patienten müssen berücksichtigt werden. Die meisten Patienten stimmen nach korrekter Aufklärung einer Regionalanästhesie zu, wenn sie ein eingeführtes Verfahren der jeweiligen Klinik ist. Patienten, die Angst vor Injektionen haben oder bei denen bilaterale Eingriffe vorgesehen sind, werden sehr wahrscheinlich eher die mit einer Spinalanästhesie verbundene einmalige Punktion als eine Technik mit mehreren Injektionen akzeptieren. Auf der anderen Seite ist weder eine Spinal- noch eine Periduralanästhesie für ambulante Patienten gut geeignet, für die periphere Nervenblockaden eingesetzt werden sollten, wann immer dies möglich ist.

Die Operation. Es ist selbstverständlich, daß die Art der Operation bestimmt, welcher Block geeignet ist. Für die meisten orthopädischen Eingriffe wird eine Blutsperre angelegt; die Blockade muß in der Lage sein, sowohl Tourniquet- als auch Operationsschmerzen zu beseitigen. Ein ergänzendes Allgemeinanästhetikum erleichtert die Beschwerden durch das Tourniquet, aber viele Vorteile der Regionalanästhesie gehen dabei verloren.

Der Zeitfaktor. Die Durchführung von Blockaden des N. ischiadicus und N. femoralis benötigt eine relativ lange Zeit, weil der Patient zweimal gelagert werden muß und zwei separate Injektionen erforderlich sind. Die Dauer bis zum Wirkungseintritt beträgt 15–30 Minuten, so daß eine Spinalanästhesie die bessere Wahl darstellt, sollte eine kurze Anschlagszeit klinisch von Bedeutung sein. Wenn Blockaden an der unteren Extremität geplant sind, ist es wichtig, daß das Operationsprogramm unter Berücksichtigung des Zeitfaktors zusammengestellt wird, sonst lassen sich Verzögerungen nicht vermeiden, und der Anästhesist zieht sich den Unwillen seiner operativen Partner zu. Denn die Unterstützung und Kooperation der Kollegen spielt eine genauso wichtige Rolle wie das anästhesiologische Know-how!

Allgemeine Empfehlungen

Die Auswahl des jeweiligen Blocks für Operationen an der unteren Extremität ist beim Durchschnittspatienten nicht schwierig. Eine Spinal- oder Periduralanästhesie bietet ohne Zweifel die vielseitigsten Möglichkeiten. Beide lassen sich an fast alle Operationen der unteren Extremität anpassen und sind so einfach durchzuführen bzw. ihre Wirkung ist so zuverlässig, daß sie einen unverzichtbaren Bestandteil des Repertoires eines jeden Anästhesisten darstellen. Die Peridural- und die Spinalanästhesie sind als Methoden der Wahl für chirurgische Eingriffe an Hüfte und Knie bzw. für Operationen unter Beteiligung des Femurschaftes anzusehen, haben aber ebenso ihre Berechtigung bei bilateralen Operationen unterhalb des Kniegelenks.

Die Blockade einzelner Nerven besitzt ihre eigenen Indikationen. Für die Entnahme von Hauttransplantaten vom Oberschenkel eignet sich eine Blockade des N. cutaneus femoris lateralis bzw. des N. femoralis. Oft reicht für die Operation einer unilateralen Varikosis ein Block des N. femoralis zusammen mit einer Infiltration der Leiste aus. Nach Meinung vieler Anästhesisten ist für Eingriffe unterhalb des Kniegelenks ein Block des N. femoralis und des N. ischiadicus die Methode der Wahl.

Die Blockade individueller Nerven stellt ein nützliches Instrument in der Diagnose und Therapie von chronischen Schmerzzuständen dar, und jeder schmerztherapeutisch tätige Anästhesist sollte mit den üblichen Blöcken der unteren Extremität vertraut sein.

Allgemeine Aspekte der Technik

Die allgemeinen Prinzipien der Technik für Blöcke der großen Nerven an der unteren Extremität (Faktoren wie die Auswahl des Instrumentariums, die aseptische Technik und die Dosierung, Wirklatenz und -dauer der Lokalanästhetika) entsprechen im wesentlichen denen der Plexus brachialis-Anästhesie (siehe Kap. 12). Lidocain 1% und Bupivacain 0,5% sind mit oder ohne Adrenalin für die meisten Blöcke der unteren Extremität geeignet. Die Verwendung von Nervenstimulatoren für die Lokalisation des N. ischiadicus ist wegen seiner tiefen Lage weit verbreitet; der Autor dagegen hält den Einsatz der Stimulatoren nicht für hilfreich.

Die Auswahl der Stellen, an denen die Blutsperre angelegt werden soll, steht noch zur Diskussion. Für Knieoperationen muß sie am Oberschenkel befestigt werden, aber bei Eingriffen am Sprunggelenk oder am Fuß eignet sich genauso der Unterschenkel. Diese Position wird in einigen skandinavischen Ländern weitverbreitet benutzt und wurde auch vom Autor über mehrere Jahre problemlos verwendet, wobei die exakte Lage wichtig ist. Bei zu hoher Plazierung kann die Blutsperre entweder Druck auf den N. peroneus communis ausüben, weil sich dieser um das Fibulaköpfchen windet, oder den N. saphenus

komprimieren, der knapp unterhalb des Kniegelenks auf der anteromedialen Oberfläche der Ti-
bia verläuft. Eine zu tiefe Tourniquetposition behindert den Chirurgen. Der Vorteil einer Plazierung der Blutsperre in Unterschenkelmitte bei
Operationen am Sprunggelenk oder am Fuß besteht darin, daß ein Nervenblock am Knie eine
Anästhesie sowohl für das Tourniquet als auch
für die Operation liefert.

Nervenblöcke im Bereich der Hüfte

Die Blockade des N. femoralis

Anatomie (Abb. 13.3)

Der N. femoralis läuft zwischen dem M. psoas
und dem M. iliacus entlang der posterolateralen
Wand des Beckens, wobei er unter der Fascia iliaca liegt. Die A. und V. femoralis liegen ventral
der Fascia iliaca, die sich von der posterioren und
lateralen Wand des Beckens kaudal und ventral

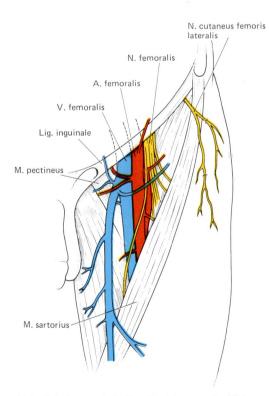

Abb. 13.3 Anatomische Lagebeziehungen des N. femoralis bzw. N. cutaneus femoris lateralis

erstreckt und mit dem Leistenband verschmilzt.
Nach Kreuzung des Leistenbandes umgibt die
Gefäße eine gemeinsame Scheide. Der N. femoralis befindet sich dorsal und lateral dieser Gefäßscheide und wird nicht von ihr umgeben. Arterie,
Vene und Nerv liegen unterhalb der Fascia lata;
die exakte Position des Nerven in bezug zur Arterie ist aber leider inkonstant. Er kann direkt neben der Gefäßscheide oder mehrere Zentimeter
lateral davon verlaufen oder auch tiefer lokalisiert sein. Direkt unterhalb des Leistenbandes
teilt sich der N. femoralis in mehrere Äste auf.
Aus diesen Gründen ist der Femoralisblock nicht
so einfach, wie man sich das vorstellen könnte.
Moore (1965a) hat festgestellt, daß bei inadäquater Wirkung der Kombination einer Blockade
von N. femoralis und N. ischiadicus die Ursache
meist darin liegt, daß der N. femoralis verfehlt
wurde.

Klinische Anwendung

Es muß betont werden, daß der Femoralisblock
trotz gelegentlicher technischer Schwierigkeiten
eine nützliche Methode ist und daß seine Anwendung sich durchaus lohnt. Der überwiegende Teil
der Inzisionen bei der Operation von Varizen
liegt innerhalb des Ausbreitungsbereichs des N.
femoralis. Ebenso läßt sich ein Femoralisblock
allein oder in Kombination mit einer Blockade
des N. cutaneus femoris lateralis für die Entnahme von Haut am Oberschenkel einsetzen. Er ist
auch für viele orthopädische Eingriffe am Bein
bzw. Fuß geeignet und läßt sich bei Frakturen des
oberen Abschnitts des Femurschaftes zur Analgesie verwenden.

Technik (Abb. 13.4)

Eine Verbindungslinie zwischen der Spina iliaca
anterior superior und dem Tuberculum pubicum
markiert die Position des Leistenbandes. Die A.
femoralis wird an der Kreuzungsstelle in der Mitte des Leistenbandes palpiert. Die Nadel führt
man anschließend unmittelbar distal des Ligaments, einen Zentimeter lateral der Arterie, parallel zum Nervenverlauf ein, richtet sie dabei
aber ungefähr 45° nach kranial. Man spürt beim
Durchtritt der Fascia lata ein „Klick" und schiebt
die Nadel dann vorsichtig sondierend weiter, bis
Parästhesien ausgelöst werden. Wenn sich bis zu
einer Einstichtiefe von 3–4 cm keine Parästhesien
eingestellt haben, wird die Nadel zurückgezogen

Labels in figure:
N. cutaneus femoris lateralis
N. femoralis
A. femoralis
V. femoralis
Lig. inguinale
M. pectineus
M. sartorius

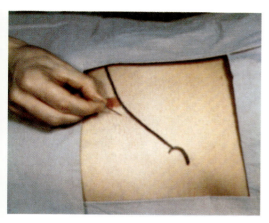

Abb. 13.4 Blockade des N. femoralis

und in ihrer Richtung geringfügig entweder medial oder lateral korrigiert. Sobald Parästhesien auslösbar sind, fixiert man die Nadel und injiziert nach Aspiration 10–15 ml Lokalanästhetikum. Wenn trotz sorgfältiger Suche keine Parästhesien stimulierbar sind, sollte man 20 ml Lokalanästhetikum fächerförmig von der Arterie bis zu einem ungefähr 3 cm lateral davon gelegenen Punkt injizieren. Dieses Verfahren führt gewöhnlich zu einem effektiven Block, obwohl dafür natürlich keine Garantie besteht.

Die Blockade des N. cutaneus femoris lateralis

Anatomie

Der N. cutaneus femoris lateralis (L2–3) läuft außerhalb der Fascia iliaca in einem Bogen auf dem M. iliacus nach ventral. Er kreuzt hinter dem Leistenband und tritt tief unter die Fascia lata in den Oberschenkelbereich ein, wobei er 1–2 cm medial der Spina iliaca anterior superior liegt (Abb. 13.3). Am Oberschenkel teilt er sich in je einen anterioren und einen posterioren Ast, die die Fascia lata ungefähr 10 cm kaudal der Spina iliaca anterior superior durchbohren und die Haut des lateralen Abschnitts des Oberschenkels versorgen.

Technik

Der Nerv wird an der Stelle blockiert, an der er unterhalb des Leistenbandes aufsteigt. Der Patient liegt auf dem Rücken, und man palpiert

bzw. markiert die Spina iliaca anterior superior. Die Nadel wird dann 1 cm medial und 2 cm kaudal der Markierung senkrecht durch die Haut eingeführt. Nach dem Durchdringen von Haut und subkutanem Gewebe spürt man einen leichten Widerstand und anschließend ein „Klick" bei der Perforation der Fascia lata. Nach Aspiration injiziert man 2 ml Lokalanästhetikum. Die Nadelspitze wird dann bis in das subkutane Gewebe zurückgezogen, weiter nach lateral gerichtet und tief unter die Fascia lata vorgeschoben. Nun injiziert man 1 cm lateral des ursprünglichen Injektionsortes weitere 2 ml Lokalanästhetikum. Dieses Verfahren wird danach medial entsprechend wiederholt.

Es handelt sich dabei um einen ziemlich einfach durchzuführenden Block mit einer hohen Erfolgsrate, die allerdings wie viele andere Blockaden bei adipösen Patienten schwierig sein kann, weil der Erfolg von der Position der Nadel in der richtigen Gewebeschicht abhängt.

Die Blockade des N. obturatorius

Der N. obturatorius (L2–4) läuft an der Seitenwand des Beckens bis zum Oberrand des Foramen obturatum herab, durch das er in den Oberschenkel eintritt. Im Foramen teilt er sich in einen anterioren und einen posterioren Ast. Vom N. obturatorius ausgehende Äste erstrecken sich zur Hüfte und zum Kniegelenk und versorgen in variabler Ausdehnung einen an der Innenseite des Oberschenkels gelegenen Hautabschnitt. Zusätzlich innerviert er die Adduktorenmuskeln.

Die Blockade des N. obturatorius ist sowohl schwierig als auch für den Patienten unangenehm, manchmal sogar schmerzhaft. Die Erfolgsrate liegt selbst bei entsprechender Erfahrung niedrig (*Moore* 1965b), und der Block hat bei alleiniger Anwendung wenig Sinn. Er wird gelegentlich zur Ergänzung eines Femoralis- und Ischiadikusblocks bei Knieoperationen oder zur Verhinderung von Schmerzen durch eine Blutsperre eingesetzt; eine Spinal- oder Periduralanästhesie bzw. ein „3-in-1"-Block bietet in diesen Fällen mehr Vorteile.

Der „3-in-1"-Block

Das Konzept der Nervenscheide

Dieser interessante und nützliche Block wurde zuerst durch *Winnie* et al. (1973) beschrieben.

Das Ziel ist eine Blockade des N. femoralis, des N. cutaneus femoris lateralis und des N. obturatorius mit einer einzigen Injektion. Das zugrundeliegende Prinzip dieses Blocks ist die Tatsache, daß alle drei Nerven Äste des Plexus lumbalis sind und zwischen denselben Muskeln und Faszien eingebettet liegen. Wenn nun ein entsprechend großes Volumen eines Lokalanästhetikums in diesen muskulofaszialen Raum injiziert wird, breitet es sich zentral aus und wirkt auf alle drei Nerven. Um die Ausbreitung in die richtige Richtung zu lenken, komprimiert man distal des Injektionsortes. In der Originalbeschreibung (*Winnie* et al. 1973) konnte gezeigt werden, daß sich die Verteilung des Lokalanästhetikums auf alle drei Nerven nach femoraler Injektion auch röntgenologisch nachweisen läßt. Eine Bestätigung dieses Konzepts stammt von *Sharrock* (1980), der über einen ungewollten „3-in-1"-Block nach einer Injektion im Bereich des N. cutaneus femoris lateralis berichtete.

Technik (Abb. 13.5)

Der „3-in-1"-Block stellt im wesentlichen eine Modifikation des Femoralisblocks dar. Die Auslösung von Parästhesien ist obligatorisch, anschließend wird die Nadel mit der Hand fixiert, um eine Dislokation zu vermeiden. Dabei sollte ein Assistent die Spritze halten und das Lokalanästhetikum injizieren, während der Anästhesist die Nadel mit der einen Hand fixiert und mit der anderen distal von der Punktionsstelle Druck ausübt.

In der Originalarbeit wurde ein Volumen von 20 ml Lokalanästhetikum zur Blockade aller drei

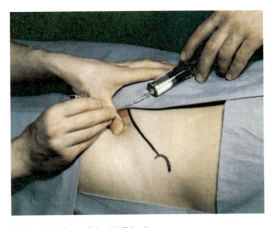

Abb. 13.5 Der „3-in-1"-Block

Nerven für ausreichend gehalten, aber heute gilt weithin, daß sich mit 30 ml bessere Ergebnisse erzielen lassen. Der „3-in-1"-Block ist überaus nützlich, funktioniert aber nur dann gut, wenn Parästhesien ausgelöst wurden, und das ist, wie bereits im Abschnitt über den Femoralisblock ausgeführt, unter Umständen nicht so einfach. Wenn sich trotz ausreichend langer und gründlicher Suche keine Parästhesien stimulieren lassen, empfiehlt sich die Durchführung einer Spinal- oder Periduralanästhesie.

Die Blockade des N. ischiadicus

Anatomie

Der N. ischiadicus ist der größte Nerv des Körpers. Er verläuft als Fortsetzung des Plexus sacralis aus dem Becken durch das Foramen ischiadicum maius in das Gesäß. An dieser Stelle wird er vom N. cutaneus femoris posterior begleitet, der als Ast des N. ischiadicus aufgefaßt werden kann. Nach Austritt aus dem Foramen ischiadicus maius befindet sich der Nerv unmittelbar hinter dem Acetabulum und dem Femurkopf. Er liegt auf den das Hüftgelenk umgebenden Muskeln und unterhalb des M. gluteus maximus. Er verläuft dann zwischen Tuber ischiadicum und Trochanter maior über die Mm. gemelli und den M. obturatorius internus zum Oberschenkel, wo er von den Beugern bedeckt dorsal des M. adductor magnus liegt, und danach in die Fossa poplitea. Dort teilt er sich in den N. tibialis und den N. peroneus communis auf. Gelegentlich findet diese Aufteilung auch schon weiter kranial im Oberschenkel statt. Der N. tibialis zieht nach kaudal durch die Wade, um die Ferse und die Fußsohle zu versorgen. Der N. peroneus communis kreuzt diagonal die Fossa poplitea und läuft zum lateralen Abschnitt der Wade, bevor er den Fuß erreicht, wo seine Äste die dorsalen Strukturen innervieren. Der N. suralis wird aus Anteilen sowohl des N. tibialis als auch des N. peroneus communis gebildet und versorgt die Außenseite des Fußes.

Klinische Anwendung

Die Blockade des Nerven am Gesäß ist einfach und zuverlässig. Sie führt zu einer Anästhesie der Oberschenkelrückseite, weil der N. cutaneus femoris posterior in enger Nachbarschaft zum Ischiadikus liegt und durch die gleiche Injektion blockiert wird. Die Anästhesie umfaßt weiterhin den anterolateralen Abschnitt des Unterschenkels und den größten Teil des Fußes. In Kombination mit einem Femoralis- oder einem Saphenusblock läßt sich eine komplette Anästhesie unterhalb des Kniegelenks erzielen. Dabei besteht sowohl eine motorische Blockade im Bereich der Kniekehle wie auch der Unterschenkelmuskulatur.

Techniken

Für den Ischiadikusblock auf der Höhe des Hüftgelenks wurden vier Methoden beschrieben:

1. Posteriorer Zugang (*Labat*)
2. Anteriorer Zugang
3. Blockade in Rückenlage (gemeinsam mit dem N. femoralis, *Raj* et al. 1975)
4. Lateraler Zugang (*Ichiyangi* 1959)

Die einfachste Methode mit der höchsten Erfolgsrate ist zweifellos der posteriore Zugang. Der anteriore Zugang kann jedoch dann von Nutzen sein, wenn der Patient Schmerzen hat und nicht umgelagert werden kann. Die Blockade in Rückenlage und der laterale Zugangsweg werden nicht beschrieben.

Posteriorer Zugang (Abb. 13.6)

Die Lagerung des Patienten ist von entscheidender Bedeutung, wenn dieser Block effektiv durchgeführt werden soll. Der Patient befindet sich in Seitenlage, wobei das zu blockierende Bein oben liegt. Das untere Bein ist ausgestreckt und das obere im Hüftgelenk gebeugt, so daß der Oberschenkel mit dem Körper einen rechten Winkel bildet. Der Trochanter maior wird palpiert und dessen kranialer Rand angezeichnet. Die Crista iliaca wird nach dorsal verfolgt und die Spina iliaca posterior superior markiert. Auf die Mitte der Verbindungslinie zwischen den beiden Punkten zeichnet man die Senkrechte ein. Die Punktionsstelle liegt ungefähr in 5 cm Abstand von der Verbindungslinie auf der Senkrechten. Zur Kontrolle kann man die Verbindung zwischen dem Os coccygis und der Spitze des Trochanter maior ziehen. Die Nadel wird am Schnittpunkt beider Linien eingeführt.

Nach der Händedesinfektion infiltriert man die Haut und die darunterliegende Muskulatur mit einem Lokalanästhetikum. Eine 9 cm lange (3,5 Zoll) 22 G-Spinalnadel wird im rechten Winkel zur Haut eingeführt und so lange vorgeschoben, bis man entweder Parästhesien auslöst oder auf Knochen stößt. Bei Knochenkontakt wird die Nadel zurückgezogen und in medialer oder lateraler Richtung korrigiert, bis der Patient Parästhesien empfindet. Bei der Punktion sollte man versuchen, sich die Anatomie des Beckens zu vergegenwärtigen (Abb. 13.7). Der N. ischiadicus tritt durch das Foramen ischiadicum maius aus, das einen knöchernen Bogen formt. Mit einer bildlichen Vorstellung dieses Bogens erleichtert man sich die Durchführung der Blockade. Bei Auslösung von Parästhesien, die eher in

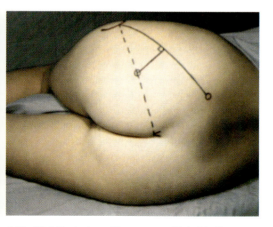

Abb. 13.6 Posteriorer Zugang zum N. ischiadicus

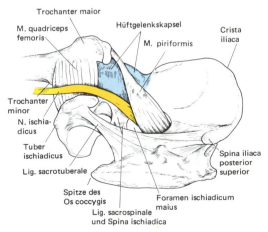

Abb. 13.7 Die Lage des N. ischiadicus in Beziehung zu den wesentlichen anderen Strukturen im Bereich des Hüftgelenks

den Fuß als in das Kniegelenk ausstrahlen sollten, wird die Nadel in dieser Position gehalten
und 20 ml Lokalanästhetikum injiziert.

Anteriorer Zugang (Abb. 13.8)

Der Patient befindet sich in diesem Fall in Rük-
kenlage. Man palpiert und markiert die Spina
iliaca anterior superior und das Tuberculum pubicum und zieht zur Darstellung des Leistenbandes
eine Verbindungslinie. Diese Linie wird in drei
Abschnitte aufgeteilt und eine Senkrechte auf die
Grenze zwischen medialem und mittlerem Drittel gefällt. Eine weitere Linie zeichnet man ausgehend von der Spitze des Trochanter maior parallel zur ersten, die ja das Leistenband repräsen-
tiert. Der Schnittpunkt mit der Senkrechten entspricht dem Ort der Punktion. Dieser befindet
sich oberhalb des Trochanter minor auf der Innenseite des Femur. Genau an dieser Stelle liegt
der N. ischiadicus nahe hinter dem Acatabulum

und dem Femurkopf. Der anteriore Zugang erfordert eine ziemlich lange Nadel. Oft ist eine 9
cm lange (3,5 Zoll) Spinalnadel zu kurz; der Autor verwendet deswegen eine 12,5 cm (5 Zoll)
20 G-Nadel, die ursprünglich für die chemische
Symphathektomie gedacht war. Nach der Hautdesinfektion legt man eine kutane Quaddel mit
Lokalanästhetikum an, danach führt man die Nadel ein und richtet sie leicht lateral, so daß sie die
mediale Oberfläche des Femur berührt. Darauf
zieht man sie zurück und tastet sich am Femur
entlang, bis sie medial des Femurkopfes vorbeiläuft. Manche glauben, daß die Nadel sehr nahe
beim Nerven liegt, wenn sie 5 cm tiefer über den
Ort des Knochenkontaktes vorgeschoben wird,
und daß auf eine leichte und widerstandslose Injektion des Lokalanästhetikums auch ein wirksamer Block folgt. Da dies jedoch nicht immer der
Fall ist, empfiehlt sich der Versuch, Parästhesien
auszulösen, die dann in den Fuß ausstrahlen sollten. Nach sorgfältiger Aspiration werden 20 ml
Lokalanästhetikum injiziert.

Nervenblockaden am Kniegelenk

Der Ischiadikusblock in der Fossa poplitea

Die Blockade des N. ischiadicus in der Fossa poplitea ist technisch einfach und anästhesiert die
zum Unterschenkel führenden Nervenanteile.
Der Vorteil liegt darin, daß eine ausgeprägte motorische Blockade vermieden wird. Nach Meinung des Autors stellt die Ischiadikusblockade in
der Fossa poplitea, kombiniert mit einer Blockade des N. saphenus, die Methode der Wahl für
unilaterale Eingriffe am Sprunggelenk oder Fuß
dar.

Technik (Abb. 13.9)

Der Patient befindet sich in Bauchlage. Das Bein
wird zur Flexion des Kniegelenks leicht angehoben, so daß die Bänder des M. biceps femoris (lateral) und des M. semimembranosus bzw. M. se-
mitendinosus (medial) hervortreten. In der Beu-
gefalte wird eine Verbindungslinie zwischen diesen Bändern gezogen und auf deren Mitte die
Senkrechte bis 7 cm nach kranial gezeichnet. Der
Punktionsort liegt 1 cm lateral der Spitze dieser
Senkrechten, weil der N. ischiadicus nicht in der
Mitte der Fossa poplitea, sondern etwas lateral
davon lokalisiert ist. Die Nadel wird leicht kra-

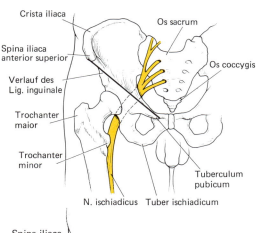

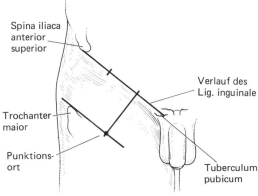

Abb. 13.8 Orientierungspunkte für den anterioren Zugang zum N. ischiadicus

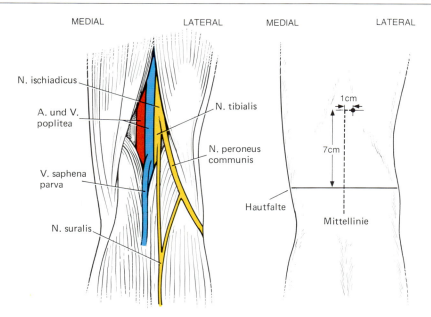

Abb. 13.9 Der Ischiadikusblock in der Fossa poplitea

nial zeigend parallel zur Senkrechten eingeführt und vorsichtig vorgeschoben, bis man in den Fuß ausstrahlende Parästhesien auslöst. Der Nerv befindet sich normalerweise 3–5 cm unterhalb der Haut. Wenn keine Parästhesien ausgelöst werden können, zieht man die Nadel fast bis zur Haut zurück und korrigiert sie etwas nach medial oder lateral. Dabei ist es wichtig, nur kleine Richtungsänderungen vorzunehmen, weil der Nerv sonst verfehlt wird. Sobald Parästhesien ausgelöst werden, injiziert man 15–20 ml Lokalanästhetikum.

Die Blockade des N. saphenus

Der N. saphenus bildet den Endast des N. femoralis und versorgt die Haut des anteromedialen Abschnitts des Unterschenkels. Die untere Grenze des Versorgungsgebietes ist variabel. Nachdem für die meisten Operationen am Sprunggelenk und am Fuß eine Blutsperre erforderlich ist, benötigt man, selbst wenn die Operation im Ausbreitungsgebiet des N. ischiadicus durchgeführt wird, für ein Tourniquet in der Mitte des Unterschenkels einen Saphenusblock.

Der Nerv verläuft unter dem M. sartorius im Adduktorenkanal den Oberschenkel hinab. Er durchbohrt an der Innenseite des Kniegelenks zwischen den Sehnen des M. sartorius und des M. gracilis die Fascia lata und liegt dann subkutan

(Abb. 13.10). Bei schlanken Patienten läßt sich der Nerv an der Stelle mit den Fingern tasten, an der er auf der medialen Seite des Tibiakopfes liegt, ungefähr 2 cm distal der unteren Patellakante. Die V. saphena magna befindet sich dort in enger Nachbarschaft und dient als Orientierungshilfe. Der Nerv wird durch die Infiltration des subkutanen Gewebes an dieser Stelle mit 10 ml Lokalanästhetikum blockiert. Die Auslösung von Parästhesien ist dafür nicht notwendig, wogegen durch die nahe Lage der Vene eine sorgfältige Aspiration besonders wichtig ist.

Distale Blockaden an der unteren Extremität

Fußgelenksblockade

Zur Anästhesie des Fußes durch eine Injektion auf Höhe des Sprunggelenks müssen fünf Nerven blockiert werden. Es handelt sich dabei um den N. saphenus (der terminale Ast des N. femoralis) sowie vier vom N. ischiadicus abstammende Nerven, N. tibialis, N. suralis, N. peroneus superficialis und N. peroneus profundus. Der Fußgelenksblock ist trotz technischer Einfachheit nur von geringem Nutzen. Für den Patienten ist er wegen der erforderlichen mehrfachen Injek-

tionen unangenehm und er versagt mit enttäu-
schender Regelmäßigkeit. Nur in den seltensten
Fällen reicht er für Operationen am Fuß aus, weil
keine Anästhesie für eine Blutsperre besteht.
Aus diesen Gründen soll dieser Block nur kurz
beschrieben werden.

Die Blockadeorte sind im einzelnen: Der N.
saphenus knapp oberhalb und leicht ventral des
Malleolus medialis (Abb. 13.10); der N. tibialis
unmittelbar hinter dem Malleolus medialis neben
der A. tibialis posterior (Abb. 13.11); der N. su-

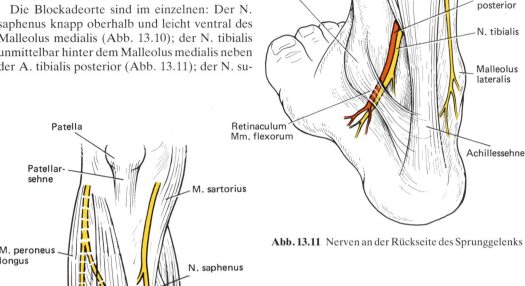

Abb. 13.11 Nerven an der Rückseite des Sprunggelenks

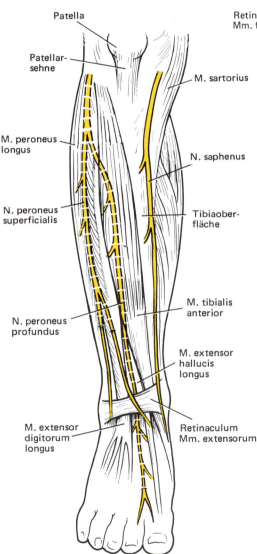

Abb. 13.10 Nerven an der Vorderseite des Unterschenkels und des Fußes

ralis hinter dem Malleolus lateralis (Abb. 13.11);
der N. peroneus profundus zwischen den Sehnen
des M. tibialis anterior und des M. extensor digi-
torum longus auf der Vorderseite des Sprunggelenks (Abb. 13.10); und der N. peroneus superficialis durch die subkutane Infiltration ebenfalls
über dem anterioren Abschnitt des Sprunggelenks (Abb. 13.10).

Die Oberstsche Leitungsanästhesie (Blockade der Digitalnerven)

Die Oberstsche Anästhesie ist eine einfache, sichere, effektive und äußerst nützliche Technik
und wird vermutlich viel zu selten eingesetzt, besonders im Bereich der postoperativen Analgesie. Nach Operationen an den Zehen mit einer
Verletzung des Periost (z. B. eine Osteotomie
oder eine Nagelexzision) hat der Patient unter
Umständen starke Schmerzen, die in keinem
Verhältnis zum Umfang der Operation stehen.
Selbst bei Durchführung einer Allgemeinanästhesie für den eigentlichen Eingriff bietet ein
Oberstscher Block mit Bupivacain 0,5% ohne
Zusätze eine bis zu 12 Stunden andauernde Analgesie. Die Technik ist im wesentlichen die glei-
che wie für die Blockade am Finger (Kap. 12).

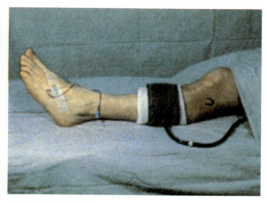

Abb. 13.12 Die IVRA an der unteren Extremität. Das Fibulaköpfchen ist markiert. Zu beachten ist weiterhin, daß die Blutsperre deutlich darunter liegt

Der Biersche Block

Der Biersche Block (Abb. 13.12) wird nicht so häufig an der unteren wie an der oberen Extremität angewendet. Obwohl dies daran liegen kann, daß die geeigneten Voraussetzungen an der unteren Extremität weniger häufig gegeben sind, ist es sehr viel wahrscheinlicher, daß diese Technik nicht für zweckmäßig gehalten wird. Mit Sicherheit wird bei Anlage der Blutsperre am Oberschenkel eine sehr hohe Dosis des Lokalanästhetikums benötigt; wenn das Tourniquet jedoch in der Mitte des Unterschenkels plaziert wird, ist die Dosis genauso hoch und die Technik gleicht auch in jeder anderen Hinsicht derjenigen an der oberen Extremität (s. Kap. 12).

Die Lokalanästhesie bei der Kniegelenks-Arthroskopie

Die Spinal- und die Periduralanästhesie gelten als die am besten geeigneten Techniken für Knie-Operationen, obwohl ein „3-in-1"-Block in Kombination mit einem „Ischiadikusblock" an der Hüfte eine Alternative darstellt. Ein isolierter Femoralisblock liefert unzuverlässige Ergebnisse. Wenn es sicher ist, daß nur eine Arthroskopie

durchgeführt werden soll, reicht eine einfache Infiltrationsanästhesie aus. Der damit verbundene Vorteil liegt in der Vermeidung sowohl einer Allgemeinanästhesie als auch großer Blockaden, so daß sie für Patienten der Tageschirurgie sehr gut geeignet sind.

Es ist für die Effektivität dieser Technik unerläßlich, daß der Operateur und der Anästhesist zusammenarbeiten. Der Anästhesist muß wissen, wo der Chirurg die Spülnadel, das Arthroskop und jedes andere Instrument einzuführen beabsichtigt. Die Haut und das darunterliegende Gewebe wird mit Lokalanästhetikum infiltriert (Prilocain 0,5% mit 1:200.000 Adrenalin) und mit einem unauslöschbaren Stift markiert, damit der Chirurg weiß, welche Abschnitte betäubt sind. Man führt eine 21 G-Nadel in das Kniegelenk ein und injiziert 50 ml Prilocain 0,5% mit 1:200.000 Adrenalin. Das Kniegelenk wird dann einige Male passiv gebeugt und gestreckt, um eine gute Ausbreitung des Lokalanästhetikums zu erzielen. Nach 15 Minuten kann mit dem Eingriff begonnen werden. Wenn der Chirurg das Gelenk weiter dehnen möchte, kann man das gleiche Lokalanästhetikum verwenden, das zuvor mit Kochsalzlösung auf 0,1% verdünnt wurde.

Literatur

Ichiyangi, K. (1959): Sciatic nerve block: lateral approach with the patient supine. Anesthesiology 20: 601–604

Moore, D.C. (1965a): Regional block, 4th edn. Charles C. Thomas, Springfield, p. 287

Moore, D.C. (1965b): Regional block, 4th edn. Charles C. Thomas, Springfield, p. 293

Raj, P.P., Parks, R.I., Watson, T.D., Jenkins, M.T. (1975): New single position supine approach to sciatic-femoral nerve block. Anesthesia and Analgesia 54: 489

Sharrock, N.E. (1980): Inadvertend ‚3 in 1 block' following injection of the lateral cutaneous nerve of the thigh. Anesthesia and Analgesia 59: 887–888

Winnie, A.P., Ramamurthy, S., Durrani, Z. (1973): The inguinal paravascular technic of lumbar plexus anesthesia: the ‚3 in 1 block'. Anesthesia and Analgesia 52: 989–996

14 Kopf, Hals und Luftwege

R.S. Neill

Von Zahnärzten, Kieferchirurgen, Ophthalmologen und HNO-Ärzten durchgeführte Regionalanästhesien haben ihren Platz als alleiniges Anästhesieverfahren für kleinere Operationen am Kopf und am Hals. Das Ausmaß der Arbeitsbelastung, speziell in der Zahnheilkunde, hat einen derartigen Umfang, daß dadurch die Anästhesisten, die einen entsprechenden Service anbieten könnten, in der Regionalanästhesie dieses Gebietes nur ungenügende Erfahrung besitzen. Auf jeden Fall wäre für diese kleineren Eingriffe eine Allgemeinanästhesie weitgehend ungeeignet. Die meisten in diesem Fachbereich tätigen Anästhesisten haben sich, weil sie nur bei größeren Operationen beteiligt sind, auf die Durchführung von Allgemeinanästhesien beschränkt. Die relativ komplexe Innervation des Kopfes und des Halses ist ein weiterer Grund, warum nur wenige Anästhesisten mit der Regionalanästhesie dieses Gebietes vertraut sind, und das, obwohl die meisten selbst die Vorteile der Lokalanästhesie während einer zahnärztlichen Behandlung erfahren haben.

Die Innervation des Kopfes und des Halses

Die Strukturen von Kopf und Hals werden durch eine relativ große Anzahl von Nerven versorgt – den 12 Hirn- und den 4 oberen Zervikalnerven. Ein Großteil dieser Innervation dient sehr spezialisierten sensiblen oder sekretomotorischen Funktionen und besitzt keine Relevanz für operative Nervenblockaden. Die Nerven mit somatischen Aufgaben enthalten unter praktischen Gesichtspunkten nur sensible oder motorische Fasern. So läßt sich in der Regel eine sensible Blockade ohne motorische Paralyse erzielen. Diese Tatsache ist bei den intraoralen Blöcken von besonderem Vorteil, weil dabei die Muskeln, die die Luftwege versorgen, nicht betroffen werden. In anderen Fällen kann es von Bedeutung sein, sicherzustellen, daß sowohl sensible als auch motorische Nerven blockiert werden. Wenn zum Beispiel eine Retrobulbärblockade bei einer Operation am offenen Auge durchgeführt wird, muß der orbitale Ast des N. facialis ebenfalls blockiert werden. Dadurch wird der M. orbiculáris occuli

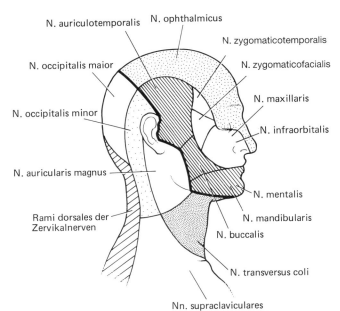

Abb. 14.1 Innervierungsgebiete der oberflächlichen Schichten von Kopf und Hals

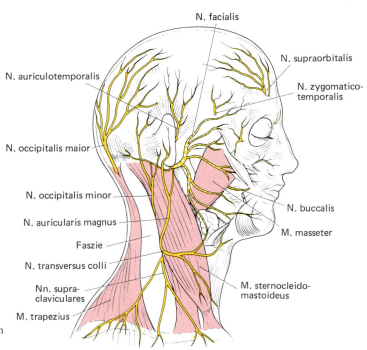

Abb. 14.2 Anatomische Lage der seitlichen Gesichts- und Halsnerven

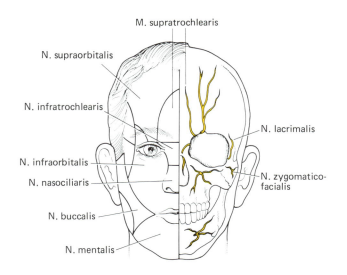

Abb. 14.3 Anatomische Lage der Gesichtsnerven. Beachtenswert ist die Beziehung des Foramen supraorbitale, des Foramen intraorbitale und des Foramen mentale zueinander, die sich durch eine gerade Linie verbinden lassen

paralysiert und so das Risiko eines Glaskörperprolaps reduziert.

Für die Belange der Nervenblockaden für operative Eingriffe sind unter den Nerven des Kopfes und des Halses diejenigen am wichtigsten, die die Haut (Abb. 14.1) und die Schleimhäute der Luftwege somatosensibel innervieren. Ein Basiswissen über die Verteilung der motorischen Nerven ist ebenfalls erforderlich.

Der N. trigeminus (Abb. 13.2 und 13.3)

Der Trigeminus ist der größte Hirnnerv (V). Er innerviert das Gesicht, den größten Teil der Kopfhaut, die Zähne sowie Mund- und Nasenhöhlen sensibel und steuert die Kaumuskulatur. Das Ganglion trigeminale liegt in einem Recessus in der Fossa cranii media nahe dem Apex partis petrosae des Os temporale. Nach dem Verlassen des Ganglions teilt sich die sensible Wurzel in drei Äste auf – die Nn. ophtalmicus, maxillaris und mandibularis. Die kleinere motorische Wurzel liegt unterhalb des Ganglions und vereint sich mit dem mandibulären Ast.

Der N. ophtalmicus gelangt durch die Fissura orbitalis superior in die Augenhöhle und teilt sich schon vor Eintritt in die Fissura in den N. nasociliaris, N. frontalis und N. lacrimalis. Der N. frontalis besitzt zwei terminale Hautäste, den N. supratrochlearis und den N. supraorbitalis. Die gleiche Funktion übernehmen beim N. nasociliaris der N. infratrochlearis und der Ramus nasalis externus des N. ethmoidalis anterior. Der N. lacrimalis verläuft ohne wesentliche Aufteilungen.

Der N. maxillaris verläßt die Schädelhöhle durch das Foramen rotundum und überquert die Fossa pterygopalatina, um durch die Fissura orbitalis inferior in die Augenhöhle einzutreten. Er verläuft weiter im Canalis infraorbitalis und tritt als N. infraorbitalis aus. In der Fissura infraorbitalis geht ein inkonstanter Seitenast als N. zygomaticotemporalis ab. Eine Verbindung zwischen dem N. zygomaticotemporalis und dem N. lacrimalis kann zum Fehlen eines dieser beiden Nerven führen.

Der N. mandibularis ist der größte Trigeminusast und verläßt den Schädel durch das Foramen ovale gemeinsam mit der motorischen Wurzel. Beide vereinen sich und teilen sich anschließend in einen kleinen anterioren und einen großen posterioren Trunkus. An dieser Stelle befindet sich der Nerv in der Fossa pterygopalatina vor dem Collum mandibulae und hinter der Lamina lateralis des Processus pterygoideus. Der anteriore Trunkus versorgt die meisten Kaumuskeln und verfügt über einen sensiblen Ast, den N. buccalis, der die Haut über und die Schleimhaut unter dem M. buccinator versorgt.

Der posteriore Trunkus ist sensibler Natur (ausgenommen ein Ast zum M. mylohyoideus) und besitzt drei Hauptäste – die Nn. auriculotemporalis, alveolaris inferior und lingualis. Der N. auriculotemporalis wendet sich hinter dem Kiefergelenk nach außen, liegt dann nahe bei den oberflächlichen temporalen Gefäßen und versorgt die Schläfenhaut. Der N. alveolaris inferior erreicht das Foramen mandibulae und verläuft bis zu seinem Austritt als N. mentalis durch den Canalis mandibulae. Der N. lingualis liegt zwischen dem Ramus mandibulae und dem M. pterygoideus medialis und versorgt die vorderen zwei Drittel der Zunge. Auf der Höhe des dritten Molaren wird er nur von der Schleimhaut bedeckt.

Der N. facialis

Der N. facialis (VII) teilt sich nach der Durchquerung der Glandula parotis in fünf Hauptäste auf – Rr. temporales, zygomatici, buccales, marginalis mandibulae und colli –, die die mimische Muskulatur in den entsprechenden Abschnitten des Gesichtes innervieren. Der mandibuläre Ast verläuft unterhalb des Angulus mandibulae nach vorne, bevor er sich nach oben und weiter vorne wendet, um den Mundwinkel zu versorgen.

Der N. glossopharyngeus

Der N. glossopharyngeus (IX) innerviert den posterioren Teil der Zunge, den Pharynx und die Tonsillen sensibel, die Parotis sekretomotorisch und den M. stylopharyngeus motorisch. Er tritt durch das Foramen jugulare aus dem Schädel aus, gelangt zwischen der V. jugularis interna bzw. der A. carotis interna nach vorne und durchbohrt den M. constrictor pharyngis superior.

Der N. vagus

Im Bereich von Kopf und Hals besitzt der in der Karotisscheide liegende N. vagus (X) zwei Äste, die hier von Interesse sind. Der *N. laryngeus superior* entspringt aus dem Ganglion inferius des Vagus und verläuft nach kaudal, ventral und medial, wo er sich am großen Zungenbeinhorn in zwei Äste teilt. Der Ramus internus durchtritt zur Versorgung der Larynxschleimhaut bis hinab zu den Stimmbändern die Membrana thyreohyoidea. Der Ramus externus bildet den motorischen Nerv des M. cricothyreoideus.

Der N. laryngeus recurreus steigt nach Umschlingung der Aorta auf der rechten und der A. subclavia auf der linken Seite in der Furche zwischen Speise- und Luftröhre auf. Er tritt hinter der gelenkigen Verbindung zwischen dem Ringknorpel und dem unteren Horn des Schildknorpels von posterior in den Larynx ein und versorgt die Larynxschleimhaut unterhalb der Stimmbänder bzw. die Larynxmuskulatur mit Ausnahme des M. cricothyreoideus.

Der N. hypoglossus

Der N. hypoglossus (XII) ist der motorische Nerv der Zunge. Er läuft in enger Beziehung zum N. glossopharyngeus und N. vagus von der Schädelbasis ausgehend zwischen der V. jugularis interna und der A. carotis interna hindurch und windet sich nach kaudal und ventral zur Zungenbasis.

Die Zervikalnerven

Die Rami dorsales der oberen Zervikalnerven (C2–4) versorgen die Haut im Nackenbereich sowie über den N. occipitalis maior einen Teil des Skalps (Abb. 14.2).

Die ersten vier Rami ventrales bilden den Zervikalplexus, der funktionell aus zwei Teilen besteht. Die tiefen Äste versorgen isoliert Muskulatur einschließlich des Diaphragmas. Die oberflächlichen Äste durchstoßen insgesamt die tiefe Halsfaszie in der Mitte des Hinterrandes des M. sternocleidomastoideus und verlaufen kranial (N. auricularis magnus, N. occipitalis minor), horizontal (N. transversus colli) und kaudal (N. supraclavicularis), um die Haut über einen weiten Bereich zu innervieren (Abb. 14.2). Der N. supraclavicularis ist für die Hautsensibilität der Brust und der Schulter bis hinunter zur zweiten Rippe zuständig – ein Versorgungsgebiet in der Form eines Capes.

Durchführbare Blöcke mit ihren Problemen und Gefahren

Techniken zur Blockade der Hauptstämme der oben erwähnten Hirnnerven wurden bereits beschrieben. Zu diesen Methoden gehört eine Injektion in der Nähe der Schädelbasis, sie sind in ihrer Durchführung technisch oft schwierig und erfordern sehr genaue anatomische Kenntnisse. Die Hauptäste des Trigeminus liegen in stark vaskularisierten Gebieten und die Hauptstämme der anderen Nerven liegen in enger Nachbarschaft zueinander, zur A. carotis und zur V. jugularis. Deswegen ist das Risiko für intravaskuläre Injektionen, für die Ausbildung von Hämatomen oder für die Verletzung anderer wichtiger Strukturen recht hoch. Sowohl die sensible als auch die motorische Innervation der Luftwege kann mit daraus möglicherweise folgender Obstruktion und Aspiration betroffen sein.

Ähnlich ungünstige Voraussetzungen gelten für die klassische Technik des „tiefen" zervikalen Plexusblocks. Diese Methode beruht auf separaten Injektionen auf die Processus transversi des zweiten bis vierten Zervikalwirbels. Eine sorgfältige Nadelführung unter Beachtung der korrek-

ten Punktionswinkel sollte eigentlich Komplikationen wie eine Injektion in die A. vertebralis, in den Peridural- oder Spinalraum vermeiden, die Technik ist jedoch nicht einfach. Eine weniger schwierige Methode mit einer einzelnen Injektion wurde von *Murphy* (1981) beschrieben, aber beide führen zu einer Zwerchfellparalyse. Eine zervikale Periduralanästhesie wurde schon für Operationen am Hals eingesetzt; die potentiellen Probleme und das Vorhandensein alternativer Methoden haben jedoch ihren Einsatz in der Praxis stark eingeschränkt.

Es gibt ein paar Kollegen mit umfassender Kenntnis und Erfahrung in diesen Methoden, aber es besteht nur in hochspezialisierten Abteilungen die Möglichkeit, diese Fertigkeiten zu erlernen und zu üben; außerdem bieten diese komplexen Verfahren nur wenige Vorteile gegenüber den mehr distal angewendeten Methoden. Diese sind meist technisch einfacher und zuverlässiger, selbst wenn man sie nur gelegentlich verwendet, was dem Patienten und dem Chirurgen zugute kommt. Die im folgenden beschriebenen Techniken entsprechen diesen Kriterien und lassen sich nicht nur als alleinige Anästhesieverfahren, sondern auch als Ergänzung zu einer Allgemeinanästhesie einsetzen (*Neill* 1983).

Klinische Anwendung

Die Verwendung von Nervenblockaden am Kopf und am Hals kann in vier Fällen entscheidende Vorteile bieten:

1. *Bei ambulanten Patienten.* Der größte Teil der zahnärztlichen Tätigkeit fällt unter diese Kategorie. Wenn eine Allgemeinanästhesie durch eine Nervenblockade ergänzt wird, ermöglicht die Restwirkung des Lokalanästhetikums eine Analgesie ohne zentrale Depression, reduziert die Inzidenz postoperativer Unruhezustände und ermöglicht eine frühzeitige Entlassung.

2. *Bei Patienten mit hohem Anästhesierisiko.* Sorgfältig ausgewählte und geplante Nervenblockaden machen unter Umständen eine Allgemeinanästhesie, wenn diese mit einem hohen Risiko verbunden ist, überflüssig oder reduzieren zumindest deutlich die erforderliche Narkosetiefe.

3. *Bei postoperativen Problemen im Bereich der Atemwege.* Die kombinierte Wirkung von Opioidanalgetika und den anatomischen Veränderungen nach maxillofazialen Operatio-

nen kann zu einer Beeinträchtigung der Atemwege führen. Nervenblöcke mit langwirkenden Substanzen ermöglichen eine qualitativ ausgezeichnete Analgesie mit einem kleineren Risiko für den Patienten. Dafür werden allerdings unter Umständen die eher proximal gelegenen Blockaden benötigt.

4. *Bei der Intubation im Wachzustand.* Für Patienten mit Mißbildungen im Bereich der Atemwege kann eine endotracheale Intubation (oder Tracheotomie) unter Regionalanästhesie vor Beginn der Narkose mehr Sicherheit bieten. Man muß jedoch wissen, daß durch diese Technik die protektiven Reflexe beseitigt werden, so daß bis zur kompletten Absorption des Lokalanästhetikums das Aspirationsrisiko erhöht ist.

Murphy (1980) nimmt die gleiche Aufteilung nach Indikationen für Kopf- und Halsblöcke vor und fügt noch eine fünfte Gruppe hinzu – nämlich die Patienten, für die Operationen an der A. carotis vorgesehen sind. Das Bewußtsein bleibt vollständig erhalten, um bei Abklemmung der A. carotis beurteilen zu können, ob die zerebrale Durchblutung adäquat ist. Nur wenige Patienten in Großbritannien werden wahrscheinlich dieser Technik zustimmen. Hingegen kann ein oberflächlicher Plexus cervicalis-Block als Ergänzung einer Allgemeinanästhesie verwendet werden und bietet eine Analgesie bis in die postoperative Phase. Die Reduktion der afferenten Impulse trägt zur Einschränkung der Inzidenz und des Schweregrades der Hypertension bei, die man nach diesen Operationen sonst beobachtet.

Es lassen sich noch eine Reihe anderer Situationen anführen, um die Nützlichkeit der mehr distal gelegenen Kopf- und Halsblöcke zu illustrieren. Hauttumoren – speziell das Basalzellkarzinom – treten häufig im Gesicht und am Hals auf. Oft sind diese Patienten alt und gebrechlich, werden ambulant behandelt und haben multiple oder extensive Läsionen. Infiltrationstechniken führen meist zur Verformung und zur Schwellung des Gewebes, so daß eine akkurate Abgrenzung der Läsion und eine saubere Adaptation der Wundränder schwierig sein kann. Durch den sorgfältigen Einsatz von Nervenblockaden, eventuell durch eine gesonderte Infiltration ergänzt, lassen sich diese Schwierigkeiten meistern und bringen zudem den Vorteil mit sich, daß man eine geringere Lokalanästhetikadosis verwenden kann. Ähnliche kosmetische Erwägungen treffen für die Therapie von Gesichtswunden zu. Ein oberflächlicher Plexus cervicalis-Block läßt sich

mit oder ohne Allgemeinanästhesie für jeden Eingriff am Hals einsetzen, Lymphknotenbiopsien, Tracheotomien und Thyreoidektomien eingeschlossen. Ein isolierter Block des N. auricularis magnus reicht für eine sehr gute postoperative Analgesie bei Kindern aus, deren Ohrmuscheldysplasie korrigiert wurde. Der Leser kann diese Liste ohne weiteres ergänzen und durch Kombinationen der unten beschriebenen Methoden an die eigenen Bedürfnisse anpassen.

Geeignete Techniken

Proximale Blockaden am Kopf und Hals haben ausserhalb spezialisierter Abteilungen, wie bereits erwähnt, nur einen engen Indikationsbereich. Diese Techniken werden in größeren Lehrbüchern geschildert (z. B. *Garber* 1980; *Boberg Ans & Barner* 1980); hier werden nur die mehr distalen Blockaden beschrieben. Bei jedem dieser Blöcke ist eine Aspiration von vitaler Bedeutung, auch wenn nur kleine Lokalanästhetikadosen verabreicht werden. Größere toxische Reaktionen auf Injektionen in diesen Bereichen wurden beschrieben und auf eine retrograde Ausbreitung entlang kleinerer Äste bis in die A. carotis zurückgeführt.

Die Trigeminusäste

Abbildung 14.3 zeigt die Bereiche der Gesichtshaut, die durch die terminalen Äste der drei Aufteilungen des N. trigeminus versorgt werden, und stellt die verschiedenen Foramina dar, durch die sie austreten und in die oberflächlichen Schichten des Gesichtes gelangen. Die Identifikation der drei Hauptnerven wird durch die Tatsache erleichtert, daß das Foramen supraorbitale, das Foramen infraorbitale und das Foramen mentale auf einer Linie liegen. Die Nerven, die die Seite des Gesichtes und den Rest der Kopfhaut versorgen, werden in den Abbildungen 14.1 und 14.2 gezeigt.

Block des N. supratrochlearis und des N. supraorbitalis

Diese Nerven können, wenn erforderlich auch bilateral, von einer einzigen Punktionsstelle an der Nasenwurzel aus blockiert werden. Die Nadel wird zunächst nach kaudal und lateral in Richtung des medialen Augenwinkels und dann direkt nach lateral unter den supraorbitalen Rand geführt. Das Lokalanästhetikum sollte mindestens bis 1 cm beidseits des Foramen supraorbitale injiziert werden, wobei 1–2 ml für beide Blöcke ausreichen.

Block des N. infraorbitalis

Das Foramen infraorbitale läßt sich gewöhnlich 1 cm unterhalb der Orbita und 1 cm lateral der Nase tasten. Die Injektion von 1–2 ml Lokalanästhetikum an dieser Stelle sollte zur Blockade ausreichen. Die Punktion kann transkutan oder transbukkal unmittelbar lateral des äußeren Schneidezahns erfolgen, aber in jedem Fall muß die Nadelspitze unterhalb des Orbitarandes und damit in deutlicher Entfernung vom Auge bleiben. Die Nadel sollte nicht in das Foramen eingeführt werden, denn dafür besteht keine Notwendigkeit, wohl aber riskiert man eine Verletzung des Nerven oder der begleitenden Arterie, und eine Perforation des Orbitabodens erfordert keinen großen Kraftaufwand.

Block des N. zygomaticofacialis bzw. des N. lacrimalis

Das Foramen zygomaticofaciale läßt sich in 1–2 cm Abstand vom kaudalen und lateralen Rand der Orbita tasten. Die Injektion sollte zirkulär um das Foramen durchgeführt werden, weil die Äste des Nerven in alle Richtungen ausstrahlen.

Der gleiche Injektionsort wird zur Blockade des N. lacrimalis genutzt. Die Nadel zeigt dabei kranial zum lateralen Orbitarand.

Block des N. mentalis

Das Foramen mentale liegt unterhalb des ersten Prämolaren, genau zwischen dem Rand des Zahnfleischs und der unteren Mandibulakante. Die Injektion von 1–2 ml Lokalanästhetikum in die Nähe des Knochens in diesem Bereich führt in der Regel zu einer Blockade. Die Öffnung des Foramens weist nach dorsal und kann deswegen nicht einfach palpiert werden. Die anatomische Lage läßt sich durch Verlängerung der Verbindungslinie zwischen den anderen Foramina bestätigen.

Block des N. buccalis

Die Nadel wird auf Höhe der Okklusionsfläche des ersten Molaren des Unterkiefers eingeführt, dann nach dorsal gerichtet, und anschließend werden 2–3 ml Lokalanästhetikum in Richtung auf den Ramus mandibulae infiltriert.

Block des N. auriculotemporalis

Die A. temporalis superficialis wird vor dem Ohr gerade oberhalb des temporomandibulären Gelenks palpiert und der Nerv durch eine perivaskuläre Infiltration mittels 2–3 ml Lokalanästhetikum blockiert.

Die Zervikalnerven

Die Blockade der oberflächlichen Plexusäste (Abb. 14.4)

Die oberflächlichen Äste des Plexus werden durch eine Injektion am Mittelpunkt des posterioren Randes des M. sternocleidomastoideus blockiert. Um die Identifikation dieses Punktes zu erleichtern, sollte der Patient den Kopf leicht auf die gegenüberliegende Seite drehen und ihn etwas vom Kissen abheben, um den Muskel anzuspannen. Meist kreuzt die V. jugularis externa den Hinterrand des Muskels 1–2 cm unterhalb

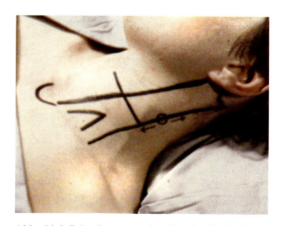

Abb. 14.4 Orientierungspunkte für die Blockade der oberflächlichen Plexusäste. Der Kreis markiert den Punktionsort und die Pfeile zeigen die Richtung an, in der die Ausbreitung der Lösung bei schlanken Patienten beobachtet werden kann

dieses Punktes. Es wird von dort ausgehend das Lokalanästhetikum sowohl nach kranial als auch nach kaudal injiziert. Liegt man dabei in der richtigen Gewebeschicht, sieht man bei schlanken Patienten, wie die Lösung entlang der Muskelkante fließt. 5–10 ml Lokalanästhetikum reichen aus, und selbst bilaterale Blöcke können sicher durchgeführt werden.

Block des N. auricularis magnus

Die Plexusäste, die den N. auricularis magnus bilden und das Ohr versorgen (Abb. 14.2), lassen sich durch die Injektion von 2–3 ml Lokalanästhetikum 2–3 cm anterior und posterior der Mastoidspitze blockieren.

Block des N. occipitalis maior

Der Nerv durchtritt den M. semispinalis capitis bzw. den M. trapezius und tritt in das subkutane Gewebe der Kopfhaut ungefähr 2,5 cm lateral der Protuberantia occipitalis externa ein. Eine Infiltration mit 2–3 ml Lokalanästhetikum knapp oberhalb dieses Punktes reicht gewöhnlich zur Nervenblockade aus.

Die Wachintubation

Orale Intubation

Die oberen Luftwege werden durch Äste des N. trigeminus, N. glossopharyngeus und N. vagus innerviert. Eine Nervenblockade besitzt keine praktische Relevanz, dagegen wird eine im wesentlichen topische Methode empfohlen. Die Qualität der für eine Wachintubation erforderlichen Lokalanästhesie hängt vom Allgemeinzustand des Patienten ab, und die anzuwendende Technik muß darauf Rücksicht nehmen. Lokalanästhetika werden von Schleimhäuten sehr rasch resorbiert, so daß dafür Sorge getragen werden muß, daß die Dosis 200 mg Lidocain oder das entsprechende Äquivalent nicht überschreitet. Es steht für topische Applikationen ein Aerosolspray mit Lidocain 10% zur Verfügung, wobei ein Sprühstoß 10 mg enthält.

Der Patient wird in der Standardposition für eine Intubation gelagert und das übliche Zubehör bereitgestellt. Eine intravenöse Sedierung ist hilfreich, gewöhnlich jedoch bei einer absoluten Notwendigkeit zur Wachintubation kontraindi-

ziert. Der effektivste Weg der Schleimhautanästhesie von Mund und Pharynx besteht darin, daß der Patient eine Benzocaintablette lutscht. Atropin zur Sekretionshemmung, falls erwünscht, sollte erst danach gegeben werden. Das Aussprühen von Mund und Pharynx mit 10%igem Lidocain und die „Schmierung" des Laryngoskopspatels mit etwas Lidocaingel stellt die Alternative zur Lutschtablette dar. Jeder Sprühstoß mit Lokalanästhetikum sollte etwa 30 Sekunden lang einwirken, bevor das Laryngoskop weiter vorgeschoben wird. Bei vielen Patienten läßt sich das Verfahren durch das Sprühen auf die Stimmbänder und durch sie hindurch vervollständigen, ein kräftiger Patient dagegen erfordert einen mehr spezifischen Zugang.

Injektion durch die Membrana cricothyreoidea (Abb. 14.5). Hierbei handelt es sich um die zugleich einfachste und wirksamste Art und Weise, ein Lokalanästhetikum in den Larynx zu applizieren. Man palpiert bei exakt gerader Lage des Kopfes das Krikoid. Dann punktiert man mit einer 25 G-Nadel, die auf eine Spritze mit 2–4 ml Lidocain 4% gesetzt wurde, knapp oberhalb des Krikoids in der Mittellinie und schiebt sie vorsichtig durch die Membrana cricothyreoidea. Die Aspiration einer kleinen Menge Luft bestätigt die korrekte Position der Nadelspitze. Der Patient wird aufgefordert, tief einzuatmen und dann zu husten. Bei maximaler Inspiration wird das Lidocain rasch injiziert und die Nadel anschließend entfernt. Der Hustenstoß stellt sicher, daß sich das Lokalanästhetikum bis zu dem vom Ramus internus des N. laryngeus superior versorgten Gebiet oberhalb der Stimmbänder ausbreitet. Dieser Ast läßt sich dort direkt blockieren, wo er

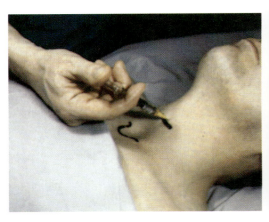

Abb. 14.5 Punktion der Membrana cricothyreoidea

das Os hyoideum kreuzt und die Membrana thyreohyoidea durchbohrt. Die krikothyreoidale Punktion ist jedoch auf jeden Fall erforderlich, um unterhalb der Stimmbänder auch die Mukosa zu anästhesieren, die durch den N. laryngeus recurrens versorgt wird. Die oben aufgeführte Technik macht die separate Nervenblockade überflüssig.

Nasale Intubation

Für die nasale Intubation oder eine fiberoptische Bronchoskopie kann im wesentlichen die gleiche Technik verwendet werden. Eine Tamponade, die in Kokain 4% oder Lidocain 4% mit jeweils Adrenalin 1:100.000 getaucht wurde, wird für 30 Minuten zur Anästhesie und Abschwellung der Nasenschleimhaut eingelegt. Der Tubus sollte mit Lidocaingel gut „geschmiert" werden.

Tracheotomie

Eine Tracheotomie kann mit einfacher Infiltrationsanästhesie durchgeführt werden, wodurch allerdings die anatomischen Strukturen schlechter identifizierbar sind. Dies läßt sich durch einen bilateralen Plexus cervicalis-Block, ergänzt durch eine krikothyreoidale Injektion vor Eröffnung der Trachea, umgehen.

Literatur

Boberg, Ans. J., Barner, S.S. (1980): Neural blockade for ophthalmologic surgery. In: *Cousins, M.J., Bridenbaugh, P.O.* (eds): Neural Blockade, Lippincott, Philadelphia, p. 443

Garber, J. (1980): Neural blockade for dental, oral and adjoining areas. In: *Cousins, M.J., Bridenbaugh, P.O.* (eds): Neural Blockade. Lippincott, Philadelphia, P. 426

Murphy, T.M. (1980): Somatic blockade. In: Cousins, M.J., Bridenbaugh, P.O. (eds): Neural blockade. Lippincott, Philadelphia, p. 423

Murphy, T.M. (1981): Nerve blocks in anesthesia. In: *Miller, R.D* (ed): Anesthesia. Churchill Livingstone, New York, p. 624

Neill, R.S. (1983): Head and neck surgery. In: *Henderson, J.J., Nimmo, W.S.* (eds): Practical regional anaesthesia. Blackwell, Oxford, p. 165

Raj, P.P. (1983): Bronchoscopy and tracheal intubation. In: *Henderson, J.J., Nimmo, W.S.* (eds): Practical regional anaesthesia. Blackwell, Oxford, p. 165

15 Die Regionalanästhesie bei Kindern

E. N. Armitage

Obwohl die Beliebtheit der Regionalanästhesie bei Kindern in letzter Zeit gestiegen ist, war ihr der Platz in der Anästhesie niemals sicher. Dafür gibt es mehrere Gründe:

1. Wesentliche Kontraindikationen gegen eine Allgemeinanästhesie sind bei Kindern relativ selten.
2. Die meisten Kinder benötigen zur problemlosen und sicheren Durchführung einer Nervenblockade eine Allgemeinanästhesie. Als weiteres Argument läßt sich anführen, daß die kleinen Patienten in diesem Fall dem Risiko zweier anstatt eines Anästhesieverfahrens ausgesetzt werden.
3. Es besteht kein allgemeines Übereinkommen darüber, welche Blockaden für welche Operationen geeignet sind, welche Lokalanästhetikadosis erforderlich ist, oder welche Parameter der Dosisberechnung zugrundegelegt werden sollen. Es existieren bisher nur wenig Informationen über die Pharmakokinetik von Lokalanästhetika bei Kindern, und viele Anästhesisten neigten in ihrer Furcht vor systemischen toxischen Reaktionen dazu, zu kleine Mengen zu verwenden.
4. Nachdem bereits technische Verfahren wie Venenpunktion und Intubation schwieriger sein können als bei Erwachsenen, wurde (zu Unrecht) angenommen, daß dies auch für Regionalanästhesien zutrifft.
5. Die Erfordernisse der Analgesie bei Kindern wurden bisher allgemein unterschätzt; deswegen hatten sie wohl mehr als Erwachsene unter konservativen Einstellungen gegenüber der postoperativen Schmerzbekämpfung zu leiden. Eine systemische Analgesie wurde nach Eingriffen wie Zirkumzisionen und Herniotomien nicht immer für wichtig gehalten, so daß es kaum überrascht, daß eine Lokalanalgesie für völlig unnötig eingeschätzt wurde.
6. Bis zur Verfügbarkeit langwirkender Lokalanästhetika war eine derartige postoperative Analgesie – das Gebiet, auf dem Blockaden den Kindern die meisten Vorteile bieten – undurchführbar. Lidocain besitzt eine zu kurze Wirkdauer, um eine brauchbare postoperative Analgesie möglich zu machen, und ist weit davon entfernt, das ideale Mittel für kontinuierliche Techniken zu sein.

Einige dieser traditionellen Einwände wurden durch neuere Entwicklungen in der Pharmakologie und Veränderungen in der klinischen Praxis bzw. in der Einstellung zu chirurgischen Schmerzzuständen bei Kindern entkräftet. Zur Durchführung einer größeren Blockade bleibt weiterhin eine Allgemeinanästhesie wünschenswert, aber sie kann nach Eintritt der Wirkung des Blocks auf einem oberflächlichen Niveau fortgeführt werden. Die Aufwachphase ist deutlich kürzer, und damit eignet sich die Kombination einer flachen Narkose mit einer Lokalanästhesie speziell für leichte Eingriffe und die Tageschirurgie – eine zunehmend verbreitete Form der Betreuung von Kindern, bei der die Vorteile bei weitem die potentiellen Gefahren überwiegen.

In allgemeinen Bezirkskrankenhäusern besteht die pädiatrische Chirurgie hauptsächlich aus unkomplizierten Eingriffen (Zirkumzision, Herniotomie, Orchidopexie usw.), die weniger als eine Stunde in Anspruch nehmen. Die lange Wirkdauer von Bupivacain ist in diesen Fällen in der frühen postoperativen Phase sehr vorteilhaft, weil das Kind ohne Schmerzen aufwacht und die Gabe von oralen Analgetika so geplant werden kann, daß die Wirkung vor dem Abklingen des Blockes einsetzt. Sollten orale Analgetika nicht geeignet oder inadäquat sein, läßt sich die erste Dosis eines intramuskulären Analgetikums ohne Schmerzen innerhalb des blockierten Bereichs spritzen. Der postoperative Schmerz wird durch Gabe von Analgetika in regelmäßigen Abständen – nicht nach „Bedarf" – minimalisiert. Viele Kinder sind noch nicht alt genug, um den Grund der Operation zu begreifen, und sind natürlich dann bestürzt und fassungslos, wenn sie Schmerzen empfinden. Die analgetische Periode nach einem Block bietet für das Kind einen ausgezeichneten psychologischen Schonraum in der frühen Aufwachphase.

Einige der Faktoren, die vor der Durchführung eines Blocks zu berücksichtigt werden müssen, sind die gleichen wie bei Erwachsenen. Die Technik sollte sicher, effektiv und durch eine hohe Erfolgsrate gekennzeichnet sein, wenn das Verfahren zur Zufriedenheit des Patienten, des Anästhesisten und des restlichen Personals verlaufen soll. Die Durchführung muß einfach sein und keine Kooperation seitens des Patienten erfordern. Eine Methode, mit der sich eine ausgedehnte Analgesie erzielen läßt, eignet sich für verschiedene Operationen. Die Häufigkeit der Anwendung verschafft dem Anästhesisten Erfahrung und erleichtert die Akzeptanz als Routineverfahren. Dabei sind Techniken, die bei Erwachsenen weitverbreitet Verwendung finden, nicht immer ideal für Kinder. Glücklicherweise trifft das Gegenteil genauso zu – einige der Methoden, die bei Erwachsenen nur von begrenztem Wert oder schwierig durchzuführen sind, eignen sich besonders für Kinder.

Der Kaudalblock

Der Kaudalblock erfüllt die meisten der o. a. Anforderungen, seine Anwendung bei Kindern unterscheidet sich jedoch in zwei Punkten von der bei Erwachsenen. Zunächst einmal ist er einfach durchzuführen. Knöcherne Variationen, eine Asymmetrie der Cornua und darüberliegende Fettgewebspolster sind Ursachen, die bei Erwachsenen eine Identifikation des Ligamentum sacrococcygeale erschweren und selten vor der zweiten Lebensdekade eine Rolle spielen. Zweitens kann sich der Block über einen wesentlich größeren anatomischen Bereich ausbreiten als beim Erwachsenen. Deswegen läßt er sich bei Operationen bis auf Höhe des Bauchnabels verwenden. Es ist aber auch möglich, Blöcke erheblich höherer Ausbreitung zu produzieren, obwohl eine kaudale Injektion zum Zweck der Analgesie des oberen Abschnitts des Stammes weder elegant noch konsequent ist und große, potentiell toxische Dosen dazu erforderlich sind (*McGown* 1982). In der Praxis dient der Nabel deswegen als geeignete obere Grenze, weil ein Großteil der kinderchirurgischen Eingriffe unterhalb dieses Niveaus durchgeführt wird. Die größere Ausbreitung einer kaudalen Injektion läßt sich bei Kindern auf die geringere Dichte des periduralen Fettgewebes zurückführen (*Schulte-Steinberg & Rahlfs* 1977).

Technik

Es wird dafür keine spezielle Ausrüstung benötigt. Der Block kann bei Kindern jeden Alters angewendet werden, wobei die Dosis sowohl von der erforderlichen Blockadehöhe als auch von der Größe des Kindes abhängt. So kommt ein weiter Bereich von Volumina in Frage, für die wiederum jeweils Spritzen verschiedener Größen benötigt werden. Es empfiehlt sich jedoch, als Standard die 21 G-Nadel – mit Ausnahme der kleinsten Kinder – zu verwenden, weil man so ein konstanteres „Gefühl" für Punktion und Injektion entwickelt.

Der Hiatus sacralis liegt beim Kind in der Nähe des Anus und der benachbarten Haut, die *sauber, gesund und trocken* sein muß, wenn eine Kaudalanästhesie durchgeführt werden soll. Dieser Hautbereich ist bei Kindern mit größerer Wahrscheinlichkeit kontaminiert als bei Erwachsenen, besonders dann, wenn das Kind noch Windeln trägt. Aus diesem Grund empfiehlt es sich, keine kontinuierlichen Katheterverfahren einzusetzen. Die Desinfektionslösung muß nach dem Auftragen trocknen, damit sie voll wirksam ist und nicht mit der Nadel in tiefere Gewebeschichten verschleppt wird. Manche glauben, daß ein komplettes „Abschrubben" der Haut und eine chirurgische Hautvorbereitung notwendig sind, während andere meinen, daß eine einfache, aber sorgfältig ausgeführte Technik ohne Berührung der Haut für eine Einzelinjektion ausreicht.

Nach der Einleitung einer Allgemeinanästhesie wird das Kind in Linksseitenlage (für den rechtshändigen Anästhesisten) gebracht, wobei der Körperstamm 45° in Richtung Bauchlage

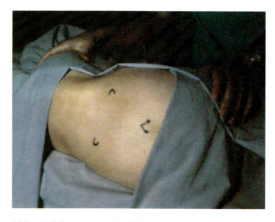

Abb. 15.1 Lagerung des Kindes für die Durchführung der Kaudalanästhesie

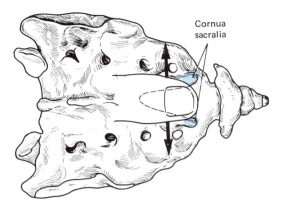

Abb. 15.2 Identifikation der Cornua sacralia durch seitwärts gerichtete Bewegungen des Daumens

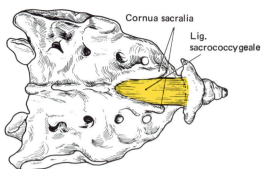

Abb. 15.3 Ligamentum sacrococcygeale

gedreht wird (Abb. 15.1). Diese Position läßt sich durch Anhebung und Lagerung des Gesäßes auf einem kleinen Sandsack oder einer anderen Unterlage erreichen und ermöglicht dem Anästhesisten die Durchführung des Blocks, ohne sich beugen oder bücken zu müssen. Ein Assistent kümmert sich inzwischen um die Inhalationsanästhesie und die Freihaltung der Luftwege.

Der erste Schritt besteht in der akkuraten Lokalisation der Cornua sacralia und ist essentiell für den Erfolg. Man darf nicht vergessen, daß diese knöchernen Vorsprünge, die die nicht verschmolzenen Laminae des fünften Sakralsegments darstellen, beim Kind weiter kranial liegen als beim Erwachsenen. Sie lassen sich am besten dadurch palpieren, daß man mit dem linken Daumen über das Kreuzbein auf und ab fährt (Abb. 15.2) und sie sich als Basis eines gleichseitigen Dreiecks vorstellt, dessen Spitze nach kranial zeigt. Diese Spitze wird durch die Fusion der Wirbelbögen in der Mittellinie gebildet. Das Ligamentum sacrococcygeale füllt die durch das Dreieck umschlossene Fläche aus (Abb. 15.3).

In den Fällen, in denen die Cornua schwierig zu tasten sind, benötigt man zur Bestätigung ihrer Position einen zusätzlichen Anhaltspunkt. Die Hüften des Kindes werden exakt 90° gebeugt und eine Linie entlang der Femurlängsachse gezeichnet. Diese Linie kreuzt bei Verlängerung nach posterior in der Mittellinie die Ebene der Cornua sacralia. Diese Markierung auf der Haut verhindert eine zu weit kaudale Einführung der Nadel – der häufigste Fehler eines hauptsächlich mit Erwachsenen befaßten Anästhesisten bei Anwendung dieser Technik für Kinder. Die Verwendung der Steißbeinspitze als Orientierungspunkt kann

ebenso dazu verführen, die Punktion zu tief anzusetzen.

Nach Identifikation der Cornua bewegt man den Daumen nach kranial, so daß er über der Spitze des gleichseitigen Dreiecks liegt. Die Nadel wird dann unmittelbar kaudal des Daumens in einem Winkel von ungefähr 40° eingeführt (Abb. 15.4). Nach Durchdringen der Haut und des subkutanen Gewebes spürt man den Widerstand des Ligamentum sacrococcygeale. Wenn die Nadelspitze das Ligament durchlaufen hat und schließlich den Sakralkanal erreicht, läßt sich ein ausgeprägtes Gefühl des Widerstandsverlustes spüren. Die Punktion sollte deswegen nahe der Spitze des Dreiecks erfolgen, weil hier die Sakralhöhle relativ tief ist und man an dieser Stelle das Empfinden hat, daß die Nadel in das Kreuzbein „fällt".

Bei zu weit kaudal durchgeführter Punktion trifft die Nadel sofort nach Durchtritt des Ligamentum sacrococcygeale auf Knochen (Abb. 15.5), und eine Sicherung der korrekten Lage im Sakralkanal ist nicht möglich. Wenn man vor dem Erreichen des Ligaments Knochenkontakt bekommt, sollte die Nadel zurückgezogen und die Orientierungspunkte erneut identifiziert werden, bevor man einen zweiten Versuch unternimmt. Gelegentlich folgt auch auf eine zu weit kranial gelegene Punktion ein Gefühl des Widerstandsverlustes, weil eines der Ligamente durchstochen wurde, die die rudimentären Dornfortsätze des Kreuzbeins überspannen. Jeder weitere Versuch, die Nadel vorzuschieben, wird durch den Knochen verhindert, und Injektionsversuche treffen auf zunehmenden Widerstand.

Nach Eintritt der Nadel in den Sakralkanal sollte sie noch 2–3mm (und nicht weiter) vorge-

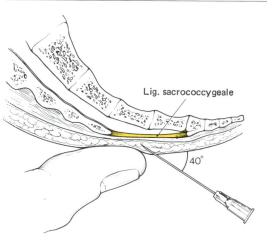

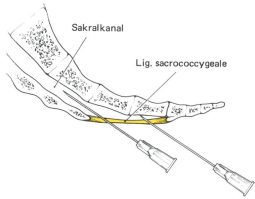

Abb. 15.5 Nadelposition innerhalb des Sakralkanals. Bei zu weit kaudal durchgeführter Punktion trifft die Nadel sofort auf Knochen (rechte Nadel)

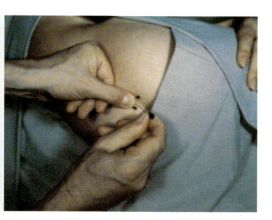

Abb. 15.4 Punktion für die Kaudalanästhesie beim Kind

schoben werden, um sicher zu sein, daß sie frei innerhalb der Höhle liegt. Es ist bei Kindern nicht angebracht, die Nadel anschließend zu senken und in einem flacheren Winkel entlang des Kanales weiter vorzuschieben, wie es manchmal für Erwachsene empfohlen wird, weil dadurch Blutgefäße verletzt werden und speziell bei Säuglingen und Kleinkindern die Gefahr einer Penetration der Dura besteht.

Bei Blutaustritt wird die Nadel so weit zurückgezogen, bis kein weiteres Blut mehr abfließt, und dann das Lumen mit Kochsalzlösung gespült. Eine anschließende Aspiration fördert unter Umständen blutige Kochsalzlösung, solange aber kein reines Blut erscheint, kann das Lokalanästhetikum injiziert werden. Gewöhnlich kommt es nur dann zu einem Blutaustritt, wenn die Nadel zu tief eingeführt wurde, manchmal ist dies aber

auch sofort nach Penetration eines Ligaments der Fall. Man kann dann die Nadel ein kleines Stück weiter vorschieben in der Hoffnung, daß sie das Blutgefäß verläßt und dadurch frei im Sakralkanal liegt. Eine Aspiration, die sehr vorsichtig erfolgen sollte, damit die Gefäßwand nicht angesaugt wird und sich damit ein falsch negatives Resultat ergibt, wird während der Injektion des Lokalanästhetikums wiederholt durchgeführt. Das Auftreten von Blut ist kein Grund für einen Abbruch der Blockade, solange sich die Nadel mit befriedigendem Resultat korrigieren läßt, obwohl dem Autor Daten vorliegen, die den Schluß nahelegen, daß aus der Verletzung eines Blutgefäßes höhere Plasmakonzentrationen des Lokalanästhetikums resultieren.

Bei korrekter Nadellage ist die Verletzung einer Duraausstülpung (ungefähr 1 unter 800 Fällen) selbst bei kleinen Säuglingen selten. Wenn sie jedoch eintritt, bleiben Versuche einer Spinalanästhesie meist erfolglos, und es empfiehlt sich, das Verfahren abzubrechen.

Lokalanästhetika und ihre Dosierung

Das Ziel der Sakralanästhesie besteht meist darin, eine prolongierte Analgesie ohne umfassenden Block zu produzieren; deswegen stellt Bupivacain 0,25% die Substanz der Wahl dar. Eine motorische Blockade sollte vermieden werden, weil sich Kinder sehr ängstigen, wenn sie sich nicht ungehindert bewegen können. Sie ertragen auch keine Parästhesien, die mit größerer Wahrscheinlichkeit dann aufzutreten scheinen, wenn große Volumina des 0,25%igen Bupivacains ver-

Tabelle 15.1 Dosierungsschema für die Kaudalanästhesie mit Bupivacain bei Kindern. Bei Volumina unter 20 ml wird die 0,25%ige, bei Volumina über 20 ml die 0,19%ige Lösung verwendet

Gewünschte Blockade	Volumen
Lumbosakral	0,5 ml/kg
Thorakolumbal	1,0 ml/kg
Mittlere thorakale Höhe	1,25 ml/kg

wendet werden. Ein warnender Hinweis bei der Prämedikationsvisite, daß solche Effekte auftreten können, ist hilfreich, ein Vermeiden dieser Effekte dagegen besser. Eine Verdünnung des Bupivacains auf 0,19% (3 Teile 0,25% auf 1 Teil Kochsalzlösung) minimalisiert diese unangenehmen Symptome, wenn Volumina über 20 ml verwendet werden.

Verschiedene Dosierungen sind beschrieben worden (*Kay* 1974; *Schulte-Steinberg & Rahlfs* 1977; Armitage 1979), einige beruhen auf einer segmentbezogenen Berechnung. Gelegentlich erfordert dies eine komplizierte Arithmetik, wobei für die Praxis eine Skala mit drei Rängen (Tab. 15.1) einfach und effektiv ist. Bei kurzen Eingriffen mit kurzdauernden Schmerzen wie zum Beispiel eine Analdilatation und eine Durchtrennung von Adhäsionen der Labien kann Lidocain 1% anstelle von Bupivacain 0,25% verwendet werden. Das benötigte Volumen wird nach genau der gleichen Vorschrift ausgerechnet. *Schulte-Steinberg* und *Rahlfs* (1970) haben gezeigt, daß Alter ein etwas besserer Index zur Dosisberechnung ist als Gewicht oder Körpergröße. Dank der Fortschritte in der geburtshilflichen und neonatalen Betreuung werden nun aber viele sehr unreife Frühgeborene zur Operation vorgestellt. Das Gewicht ist in diesem Fall der geeignetere Parameter, weil das „Alter" dieser Kinder geburtshilflich determiniert ist.

Das Schema in Tab. 15.1 führt in fast allen Fällen zu befriedigenden Blöcken und sorgt für eine postoperative Analgesie über 6–8 Stunden nach Zirkumzisionen und Eingriffen am Damm. Die Analgesiedauer nach Operationen in der thorakolumbalen Region ist kürzer, aber selten liegt sie unter drei Stunden. Die Dosierungen sind hoch und mit denen vergleichbar, die Erwachsenen über den lumbalen Zugang zur Periduralanästhesie verabreicht werden. Ein 20 kg schweres und 5 Jahre altes Kind würde zum Beispiel für eine inguinale Herniotomie 20 ml Bupivacain

0,25% benötigen. *Eyres* et al. (1978) gaben 2 mg/kg Bupivacain 0,5% (entspricht 0,8 ml/kg Bupivacain 0,25%) zur Sakralanästhesie und stellten fest, daß die Plasmakonzentrationen innerhalb sicherer Grenzen lagen. In einer späteren Arbeit derselben Arbeitsgruppe (*Eyres* et al. 1983) wurde Bupivacain 0,25% in einer Dosis von 3 mg/kg verwendet (entspricht 1,2 ml/kg und damit im wesentlichen der Dosis für den mittleren thorakalen Bereich in Tab. 15.1). Die höchste Plasmakonzentration betrug 2 μg/ml, was auch nur bei 2 von 45 Patienten der Fall war.

Komplikationen

Auf die Notwendigkeit, eine motorische Blockade und Parästhesien zu vermeiden, wurde bereits hingewiesen. Eine *Urinretention* ist bei Kindern so gut wie unbekannt, wenn eine Bupivacainkonzentration von 0,25% nicht überschritten wird; trotzdem muß besonders darauf geachtet werden, daß dies nicht eintritt. Häufige diesbezügliche Befragungen des Kindes sollten vermieden werden, weil die möglicherweise induzierte Angst selbst zur Retention prädisponiert. Eine *Hypotension* wird bei Kindern nicht häufig gesehen – diese Beobachtung wird wiederholt von denjenigen gemacht, die sich mit der Regionalanästhesie bei Kindern befassen. Selten wird ein Kind von einem *schweren Juckreiz* im Übergangsbereich zwischen normaler und analgesierter Haut geplagt, wobei das daraus resultierende Kratzen derart aggressiv sein kann, daß es zu Blutungen kommen kann.

Kaudale Opioidgabe

Auch Kinder wurden von dem erst kurz zurückliegenden Enthusiasmus in bezug auf peridurale Opioide nicht ausgenommen. Kaudal verabreichtes Morphin führt in einer Dosis von 0,05 mg/kg zu einer Analgesie von 10–36 Stunden nach Zirkumzisionen und anderen Operationen im Genitalbereich (*Jensen 1981*). Peridurale Opioide bei Erwachsenen wurden deswegen beliebt, weil von ihnen behauptet wurde, daß sie zu einer prolongierten Analgesie ohne Sympathikusblockade führen. Die Auswirkungen einer Sympathikusblockade bleiben jedoch bei Kindern minimal, so daß Opioide keine wesentlichen Vorteile bieten. Es ist unnötig, solche langwirkenden Substanzen einzusetzen, wenn einfachere Regime derart wirksam sind.

Die Periduralanästhesie

Obwohl sich die kaudale Blockade für viele pädiatrische Operationen eignet, ist sie für große Eingriffe unangenehm. Der Bedarf für eine effektive Analgesie besteht eher über Tage als über Stunden, eine orale Analgesie wird wahrscheinlich nicht ausreichend wirken und ist auch in dem Moment unangebracht, in dem sich eine orale Flüssigkeitsaufnahme verbietet. Eine präoperativ gelegte und in die postoperative Phase hinein verlängerte Periduralanästhesie führt in der Regel zu einer gut wirksamen Analgesie, ist aber ein größeres Vorhaben und setzt beim Anästhesisten Erfahrung auf dem Gebiet der pädiatrischen und der regionalen Anästhesie voraus. Eine spezielle Ausrüstung ist dafür erforderlich und die zu erwartenden Vorteile müssen groß genug sein, um dieses Verfahren zu rechtfertigen. Operationen wie die Entfernung großer abdomineller Tumoren, die transthorakale Korrektur einer Hiatushernie und größere renale Rekonstruktionen sind dafür geeignet. Ein sorgfältig gesetzter Block ist ohne Schwierigkeiten in der Lage, die wenigen betroffenen Dermatome abzudecken, wenn ein transversaler Schnitt durchgeführt wird (von Chirurgen bevorzugt eingesetzt).

Die Art der Chirurgie stellt nicht das einzige Auswahlkriterium dar. Man kann selbst bei sehr kleinen Kindern eine Periduralanästhesie durchführen, wobei die Ergebnisse aber selten befriedigen, wenn diese Kinder noch nicht in der Lage sind, mit dem betreuenden Personal zu kommunizieren. Schmerzfreie kleine Kinder sind aktiv, so daß sie eine zusätzliche Sedierung brauchen, wenn laufende intravenöse Infusionen, Magenschläuche, Urinkatheter und Wunddrainagen an Ort und Stelle verbleiben sollen. Aus diesen Gründen besitzt eine Periduralanästhesie bei Kindern unter 4 Jahren keinen wirklichen praktischen Wert.

Die Einstellung der Eltern zu einer Periduralanästhesie ist zu berücksichtigen und die damit verbundenen Umstände sollten mit ihnen besprochen werden. Wegen der reichlich vorhandenen Vorurteile ist es unklug, auf eine Periduralanästhesie zu bestehen, wenn die Eltern an ihrer Sicherheit und ihren Vorteilen zweifeln. Auf der anderen Seite ist eine Mutter, die eine erfolgreiche geburtshilfliche Periduralanästhesie hatte, eine wertvolle Verbündete. Die Einstellung des Pflegepersonals ist ebenfalls wichtig. Man kann nicht erwarten, daß Schwestern und Pfleger einer Technik mit Enthusiasmus begegnen, wenn sie ihnen nicht erklärt und ihre Rolle dabei nicht klar definiert wurde.

Technik

Gewöhnlich wird die Allgemeinanästhesie vor der Durchführung des Blocks eingeleitet. Der Periduralraum ist beim Kind schmäler als beim Erwachsenen, was die Art des Zugangs, die Ausführung der Nadel und die Punktionsmethode beeinflußt. Der Zugang in der Mittellinie besitzt den Nachteil, daß zur Nadelplazierung nur der kleinste mögliche Durchmesser des Periduralraums zur Verfügung steht. Dies läßt sich jedoch mit der paramedianen Punktion umgehen, bei der die Nadel schräg in den Periduralraum eintritt und damit das Risiko einer Durapunktion verringert wird. Die Wahrscheinlichkeit, daß der Katheter beim Einführen leicht läuft und nicht auf die Dura stößt oder sie sogar verletzt, ist in diesem Fall größer.

Es wird eine Spezialnadel (Abb. 15.6) benötigt, weil die Standard-Tuohy-Nadel zu groß ist. Die Länge des in Zentimeter unterteilten Schaftes beträgt 5 cm (2 Zoll). Es handelt sich um eine 18 G-Nadel, die jedoch mit einer dünnen Wandung versehen ist und deswegen einen 18 G-Portex-Katheter aufnehmen kann. Die Spitze besitzt einen konventionellen kurzen Schliff, weil bei Verwendung des paramedianen Zugangs eine Nadel nach *Huber* überflüssig ist. Nach der Hautpunktion dreht man die Nadel, so daß der Schliff nach anterior zeigt (vom Anästhesisten abgewandt und parallel zu den Durafasern).

Mit den oben beschriebenen Ausnahmen wird die gleiche Technik (Abb. 15.7) wie beim Erwachsenen verwendet (siehe Kapitel 8).

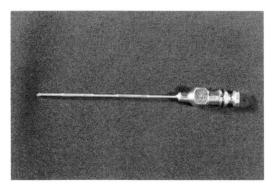

Abb. 15.6 Periduralnadel für die Pädiatrie

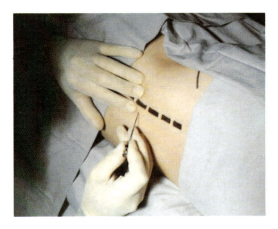

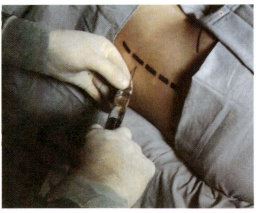

Abb. 15.7   Einführung der Periduralnadel über den paramedianen Zugang beim Kind

Lokalanästhetika und Dosierungen

Der Autor setzt die Periduralanästhesie mit dem Ziel der Analgesie ein und zieht es vor, die Muskelrelaxation über eine neuromuskuläre Blockade zu erreichen. Die Basisanästhesie besteht meist aus Lachgas und Sauerstoff, ergänzt durch geringe Konzentrationen von Halothan. Der Block wird mit Bupivacain 0,25% in einer Dosis von 0,5 ml/kg erzeugt. Nachinjektionen von 0,5 ml/kg werden dann gegeben, wenn sich Tränen zeigen, das Kind schwitzt oder Puls bzw. Blutdruck ansteigen. Sie sind bei großen Operationen normalerweise stündlich erforderlich.

Postoperatives Management

Idealerweise sollte die letzte Nachinjektion ungefähr 20 Minuten vor Ende der Operation gegeben

werden, so daß das Kind schmerzfrei aufwacht und auch bleibt, bis eine peridurale Infusion von Bupivacain 0,1% angeschlossen ist. Diese Infusion wird mittels eines pädiatrischen Infusionssystems durchgeführt, das pro Milliliter 60 Tropfen liefert, so daß die Anzahl der Tropfen pro Minute den Millilitern pro Stunde entspricht. Die initiale Infusionsrate beträgt 1 ml pro Stunde pro Lebensjahr. Meist reicht dies langfristig nicht aus, ermöglicht aber dem Anästhesisten, die Rückbildungsgeschwindigkeit des Blocks zu beobachten. Sollte es notwendig sein, die Infusionsrate zu erhöhen, empfiehlt sich die vorherige Gabe eines Bolus von 0,2 ml/kg.

Peridurale Infusionen sind bei Kindern erheblich schwieriger und zeitraubender zu steuern als bei Erwachsenen und verlangen alle 4–6 Stunden eine Kontrolle, wenn sie kontinuierlich wirksam bleiben sollen. Selbst bei einer guten Periduralanalgesie bleibt fast immer zusätzlich eine parenterale Sedierung erforderlich, wobei kleine Dosen von Papaveretum Angst und Kummer lindern. Diese Kombinationstechnik führt zu einem entspannten, schmerzfreien Kind, das mit dem Physiotherapeuten kooperiert und leicht zu pflegen ist. Alle Injektionen lassen sich schmerzfrei verabreichen, und falls die Blockade bis in die untere Extremität reicht, kann man dort am warmen Fuß schmerzfrei eine intravenöse Infusion anlegen (und Blut für Laboruntersuchungen entnehmen). Die peridurale Infusion wird gewöhnlich für 48 Stunden durchgeführt.

Komplikationen

Schwierigkeiten tauchen eher in Verbindung mit dem weiteren Management als unmittelbar mit der Durchführung des Blocks auf. Der Autor hat bisher weder mit einer Nadel noch mit einem Katheter die Dura punktiert, und auch eine akzidentelle venöse Kanülierung scheint nicht öfter als bei Erwachsenen vorzukommen. Die meisten dieser Kinder benötigen aus chirurgischer Indikation einen Blasenkatheter, so daß eine mögliche Urinretention kein Problem darstellt. Eine persistierende motorische Blockade bedeutet für Kinder ein potentielles Risiko, weil ein durch Immobilisation bedingter Druck leicht die empfindliche Haut eines Kindes schädigen kann.

Spinalanästhesie

Bis vor kurzer Zeit spielte die subarachnoidale Blockade nur eine kleine Rolle in der pädiatrischen Anästhesie. Es ist damit keine Langzeitanalgesie möglich, trotzdem sind die gleichen peinlich genauen aseptischen Vorkehrungen wie bei einer Periduralanästhesie zu treffen. Für einfachere chirurgische Eingriffe ist eine Kaudalanästhesie anpassungsfähiger und schneller durchzuführen.

Aus den Fortschritten der Neonatologie entstand eine neue Herausforderung für den pädiatrischen Anästhesisten, der nun häufiger gebeten wird, eine Anästhesie für Eingriffe wie zum Beispiel eine inguinale Herniotomie bei frühgeborenen Kindern durchzuführen. Diese Kinder, von denen manche bis zu 12 Wochen vor dem Termin entbunden wurden, werden gewöhnlich wegen des Atemnotsyndroms behandelt und leiden immer noch unter einer bronchopulmonalen Dysplasie, obwohl sie möglicherweise keine mechanische Ventilation mehr benötigen. Eine Intubation und eine Allgemeinanästhesie werden schlecht toleriert. Selbst wenn sie älter geworden sind oder das Gewicht oberhalb des normalen Geburtsgewichtes liegt, zeigen diese Kinder eine erhöhte Inzidenz postoperativer Komplikationen wie z. B. Apnoeanfälle (*Steward* 1982). Es wurde nach Alternativen gesucht, die das respiratorische System nicht in Mitleidenschaft ziehen. Eine Spinalanästhesie besitzt die Vorteile eines raschen Wirkungseintritts, einer umfassenden Blockade und minimaler Nebenwirkungen, weil dazu nur eine niedrige Lokalanästhetikadosis erforderlich ist. *Abajian* et al. (1984) wie auch *Harnik* (1984) haben gezeigt, daß dieses Verfahren unter Verwendung von Amethocain 0,5% in Glukose 5% mit einer Dosierung zwischen 0,05 bis 0,13 ml/kg geeignet ist. Die höhere Dosierung ergibt zuverlässigere Resultate bei inguinalen Herniotomien. Bupivacain (0,25%) in Glukose 4% führt ebenfalls zu befriedigenden Ergebnissen.

Die Lumbalpunktion wird kaudal des dritten Lendenwirbels durchgeführt, um eine Verletzung des Rückenmarks zu vermeiden. Eine 22 G-Nadel mit 3,5 cm Länge (1 ½ Zoll) wird nach Infiltration der Haut und der darunterliegenden Schichten mit Lidocain 1% eingeführt. Der Totraum der Nadel beträgt 0,04 ml, und dies sollte beim Aufziehen der Lösung in eine 1 ml-Spritze berücksichtigt werden. *Abajian* et al. (1984) empfehlen, die Nadel mit Spritze für ungefähr 5 Sekunden nach der Injektion an Ort und Stelle zu belassen.

Die Spinalanästhesie bei kleinen Säuglingen ist eine relativ neue Technik und muß sich ihren Platz in der Behandlung erst erobern. Es ist möglich, daß sie sich als wirklicher Fortschritt für diese kleine Patientengruppe herausstellt, obwohl die Kinder wohl kaum außerhalb spezialisierter Kliniken zur Operation vorgestellt werden.

Periphere Blöcke

Nachdem die Vorteile der Kombination einer leichten Allgemeinanästhesie mit einem regionalen Block eine breitere Anerkennung gefunden haben, wurden Versuche zur weiteren Verbesserung unternommen. Mit dem Ziel, das blockierte Areal auf das Operationsgebiet zu beschränken, wurden periphere Blockaden erprobt, weil damit nur minimale Parästhesien und eine geringe motorische Schwäche verbunden sind. Sie können auch dort angewendet werden, wo zentrale Blökke kontraindiziert sind. Es gibt jedoch auch Nachteile:

1. Das Risiko einer Nervenverletzung durch die Nadel liegt geringfügig höher, wenn Blockaden unter Allgemeinanästhesie durchgeführt werden.
2. Ohne ausreichende Gelegenheit, die verschiedenen Techniken zu üben, wird der Anästhesist kaum die erforderliche Kompetenz erlangen.
3. Periphere Blockaden haben bei Kindern nicht dieselbe hohe Erfolgsquote wie die Kaudalanästhesie.

Inguinale Infiltrationsanästhesie

Mit einer 23 G-Nadel wird medial und kaudal der Spina iliaca anterior superior punktiert und die Nadel solange vorgeschoben, bis sich beim Durchtritt des M. externus obliquus ein Widerstandsverlust einstellt. Bei zu medialer Nadelposition ist der Widerstandsverlust uncharakteristisch oder fehlt ganz. Das Lokalanästhetikum wird in zwei Richtungen injiziert: lateral in Richtung der Crista iliaca und mediokaudal in Richtung des Leistenbandes.

Smith und *Jones* (1982) stellten unter Verwendung von Bupivacain 0,25% in einer Dosierung von 0,5 ml für jedes Lebensjahr fest, daß 56 von 58 Kindern nach inguinaler Herniotomie für 4 Stunden schmerzfrei waren, wobei 5 Kinder vor der Bewertung Paracetamol benötigten. In der Kontrollgruppe waren 35 von 49 Kindern schmerzfrei, aber 10 Kindern mußte Paracetamol gegeben werden.

Penisblock

Die Technik ist im wesentlichen die gleiche wie für Erwachsene (Kap. 11). *White* et al. (1983) ermittelten mit 0,2 ml/kg Bupivacain 0,5% *ohne Zusätze* eine mittlere Analgesiedauer von 12 Stunden. In dieser Serie von 27 Patienten kam es zur Entstehung von zwei kleinen Hämatomen. *Yeoman* et al. (1983) verwendeten ebenfalls Bupivacain 0,5 % ohne Zusätze, aber in einer Dosierung von 1 ml bei Jungen unter 3 Jahren und 0,3 ml pro Lebensjahr darüber. Über 40% der kleinen Patienten waren für mindestens 6 Stunden postoperativ schmerzfrei.

Blockaden an der oberen Extremität

Eine axilläre Plexus brachialis-Blockade eignet sich für Operationen an der Hand, wie z. B. einer Syndaktylie. Die Arterie wird zwischen zwei Fingern der linken Hand immobilisiert und eine 25 G-Nadel mit 1,5 cm (⁵/₈ Zoll) Länge vorgeschoben, bis man vermutet, daß sie in der axillären Plexusscheide liegt. Ein „Nachgeben" beim Eintritt der Nadel in die Scheide läßt sich bei Kindern nicht immer feststellen, aber sobald sich die Nadel pulssynchron bewegt, resultiert meist eine wirksame Blockade. Bupivacain 0,25% mit Adrenalin in einer Dosierung von 0,3 ml/kg führt zu einem Block, der bis zu 22 Stunden andauern kann.

Mehr peripher gelegene Blockaden, speziell die Oberstsche Anästhesie, sind für kleinere Eingriffe an Fingern und Zehen nützlich. Es ist wichtig, daß in diesem Fall Lokalanästhetika-Lösungen ohne Zusätze verwendet werden.

Infiltrationsanästhesie

Eine einfache Infiltration bietet eine ausgezeichnete Analgesie nach der Entfernung oberflächlicher Prozesse (Muttermale, Naevi und Zysten), die einen bedeutenden Teil der pädiatrischen Chirurgie bilden. Das Lokalanästhetikum sollte die Läsion umgeben, muß aber in einiger Entfernung davon injiziert werden, um eine Beeinträchtigung oder eine Verzerrung des Operationsfel-des zu vermeiden. Wenn der Chirurg auf der Haut Markierungen anbringen möchte, kann es günstiger sein, die Infiltration bis nach Beendigung der Operation zu verschieben.

Literatur

Abajian, J.C., Mellish, R.W.P., Browne, A.F., Perkins, F.M. et al. (1984): Spinal anesthesia for surgery in the high-risk infant. Anesthesia and Analgesia 63: 359–362

Armitage, E.N. (1979): Caudal block in children. Anaesthesia 34: 396

Eyres, R.L., Kidd, J., Oppenheim, R.C., Brown, T.c,K. (1978): Local anaesthetic plasma levels in children. Anaesthesia and Intensive Care 6: 243–247

Eyres, R.L., Bishop, W., Oppenheim, R.C., Brown, T.C.K. (1983): Plasma bupivacaine concentrations in children during caudal epidural analgesia. Anaesthesia and Intensive Care 11: 20–22

Harnik, E. (1984): Spinal anaesthesia for inguinal hernia repair in the premature infant. Poster presentation: Centennial Meeting of Regional Anaesthesia, Vienna

Jensen, B.H. (1981): Caudal block for postoperative pain relief in children after genital operations. A comparison between bupivacaine and morphine. Acta Anaesthesiologica Scandinavica 25: 373–375

Kay, B. (1974): Caudal block for postoperative pain relief in children. Anaesthesia 29: 610–611

McGown, R.G. (1982): Caudal analgesia in children. five hundred cases for procedures below the diaphragm. Anaesthesia 37: 806–818

Schulte-Steinberg, O., Rahlfs, V.W. (1970): Caudal anaesthesia in children and spread of 1% lignocaine. British Journal of Anaesthesia 42: 1093–1099

Schulte-Steinberg, O., Rahlfs, V.W. (1977): Spread of extradural analgesia following caudal injection in children. A statistical study. British Journal of Anaesthesia 49: 1027–1034

Smith, B.A.C., Jones, S.B.F., (1982): Analgesia after herniotomy in a paediatric day unit. British Medical Journal 285: 1466

Steward, D.J. (1982): Preterm infants are more prone to complications following minor surgery than term infants. Anesthesiology 56: 304–06

White, J., Harrison, B., Richmond, P., Procter, A., Curan, J. (1983): Postoperative analgesia for circumcision. British Medical Journal 286: 1934

Yeoman, P.M., Cooke, R., Hain, W.R. (1983): Penile block for circumcision? A comparison with caudal blockade. Anaesthesia 38: 862–866

16 Schmerzblockaden und Blöcke autonomer Nerven

A.P. Rubin

Die Blockade autonomer Nerven ist eine spezialisierte Technik, die am häufigsten in der Behandlung akuter und chronischer Schmerzen angewendet wird. Der Schmerzkliniker sollte über gute diagnostische Fähigkeiten verfügen, weil die Therapie ohne eingehende Untersuchung und Diagnostik empirisch bleiben wird und sogar gefährlich sein kann. Mittlerweile gilt es als allgemein anerkannt, daß chronischer Schmerz selten eine einzige Ursache hat und daß akuter Schmerz effektiv behandelt werden sollte, bevor er chronisch wird.

Die Rolle der regionalen Nervenblockade in der Behandlung akuter Schmerzzustände hat an Bedeutung verloren und wird selten isoliert angewendet. Sie hat die eindeutigste Indikation in Verbindung mit einer organischen Erkrankung, besonders dann, wenn diese von nur geringen psychologischen oder Verhaltensstörungen begleitet wird. Eine komplette Einsicht in die Probleme des chronischen Schmerzes, genaue Kenntnis der Anatomie, Geschicklichkeit in der Durchführung von Nervenblockaden und die Fähigkeit, deren Resultate realistisch beurteilen zu können, sind insgesamt unerläßlich, wenn Patienten von der Behandlung profitieren und ernste Komplikationen vermieden werden sollen (*Lipton* 1979).

Nervenblockaden lassen sich sowohl für diagnostische und prognostische als auch für therapeutische Zwecke einsetzen. Diagnostische Blöcke können eine Hilfe bei der Identifikation der Natur der beteiligten Schmerzbahnen sein. Destruierende Maßnahmen sollten solange nicht ergriffen werden, bis über eine Lokalanästhesie zu prognostischen Zwecken überzeugende Beweise dafür vorliegen, daß der Schmerz dadurch gemindert oder beseitigt wird, und daß das Komplikationsrisiko sich in einem akzeptablen Rahmen bewegt. Die Injektion eines Lokalanästhetikums hat oft einen längeren therapeutischen Effekt als die bekannte Wirkdauer. Blockaden, die bei mehreren Gelegenheiten wiederholt werden, wirken unter Umständen selbst kurativ oder können mit einer nicht-invasiven Behandlung wie Physiotherapie, transkutaner Nervenstimu-lation und Psychotherapie mit Biofeedback, Entspannungsübungen, Hypnose oder operativer Konditionierung kombiniert werden.

Viele Schmerzzustände werden durch das autonome Nervensystem vermittelt. Die autonomen Ganglien liegen getrennt von den korrespondierenden somatischen Nerven, so daß die Durchführung spezifisch autonomer Blöcke möglich ist. Autonome Blockaden führen zu relativ geringen sensiblen und motorischen Dysfunktionen. Wenn sie im Vergleich zu einem somatischen Block zu einer ebenso effektiven Schmerzlinderung führen, sollte ihnen der Vorzug gegeben werden.

Indikationen

Chronische Schmerzzustände

Viele Schmerzzustände gehen mit einer Überaktivität des sympathischen Nervensystems einher.

Kausalgie. Dieses Syndrom tritt bei ungefähr 5% der Patienten nach Nerventraumen auf und führt zu einem dauerhaften, diffusen, intensiven und brennenden Schmerz und zu einer Hyperästhesie, die mit einer vasomotorischen und schweißsekretomotorischen Dysfunktion verbunden ist. Eine Kausalgie kann nach einer partiellen Nervenverletzung sofort oder innerhalb einer Woche einsetzen. Das schmerzhafte Areal dehnt sich zunehmend aus, und eine Funktionseinschränkung, Muskelatrophie und trophische Veränderungen folgen.

Sympathische Reflexdystrophie. Unter diesen Begriff fallen viele verschiedene Bezeichnungen, wie z.B. Sudecksches Schmerzsyndrom, Algoneurodystrophie, Causalgia minor und das Schulter-Arm-Syndrom. Sie stehen alle in irgendeiner Beziehung zur Kausalgie, ohne daß in der Vorgeschichte eine eindeutige Nervenverletzung vorliegt, und können auf Frakturen, Infektionen, Rißwunden, Operationen oder andere Verletzungen an Muskeln, Bändern und Weichteilen folgen. Kleinere Beschädigungen afferenter autonomer oder sensibler Fasern führen unter Umständen zu einer Reflexaktivität von Interneuronen, was wiederum eine exzessive Aktivität sympathischer Efferenzen bewirkt. Ein Vasospasmus und eine nachfolgende Ischämie fördern einen Circulus vitiosus, der seinerseits das Problem verschärft. Der Schmerz besitzt einen brennenden Charakter und erstreckt sich über Dermatomgrenzen hinweg, bleibt bis lange über die normale Heildauer bestehen und bewirkt eine weitreichende Behinderung des Patienten mit vasomotorischen Störungen und trophischen Veränderungen. Mindestens 50% der Patienten mit Kausalgien können durch Blockaden autonomer Nerven behandelt werden, die Erfolgsrate bei den sympathischen Reflexdystrophien liegt noch höher.

Periphere Gefäßerkrankungen

Autonome Blockaden können bei folgenden Erkrankungen von Wert sein:

1. *Akute vaskuläre Störungen,* dazu zählen der posttraumatische Vasospasmus, die unabsichtliche intraarterielle Injektion von Substanzen wie z. B. Thiopental, Thrombosen, Embolien und Kälteschäden.
2. *Chronische vasospastische Krankheiten,* inklusive Morbus Raynaud.
3. *Chronisch obliterierende Erkrankungen,* unter anderem die Arteriosklerose oder die Thrombangiitis obliterans (Morbus von Winiwarter-Bürger).

Durch die Fortschritte in der Gefäßchirurgie sind die Indikationen für eine chemische Sympathektomie seltener geworden, bleiben aber für einige Hochrisiko-Patienten bestehen (*Reid* et al. 1970). Am besten ist sie für die Linderung des Ruheschmerzes geeignet, wobei 75% der Patienten eine mindestens 6 Monate andauernde Erleichterung verspüren. Ebenfalls hilfreich ist die chemische Sympathektomie im Heilungsprozeß gangränöser Läsionen, wo sich bei 65% der Patienten eine Besserung einstellt. Klaudikatiobeschwerden lassen sich in 20–30% der Fälle mildern (*Lofstrom & Zetterquist* 1969). Dies erlaubt unter Umständen eine weiter distal angesetzte Amputation, verbessert die Heilung des Amputationsstumpfes und reduziert die Inzidenz des Postamputationsschmerzes. Nach einer Amputation leiden 80–90% der Patienten unter persistierenden Stumpf- oder Phantomschmerzen. Eine wiederholte Sympathikusblockade kann dann Abhilfe schaffen, besonders wenn sie in Verbindung mit einer anderen Therapie, wie z. B. einer transkutanen Nervenstimulation, eingesetzt wird.

Viszerale Schmerzen

Sympathische Nerven werden von afferenten, nozizeptiven Bahnen viszeralen Ursprungs begleitet. Eine Sympathikusblockade lindert deswegen Schmerzen bzw. unterbricht den afferenten und den efferenten Schenkel viszeroviszeraler und viszerosomatischer Reflexe. Autonome Blockaden sind speziell in der Therapie schwer zu behandelnder Schmerzen durch maligne Prozesse an Pankreas, Magen, Gallenblase oder Leber nützlich. Bis zu 90% der Patienten können durch eine Zerstörung der Nn. splanchnici oder des Plexus coeliacus von ihren Schmerzen befreit werden. Destruierend wirkende Blöcke werden gelegentlich auch bei nicht-malignen Prozessen wie z. B. einer chronischen Pankreatitis eingesetzt, wobei die Wirkung jedoch selten dauerhaft ist und die Komplikationsrate bei jungen Patienten mit einer hohen Lebenserwartung nicht immer akzeptabel ist.

Gelegentlich können zur Anästhesie bei oberen abdominellen Eingriffen ein Plexus coeliacus- und ein Interkostalblock kombiniert werden.

Andere Indikationen

Akuter Herpes zoster. Durch wiederholte Injektionen von Lokalanästhetika kann die Entwicklung einer postherpetischen Neuralgie verhindert werden (*Colding* 1973); nach der Entstehung einer Neuralgie jedoch ist der Block nur von zweifelhaftem Wert.

Karzinomschmerzen im Kopf, Hals und in den Extremitäten. Manche Formen von Karzinomschmerzen im Kopf, Hals und in den Extremitäten beruhen auf einer Beteiligung von Nervenplexus. Dieser Schmerz läßt sich durch destruierende autonome Blockaden lindern, doch die Ergebnisse variieren stark.

Hyperhidrosis. Sympathikusblockaden führen zu einer Anhidrosis, wobei der Effekt jedoch selten lange anhält und eine chirurgische Sympathektomie vorzuziehen ist.

Kontraindikationen

Antikoagulatien oder hämorrhagische Erkrankungen

Bei den genannten Techniken besteht ein konstantes Risiko, Blutgefäße zu verletzen, außerdem liegen die betreffenden Nerven in tieferen Gewebeschichten. Deswegen kann ein großes Hämatom entstehen, wenn auch nur *irgendeine* Gerinnungsstörung vorliegt.

Lokale Infektionen oder Neoplasmen

Punktionsnadeln sollten nicht durch infiziertes oder karzinomatöses Gewebe eingeführt werden, weil das Risiko einer Verschleppung in tiefere Strukturen besteht.

Lokale anatomische oder vaskuläre Anomalien

Anatomische Veränderungen erschweren die Durchführung des Blocks und verringern die Erfolgsrate. Gefäßanomalien erhöhen das Risiko einer akzidentellen Punktion und der Ausbildung eines Hämatoms.

Inadäquate Vorbereitung

Die Verwendung neurolytischer Lösungen ohne eine komplette diagnostische Abklärung des Patienten oder ohne korrekte Vorsichtsmaßnahmen, wie z. B. eine Röntgenkontrolle, kann katastrophale Folgen haben.

Sympathikusblockaden

Blockade des Ganglion stellatum

Anatomie

Das Ganglion stellatum entsteht aus der Fusion des siebten und achten zervikalen und ersten thorakalen sympathischen Ganglions. Es liegt ventral der Querfortsätze des siebten zervikalen und ersten thorakalen Wirbels und des Halses (eventuell auch des Köpfchens) der ersten Rippe (Abb. 16. 1), ferner ventral der Lamina praevertebralis der Fascia cervicalis. Der untere Teil des Ganglions kann von der Pleurakuppe bedeckt sein und liegt dorsal der Karotisscheide.

Technik

Es wurden schon viele Zugänge zum Ganglion stellatum beschrieben, aber die anteriore Punktion ist technisch am einfachsten und am erfolgreichsten. Der Kopf wird in Rückenlage überstreckt und eine Markierung 3 cm kranial und 2 cm lateral der Incisura jugularis des Manubriums angezeichnet. Daraufhin übt man mit zwei Fingern in der Rinne zwischen Trachea und Karotisscheide Druck aus (Abb. 16.2). Bei sehr schlanken Patienten kann man vielleicht den Querfortsatz von C6 tasten, der auf der Höhe des

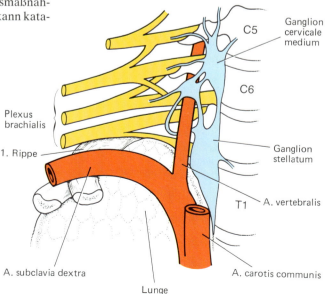

Abb. 16.1 Anatomische Lage des Ganglion stellatum. Es ist zu beachten, daß auf Höhe der Injektionsstelle (C6) die A. vertebralis dorsal des Ganglions liegt

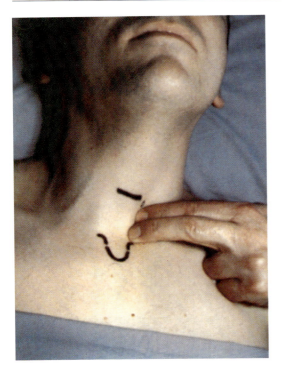

Abb. 16.2 Orientierungspunkte für die Blockade des Ganglion stellatum. Das Krikoid und die Spitze des Querfortsatzes von C6 werden markiert

Krikoids liegt. Mit Lokalanästhetikum wird eine Hautquaddel angelegt und dann mit einer 4 cm (1 1/2 Zoll) langen 21 G-Nadel direkt in dorsaler Richtung zwischen Trachea und Karotisscheide hindurch punktiert, bis diese auf den Querfortsatz ungefähr 2,5–3 cm unterhalb der Haut trifft. Die Nadel sollte anschließend 2–3 mm zurückgezogen werden, so daß sie ventral des prävertebralen Blattes der Halsfaszie liegt. Nach einer negativen Aspiration werden langsam 10 ml Lokalanästhetikum injiziert.

Wenn sich die Nadelspitze in der richtigen Faszienschicht befindet, ist die Injektion ohne Widerstand möglich. Es sollte sich dabei keine Schwellung des Halses einstellen, weil sich die Lösung in der prävertebralen Region kranial und kaudal ausbreitet. Um eine komplette Sympathikusblockade der oberen Extremität zu erzielen, muß sich das Lokalanästhetikum bis ungefähr T3 hinunter erstrecken. Eine leicht angehobene Position des Kopfes und die Injektion eines größeren Volumens können dabei hilfreich sein. Die Lösung muß sehr langsam injiziert werden, weil hier besonders das Risiko einer intravenösen

oder intraarteriellen Injektion besteht. Es ist unerläßlich, den Patienten mindestens weitere 10 Minuten lang auf Zeichen einer toxischen Reaktion auf das Lokalanästhetikum hin genau zu beobachten.

Andere Zugänge (*Atkinson* et al. 1982). Der laterale und der posteriore Zugang sollten nur dann benutzt werden, wenn der anteriore wegen anatomischer Veränderungen Schwierigkeiten bereitet. Denn diese Techniken besitzen eine höhere Komplikationsrate, so unter anderem auch die Möglichkeit einer periduralen und intrathekalen Injektion.

Auswahl des Lokalanästhetikums

Mit Lidocain (1%) erreicht man einen schnellen Wirkungseintritt und eine Wirkdauer von 60–90 Minuten. Eine Mischung aus Lidocain 1% und Bupivacain 0,5% wird meist bevorzugt, weil die längere Wirkdauer mehr Zeit für die Beurteilung des Effektes läßt und eine größere Chance für ein gutes therapeutisches Resultat besteht. Neurolytische Lösungen werden wegen des Risikos für die umgebenden Strukturen im Bereich des Ganglion stellatum selten injiziert. Wenn diese Lösungen verwendet werden, ist es unerläßlich, kleine Volumina zu injizieren (weniger als 1 ml), die ein Röntgenkontrastmittel enthalten, und das ganze Verfahren unter Röntgenkontrolle durchzuführen, um eine Ausbreitung in der richtigen Gewebeschicht sicherzustellen. Wenn eine dauerhafte zervikale Sympathektomie erforderlich ist, wird sie gewöhnlich chirurgisch durchgeführt.

Zeichen einer erfolgreichen Blockade

Im Ausbreitungsgebiet des Blocks zeigen sich dilatierte Venen, und die verstärkte kutane Durchblutung erhöht die Hauttemperatur. Die Steigerung des Blutflusses läßt sich durch eine Dopplerflußmeßsonde oder eine venöse Plethysmographie erfassen. Die Hauttemperatur kann ebenfalls objektiv gemessen werden. Die Verminderung der Schweißsekretion im blockierten Areal ist durch den Ninhydrin-, Kobaltblau- oder Jodstärketest feststellbar.

Sympathogalvanischer Reflex (*Lewis* 1955). Beim Patienten mit normaler sympathischer Aktivität wird ein kutaner Stimulus von einer reflektorischen Vasokonstriktion beantwortet. Dadurch verändert sich der Hautwiderstand, der wiederum durch die Verwendung von Elektroden und einem einfachen Aufzeichnungssystem registriert werden kann. Unter einer Sympathikusblockade gibt es keine Variation des elektrischen Widerstands.

Bewertung der Ergebnisse

Eine Antwort auf Placebogabe zeigt sich bei 30–40% der Patienten; dieser Anteil reduziert sich aber mit den folgenden Blockaden. Bei wirklich therapeutischen Blöcken steigt die Erfolgsrate mit weiteren Injektionen. Gelegentlich ist es notwendig, Kochsalzlösung zu injizieren, wenn eine Placeboreaktion vermutet wird. Es ist aber auch möglich, daß durch die Wirkung von absorbiertem Lokalanästhetikum auf das zentrale Nervensystem ein therapeutischer Effekt entsteht. Eine Blutkonzentration von 1–1,5 μg/ml Lidocain reicht unter Umständen aus, eine Depression des zentralen Nervensystems zu bewirken und damit Schmerzzustände zentralen Ursprungs zu bessern (*Hatrangdi* et al. 1976).

Komplikationen

Systemische Toxizität. Das Ganglion stellatum liegt in enger Nachbarschaft einiger Blutgefäße, besonders der A. vertebralis. Intraarterielle Injektionen schon einer geringen Dosis des Lokalanästhetikums führen zu unmittelbar folgenden Anzeichen einer zentralnervös-systemischen Toxizität durch die sehr hohen Konzentrationen, die den Hirnstamm erreichen. Versehentliche intravenöse Injektionen können auf die gleiche Weise toxische Symptome hervorrufen.

Vasovagale Reaktionen. Der Hals ist ein besonders empfindliches Gebiet, in dem häufig vasovagale Reflexe ausgelöst werden. Man sollte klar zwischen diesen Reflexen und der toxischen Reaktion durch Lokalanästhetika unterscheiden. Eine vasovagale Reaktion führt zu einem langsamen Puls und einem Blutdruckabfall. Der Patient verliert in Rückenlage meist nicht das Bewußtsein. Die Beseitigung des Stimulus und ein Anheben der Beine setzt dieser Reaktion gewöhnlich ein Ende.

Horner-Syndrom. Das Horner-Syndrom (unilaterale Miosis, Ptosis und Enophthalmus) ist ein unvermeidbares Ergebnis eines erfolgreichen Ganglion stellatum-Blocks. Eine konjunktivale Vasodilatation und eine einseitig verstopfte Nase treten ebenfalls auf. Dagegen ist keine spezielle Behandlung erforderlich, obgleich die Miosis

durch 10%ige Phenylephrin-Augentropfen beseitigt werden kann.

Plexus brachialis-Block. Wenn die Injektion in die falsche Gewebeschicht durchgeführt wird, können die Wurzeln des Plexus brachialis betroffen werden. Hierbei ist keine Behandlung erforderlich; jedoch resultieren möglicherweise daraus diagnostische und prognostische Fehleinschätzungen sowie katastrophale Folgen, wenn eine neurolytische Lösung verwendet wurde.

Lähmung des N. laryngeus recurrens. Die Ausbreitung des Lokalanästhetikums bis zum N. laryngeus recurrens kann Heiserkeit hervorrufen.

N. phrenicus-Block. Bei zu weit ventraler Injektion der Lösung ist eine Blockade des N. phrenicus möglich, woraus jedoch selten Probleme entstehen.

Pneumothorax. Die Pleurakuppe ragt über die erste Rippe und liegt in der Nähe des Ganglions. Aus diesem Grund muß die Nadel exakt dorsal vorgeschoben und darf nicht in kaudaler Richtung eingeführt werden. Der Verdacht auf einen Pneumothorax muß dann geäußert werden, wenn plötzliche Thoraxschmerzen, Husten oder Atemnot auftreten. Daraufhin sollte eine Röntgenaufnahme im Stehen angefertigt werden. Findet sich dabei eine zu mehr als 20% kollabierte Lunge oder ist die Atmung des Patienten auf irgendeine Weise eingeschränkt, empfiehlt sich die Einlage einer Bülau-Drainage.

Wegen des Risikos der zuletzt genannten drei Komplikationsmöglichkeiten sollten keine bilateralen Blöcke gleichzeitig durchgeführt werden.

Lumbale Sympathikusblockade

Anatomie (Abb. 16. 3 und 16. 4)

Der lumbale Grenzstrang verläuft retroperitoneal und anterolateral der Wirbelkörper auf dem M. psoas maior. Der N. genitofemoralis liegt ebenfalls auf dem M. psoas, jedoch weiter lateral. Die Aorta und die V. cava inferior befinden sich ventral, die Niere und der Ureter dorsolateral. Zur kompletten sympathischen Denervation der unteren Extremität müssen das zweite, dritte und vierte lumbale Ganglion blockiert werden.

Technik

Der klassische Zugang (*Mandl* 1926) erforderte die Identifikation des Querfortsatzes. Die Nadel wurde dabei so gerichtet und entsprechend tief

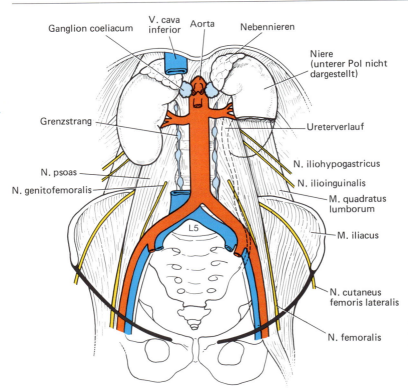

Ganglion coeliacum
V. cava inferior
Aorta
Nebennieren
Niere (unterer Pol nicht dargestellt)
Grenzstrang
Ureterverlauf
N. psoas
N. iliohypogastricus
N. genitofemoralis
N. ilioinguinalis
M. quadratus lumborum
M. iliacus
L5
N. cutaneus femoris lateralis
N. femoralis

Abb. 16.3 Dorsale Wand des Abbdomens mit der Position und den anatomischen Beziehungen des lumbalen Grenzstrangs und des Plexus coeliacus

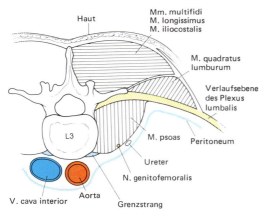

Haut
Mm. multifidi
M. longissimus
M. iliocostalis
M. quadratus lumburum
Verlaufsebene des Plexus lumbalis
L3
M. psoas
Peritoneum
Ureter
N. genitofemoralis
V. cava interior
Aorta
Grenzstrang

Abb. 16.4 Querschnitt durch L3 mit der Position und den anatomischen Beziehungen des lumbalen Grenzstrangs

eingeführt, daß sie den Wirbelkörper berührte, und sie wurde erst dann korrigiert, um anterolateral des Wirbels zu liegen. Der neuere Zugang (*Reid* et al. 1970) verlangt eine mehr laterale Punktion, so daß die Nadel gänzlich am Querfortsatz vorbeiläuft.

Der Patient wird auf der Seite auf einem Röntgentisch gelagert, wobei die Beine rechtwinklig gebeugt werden und der Rücken exakt vertikal liegt, so daß die Röntgenstrahlen genau anteroposterior und lateral verlaufen. Eine Verbindungslinie zwischen beiden Cristae iliacae sollte auf Höhe des vierten lumbalen Dornfortsatzes oder zwischen dem vierten und dem fünften Lendenwirbelkörper kreuzen, was sich durch Bildwandlerkontrolle bestätigen läßt. Die Durchleuchtung erlaubt auch die Positionierung der Nadel, so daß nur noch der Winkel zur Mittellinie bestimmt werden muß. Darauf wird mit Lidocain 1% eine Hautquaddel 9–11 cm seitlich der Mittellinie auf Höhe des Wirbelkörpers von L3 angelegt und eine Infiltration tieferer Schichten in einem Winkel von ungefähr 60° zur Sagittalebene durchgeführt. Man führt dann eine 15 cm (6 Zoll) lange 20 G-Nadel durch die Hautquaddel ein und schiebt sie langsam vor, bis entweder die Seite des Wirbelkörpers erreicht wird oder sich ein charakteristisches „Nachgeben" beim Durchtritt der Psoasfaszie einstellt (Abb. 16. 5). Die seitliche Röntgendarstellung sollte die Nadel in einer Ebene mit der Vorderseite des Wirbelkörpers

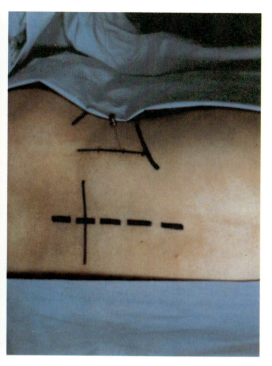

Abb. 16.5 Orientierungspunkte und Nadelwinkel bei der Punktion zur lumbalen Sympathetktomie auf der Höhe von L3

zeigen (Abb. 16. 6). Im anteroposterioren Bild liegt die Nadelspitze idealerweise ungefähr am Übergang vom ersten zum zweiten Viertel des Wirbelkörperdurchmessers.

Nach sorgfältiger Aspiration injiziert man eine geringe Menge Luft oder Kochsalzlösung. Wenn sich der Injektion Widerstand entgegensetzt, empfiehlt sich eine Korrektur der Nadellage. Für einen diagnostischen oder prognostischen Block werden 15–20 ml Lidocain 1% oder die gleiche Menge einer Mischung aus Lidocain 1% mit Bupivacain 0,5% langsam injiziert. Wenn ein dauerhafter Block erforderlich ist, gibt man ein kleines Volumen eines Röntgenkontrastmittels (Conray 280), um eine Ausbreitung in der richtigen Schicht zu überprüfen. Das Kontrastmittel sollte sich als schmaler Streifen vor dem Wirbelkörper darstellen (Abb. 16. 7) und sich weder ventral ausbreiten, weil dies eine intraperitoneale Injektion vermuten läßt, noch sich dorsal zeigen, weil es dann das Foramen intervertebrale und die somatischen Nerven erreichen könnte. Schließlich darf sich auch kein Ablauf entlang des Psoas-Muskelkörpers darstellen.

Die vorbereitende Injektion von Kontrastmittel enthüllt ebenfalls eine intravaskuläre Nadellage, die gelegentlich trotz negativer Aspiration auftritt. Dabei kann man ein Verschwinden des

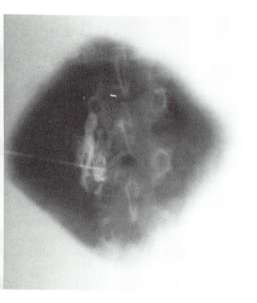

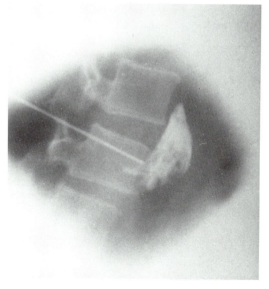

Abb. 16.6 Korrekte Nadelposition zur lumbalen Sympathetktomie. Die anteroposteriore Darstellung ist gering rotiert und eine kleine Menge Kontrastmittel wurde injiziert

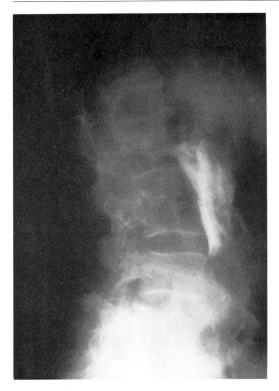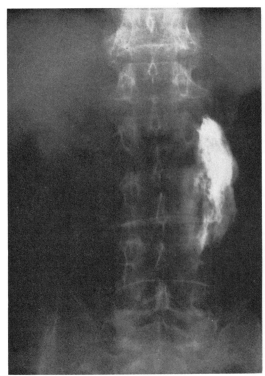

Abb. 16.7 Röntgenaufnahmen nach Beendigung der Injektion zur lumbalen Sympathektomie. Zu beachten ist ausgehend von der Injektion die longitudinale Ausbreitung des Kontrastmittels

Kontrastmittels entlang einer kleinen Vene oder eines Lymphgefäßes beobachten (*Boas* 1978). Nach der Bestätigung durch diese Tests wird Phenol 7,5% mit Conray 280 injiziert. Die Injektion darf keine Schmerzen bereiten – jeder Schmerz ist ein Warnzeichen für eine inkorrekte Nadellage. Die Größe der Ausbreitung läßt sich radiologisch kontrollieren, und wenn das erforderliche Gebiet nicht mit einer Injektion abgedeckt werden kann, sollte zusätzlich noch bei L2 oder L4 punktiert werden. Gewöhnlich benötigt man ungefähr 10 ml Phenol, was jedoch im Zusammenhang mit dem Ergebnis der Röntgenkontrolle entsprechend zu modifizieren ist. Es empfiehlt sich, ein kleines Volumen Luft nach der neurolytischen Lösung zu injizieren, um beim Zurückziehen der Nadel Ablagerungen der Lösung in der Nähe der Foramina intervertebralia oder im subkutanen Gewebe zu vermeiden.

Komplikationen

Eine korrekte Technik mit einer röntgenologischen Kontrolle sollte Komplikationen wie eine *unbeabsichtigte Injektion* in ein *Blutgefäß* oder die *Peritonealhöhle* verhindern. Die Gabe von Phenol kann unter solchen Umständen schwere toxische Reaktionen bewirken. Eine Verletzung von Blutgefäßen in der dorsalen Wand des Abdomens ist nicht ungewöhnlich, dagegen ist ein signifikantes retroperitoneales Hämatom bei einem Patienten mit normaler Blutgerinnung eher unwahrscheinlich. Häufig kommt es zu leichten Rückenschmerzen, die bei versehentlicher Ablagerung von neurolytischer Lösung in der dorsalen Wand des Abdomens eine stärkere Intensität besitzen.

Hypotension. Die Vasodilatation bei Sympathektomie kann speziell nach bilateralen Blöcken zu einer Hypotension führen, deswegen sollte der Blutdruck nach der Blockade mindestens zwei Stunden lang überwacht werden. Eine eventuelle Hypotonie reagiert meist rasch auf das Anheben oder die Bandagierung der Beine, so daß nur selten Vasopressoren oder intravenöse Infusionen benötigt werden.

Neuritis. Die Zerstörung sympathischer Afferenzen löst unter Umständen einen charakteristischen krampfartigen Schmerz im ventralen Oberschenkel aus. Diese Erscheinungen bilden sich meist schnell wieder zurück, reagieren aber, wenn dies nicht der Fall ist, mit großer Wahrscheinlichkeit auf eine kurze Behandlung mit Carbamazepin und transkutaner Nervenstimulation. Ernsthaftere Läsionen wie die Destruktion lumbaler Nervenwurzeln, eine peridurale oder intrathekale Injektion sollten bei Einsatz einer röntgenologischen Kontrolle nicht eintreten. Der N. genitofemoralis liegt nahe beim Grenzstrang und wird mitunter durch neurolytische Lösungen beschädigt. Die dadurch hervorgerufene Neuritis führt zu Symptomen, die in die Leiste und die Genitalien ausstrahlen.

Blockade des Plexus coeliacus

Anatomie (Abb. 16. 3 und 16. 8)

Der Plexus coeliacus als größter prävertebraler Plexus wird durch die Vereinigung der Nn. splanchnici maior (T5–T10), minor (T10–T11) et imus (T12) mit dem Ramus coeliacus des rechten N. vagus gebildet. Deswegen enthält er sowohl sympathische als auch parasympathische Fasern. Gewöhnlich liegen zwei halbmondförmige Ganglien ventral des unteren Teils des zwölften Brust- und des oberen Teils des ersten Lendenwirbels. Diese Ganglien befinden sich hinter dem Magen, dem Pankreas und der linken V. renalis, aber ventral der Aorta und der Crura des Diaphragma. Sie umgeben den Abgang der A. coeliaca und der A. mesenterica superior und liegen so im retroperitonealen Gewebe zwischen der Nebenniere und der Crura des Diaphragma. Will man den gesamten Plexus blockieren, müssen bilaterale Injektionen durchgeführt werden.

Techniken (Abb. 16.9)

Der Patient wird mit einem Kissen unter dem oberen Abdomen auf dem Bauch auf einem Röntgentisch gelagert. Der Dornfortsatz von T12, der über dem ersten Lendenwirbel liegt, wird aufgesucht. Man markiert die 12. Rippe beidseits und punktiert durch eine Hautquaddel 7–8 cm außerhalb der Mittellinie an der Unter-

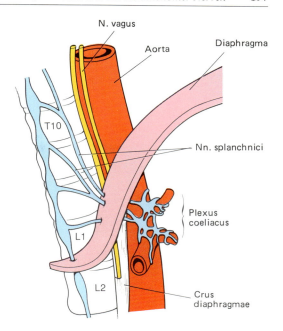

Abb. 16.8 Lage des Plexus coealiacus. Beachtenswert ist die mehr anteriore Position gegenüber dem Grenzstrang

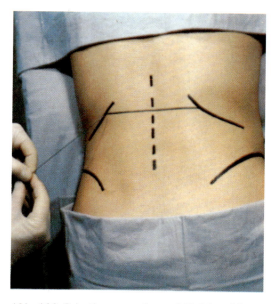

Abb. 16.9 Orientierungspunkte und Nadelausrichtung (Patient in Bauchlage, von oben fotografiert) für den Plexus coeliacus-Block. Die Dornfortsätze von T12 bis L5 sind markiert

kante der 12. Rippe. Die Nadel (15 cm (6 Zoll) 20 G) wird nach Infiltration der tieferen Schichten dann jeweils weitergeschoben. Sie sollte anschließend leicht kranial gerichtet und 60° zur Scheitelebene verlaufen, bis sie auf den Wirbelkörper trifft oder ventral davon passiert (Abb. 16.10). Der Plexus coeliacus liegt weiter ventral

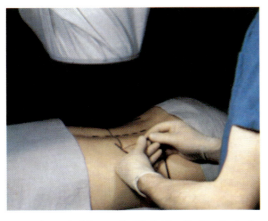

Abb. 16.10 Einführung der Nadel für die Blockade des Plexus coelicacus

als der Grenzstrang, so daß die Nadelspitze im lateralen Röntgenbild jeweils ungefähr 2 cm ventral des Wirbelkörpers positioniert sein sollte (Abb. 16. 11). Im anteroposterioren Strahlengang stellen sich die Nadeln dann vor der Ventralseite des Wirbelkörpers dar.

Es wird sorgfältig aspiriert, die Injektion sollte ohne Widerstand möglich sein. Es empfiehlt sich, eine kleine Menge Röntgenkontrastmittel, z. B. Conray 280, zu injizieren, das sich kranial und kaudal in Form eines schmalen Bandes ventral der Wirbelkörper ausbreiten sollte. Als Lokalanästhetikum sind 20 ml Lidocain 1% oder eine Mischung aus gleichen Teilen Lidocain 1% und Bupivacain 0,25% geeignet, die bilateral injiziert werden. Wenn eine neurolytische Lösung indiziert ist, wird dazu 50%iger Alkohol (25 ml für jede Seite) empfohlen. Alkohol ruft oft Schmerzen hervor; deswegen benötigt der Patient für die Injektion unter Umständen eine Sedierung oder sogar eine Allgemeinanästhesie. Phenol wird nicht verwendet, weil bei der erforderlichen Konzentration und dem angegebenen Volumen toxische Reaktionen zu erwarten sind. Vor dem Rückzug der Nadel sollte etwas Luft injiziert werden, um sie vollständig zu entleeren.

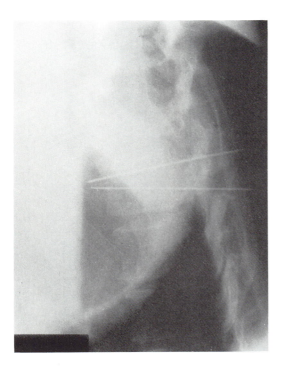
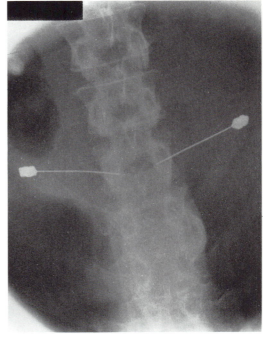

Abb. 16.11 Korrekte Nagellage beim bilateralen Plexus coeliacus-Block

Komplikationen

Im allgemeinen gleichen die Komplikationen des Plexus coeliacus-Blocks denen der lumbalen Sympathektomie. Eine *Hypotension* tritt etwas häufiger auf, besonders bei Hochrisikopatienten und malignen Erkrankungen. Eine komplette Destruktion des Plexus coeliacus kann eine Impotenz hervorrufen, was nicht vergessen werden darf, wenn der Einsatz dieser Technik bei einem jungen Patienten ohne maligne Erkrankung erwogen wird.

Intravenöser Block mit Guanethidin

Ein intravenöser, regionaler Guanethidin-Block (*Hannington-Kiff* 1974) ist eine Weiterentwicklung der intravenösen Regionalanästhesie. Dazu wird die sympatholytisch wirkende Substanz Guanethidin in eine blutleere Extremität injiziert, die durch ein Tourniquet vom Kreislauf isoliert ist. Der akute Effekt des Guanethidins ist die Verdrängung des Noradrenalins aus den sympathischen Nervenendigungen. Das Langzeitergebnis besteht in der Inhibition der Wiederaufnahme des Noradrenalins durch Guanethidin und der damit bewirkten Retraktion des Axons.

Diese Blockade ist leichter durchzuführen als konventionelle Sympathikusblöcke, darf unter gerinnungshemmender Therapie angewendet werden, hat seltener Komplikationen zur Folge und besitzt eine längere Wirkdauer – eher Tage als Stunden (*Eriksen* 1981). Sie darf nicht angewendet werden, wenn die Anlage einer Blutsperre kontraindiziert ist und führt nur im distalen Abschnitt einer Extremität zu einem Sympathikusblock.

Im wesentlichen handelt es sich um die gleiche Technik wie für die IVRA mit Lokalanästhetika (Kap. 12).

Wichtig ist die Rückversicherung, daß der Patient dazu in der Lage ist, die Beschwerden durch das aufgepumpte Tourniquet zu ertragen. Für die obere Extremität wird Guanethidin (10–20 mg) in 40 ml isotoner Kochsalzlösung verwendet, für die untere Extremität beträgt die Dosierung 20–30 mg in 60 ml Kochsalzlösung. Eine langsame Injektion verringert die Wahrscheinlichkeit, daß Schmerzen auftreten, und beugt einem Anstieg des Venendrucks vor, der den Manschettendruck überwinden und so ein Übertreten des Guanethidins in den Kreislauf ermöglichen könnte. Bei Auftreten von Schmerzen trotz langsamer Injektion lassen sich diese durch den Zusatz einer geringen Menge von Lidocain oder Prilocain 0,5% lindern.

Die Blutsperre sollte 20 Minuten lang wirksam bleiben, so daß das Guanethidin im Gewebe fixiert wird, dann kann sie entfernt werden. Es empfiehlt sich, den Patienten sorgfältig auf Zeichen einer durch das freigesetzte Noradrenalin hervorgerufenen Hypertonie sowie einer möglichen Hypotension durch Guanethidin zu überwachen. Nach Ablassen des Manschettendrucks zeigt sich eine reaktive Hyperämie. Bei einer erfolgreichen Blockade kommt es darauf zu einer dauerhaften Verbesserung der Durchblutung der Extremität und zu einem Anstieg der Temperatur. Diese Veränderungen dauern einige Tage oder länger an. Das Verfahren kann man wiederholen, und die Wirkung bleibt mit jedem folgenden Block meist noch länger bestehen.

Literatur

Atkinson, R.S., Bushman, G.B., Lee, J.A. (1982): A synopsis of anaesthesia. Wright, Bristol, p. 674

Boas, R.A. (1978): Sympathetic blocks in clinical practice. In: *Stanton-Hicks, M. d'A (ed.): Regional anaesthesia: advances and selected topics, vol. 16. Little Brown, Boston*, pp. 149–182

Colding, A. (1973): Treatment of acute herpes zoster. Proceedings of the Royal Society of Medicine 66: 541–543

Eriksen, S. (1981): Duration of sympathetic blockade. Stellate ganglion versus regional guanethidine block. Anaesthesia 36: 768–771

Hannington, Kiff, J.G. (1974): Intravenous regional sympathetic block with guanethidine. Lancet i: 1019–1020

Hatangdi, V.A., Boas, R.A., Richards, E.G. (1976): Postherpetic neuralgia: management with antiepileptic and tricyclic drugs. In: *Bonica, J.J., Albe-Fessard* (ed): Advances in pain research and therapy, vol. 1. Raven, New York, pp. 583–587

Lewis, L.W. (1955): Evaluation of sympathetic activity following chemical or surgical sympathectomy. Anesthesia and Analgesia (Cleveland) 34: 334–345

Lipton, S. (1979): The control of chronic pain. Edward Anrold, London

Lofstrom, B., Zetterquist, S. (1969): Lumbar sympathetic blocks in the treatment of patients with obliterative disease of the lower limb. International Anesthesiology Clinics 7: 423/438

Mandl, F. (1926): Die Paravertebrale Injektion. Springer Verlag, Vienna

Reid, W., Kennedy Watt, J., Gray, T.G. (1970): Phenol injection of the sympathetic chain. British Journal of Surgery 57: 45–50

Weiterführende deutschsprachige Literatur

Ahnefeld, F.W., Bergmann, H., Burri, C., Dick, W., Halmagyi, M., Hossli, G., Rügheimer, E. (Hrsg.): Lokalanästhesie. Schriftreihe Anästhesiologie und Intensivmedizin, Bd. 18. Springer Verlag, 1978

Auberger, H.G., Niesel, H.C.: Paktische Lokalanästhesie – regionale Schmerztherapie. Thieme TB, 5. Aufl. 1990

Dick, W., Friedberg, W., Lanz, V. (Hrsg.): Geburtshilfliche Regionalanästhesie. Wiss. Verlagsgesellschaft, 1988

Eriksson, E.: Atlas der Lokalanästhesie. Springer Verlag, 2. Aufl. 1980

Evers, H., Haeferstam, G.: Lokalanästhesie in der Zahnheilkunde. Springer Verlag, 1983

Hartung, H.J., Rupprecht, A.: Die axilläre Plexus brachialis-Blockade. Regionalanästhesie (1989) 12: 21–24

Hempel, V., Baur, K.F.: Regionalanästhesie für Schulter, Arm und Hand. Urban und Schwarzenberg Verlag, 1982

Hoerster, W., Kreuscher, H., Niesel, H, Zenz, M. (Hrsg.): Regionalanästhesie. Operativer Bereich, Geburtshilfe, Schmerztherapie. Fischer Verlag, 3. Aufl. 1989

Kühn, K., Hausdörfer, J.: Regionalanästhesie im Kindesalter. Springer Verlag, 1984

Myer, J., Nolte, H. (Hrsg.): Die kontinuierliche Periduralanästhesie – 7. Internationales Symposium über die Regionalanästhesie am 30.1.82. Thieme Verlag Stuttgart, 1982

Neumark, J.: Die kontinuierliche lumbale Periduralanästhesie. Anästhesiologie und Intensivmedizin, Bd. 126. Springer Verlag, 1980

Raj, P.P., Nolte, H., Stanton-Hicks, M.: Atlas der Regionalanästhesie. Springer Verlag, 1989

Standl, T., Beck, H.: Methoden und Pharmaka in der geburtshilflichen Regionalanästhesie. Anästhesiologie und Intensivmedizin (1989) 30: 301–306

Strasser, K.: Lumbale Periduralanästhesie in der Geburtshilfe. Urban und Schwarzenberg Verlag, 1980

Striebel, H.W., Gottschalk, B.: Lokal- und Regionalanästhesieverfahren zur postoperativen Schmerztherapie im Kindesalter. Anästhesiologie und Intensivmedizin (1990) 31: 298–306

Sachregister